우리명의와 의료직설

우리나라 명의와 전통의술 02

우리 명의와 의료 직설

초판 1쇄 인쇄 2014년 5월 12일 **초판 1쇄 발행** 2014년 5월 19일

지은이 최진규 **발행인** 조화영 **편집** 김범종 **디자인** 구화정 page9
발행처 도서출판 썰물과밀물 **출판등록** 2013년 11월 28일 제2013-97호
주소 151-891 서울시 관악구 봉천로6길 43 **전화** 02-885-8259
팩시밀리 02-3280-8260 **전자우편** ankjayal@daum.net

ⓒ 최진규, 2014

ISBN 979-11-951616-1-4 03510

⊙ 이 책의 판권은 지은이와 도서출판 썰물과밀물에 있습니다. 이 책 내용의 전부 또는 일부를 재사용하려면 반드시 양측의 동의를 받아야 합니다. ⊙ 책값은 뒤표지에 표시했습니다.

이 도서의 국립중앙도서관 출판시도서목록(CIP)은
서지정보유통지원시스템 홈페이지(http://seoji.nl.go.kr)와
국가자료공동목록시스템(http://www.nl.go.kr/kolisnet)에서 이용하실 수 있습니다.
(CIP제어번호: CIP2014013006)

우리나라 명의와 전통의술 02

우리 명의와 의료 직설

우리가 그들을 따라가면 길이 됩니다

약초학자 최진규 지음

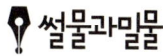
썰물과밀물

책머리에

올바른 의술로 병든 천하를 바로잡으리라

나는 일생을 스승과 명의와 약초를 찾아다녔으니, 이 글은 그러한 노력의 결과물이다. 책을 펴내기에 앞서 글을 다듬으며, 참된 의사가 어떤 것이고 참되지 않은 의사는 어떤 것인지, 그리고 그것을 가르는 잣대는 어떤 것인지를 살펴보았다.

아! 광의(狂醫)와 망의(妄醫)와 살의(殺醫)와 혼의(昏醫)가 판치는 이 세상에, 올바른 의료인과 의학자, 의사가 과연 있기는 한 것인가. 이제 올바른 의학과 의술을 펼쳐 중병이 든 천하를 바로잡으려 한다. 가장 숭고한 학문인 의학이 천박하고 사악한 돈벌이 수단으로 전락한 지 오래인 지금, 독자들은 이 책에서 참된 의학과 참된 의료인이 어떤 것인지를, 그 편린이라도 엿볼 수 있기를 바라마지 않는다.

무릇 의사에게는 세 가지 차원이 있으니, 그 첫째를 천의(天醫)라 하고, 둘째를 지의(地醫)라 하고, 셋째를 인의(人醫)라 한다.

천의란 온 우주와 천하 만물이 병이 나서 비뚤어진 길로 가고 있으니, 이를 뜯어고쳐 바로잡는 의사이다. 하늘은 늙고 땅은 쇠약하여 삼라만상이 중병에 걸린 작금의 천지비세(天地否世)를 지천태세(地天泰世)로 바로잡는 일, 이 일을 하는 사람을 곧 천의라 한다.

지의(地醫)는 지상에 있는 뭇 생명의 질병을 고치는 의사다. 고대 우(禹) 임금은 대홍수가 9년 동안 났을 때 물을 잘 다스려 풍년이 들게 했고, 온 백성을 비롯해 뭇 생명체가 건강하게 살 수 있게 했으니, 이와 같은 사람이 지의가 아니겠는가.

인의(人醫)는 사람의 모든 질병을 고칠 수 있는 사람으로, 화타, 편작, 창공 같은 사람이다. 이들은 약으로 사람의 질병을 고치는 데 특별한 능력을 지닌 사람들이다.

이 세 종류의 의사가 있어야 온 천하가 바로잡히고 모든 만물과 생명체가 건강하고 행복하게 살 수 있는 것이다.

의(醫)란 무엇인가? 의는 마땅 의(宜) 자와 같다. 자연의 원리에 마땅하게 하고, 대의에 마땅하게 하고, 본분에 마땅하게 하여, 그 기운이 조화로우면 묘함을 얻게 되고, 묘함이 조화로우면 신통함을 얻는 것이다.

의는 떠날 리(離) 자와 같다. 사심을 버리고 사욕을 버리고 재물을 탐하는 마음도 버려야 한다. 기운이 조화로우면 병 없이 오래 살고, 마음이 조화로우면 도가 이루어져 올바른 이치를 얻을 수 있다.

의는 다를 이(異) 자와 같다. 남을 속이는 기술도 아니고 요술도 아니다. 천지자연의 이치를 아는, 바로 그런 지혜이다.

의는 의원 의(醫) 자와 같다. 약과 의술로 죽을 사람을 살려내고, 늙지 않고 오래 살게 하는 것이다.

의는 옳을 의(義) 자와 같다. 의는 의지할 의(依) 자와 같다. 의는 뜻 의(意) 자와 같다. 의는 헤아릴 의(擬) 자와 같다. 의는 아름다울 의(禕) 자와 같다. 의는 굳셀 의(毅) 자와 같다.

병을 고치는 의원에게는 여덟 가지 차원이 있으니, 무엇을 여덟 가지 차원이라 하는가? 그 첫째는 심의(心醫)요, 둘째는 식의(食

醫)요, 셋째는 약의(藥醫)요, 넷째는 혼의(昏醫)요, 다섯째는 광의(狂醫)요, 여섯째는 망의(妄醫)요, 일곱째는 사의(詐醫)요, 여덟째를 살의(殺醫)라 한다.

심의는 환자 마음을 늘 편안하게 하거나 흔들리지 않게 하는, 먼저 마음을 다스려 질병을 치료하는 사람이다. 마음이 편안하면 기운이 편안하고 몸도 편안하다. 그러나 병자와 더불어 술을 마시는 등 깨어나지 않는 자가 있다면 이는 심의가 아니다.

식의는 음식을 조절하게 해 질병을 미리 예방하고 치료하는 사람이다. 음식을 잘 골라 먹으면 정신과 몸이 편안해지고, 음식을 함부로 먹으면 몸이 괴로워지는 법이다. 음식에도 성질이 차고 더운 것이 있어서 만병을 치료할 수 있는데, 어찌 쓰고 시거나 마른 풀이나 썩은 뿌리를 나쁘다고 핑계 댈 수 있겠는가. 지나치게 먹는 것을 금지하지 않는 의원이 있는데, 이는 식의가 아니다.

약의는 다만 약방문에 따라 약을 쓸 줄만 알고, 위급하고 곤란함에 이르렀어도 약 권하기를 그치지 않는 사람이다.

혼의는 위태한 지경에 처하면 먼저 당혹해하고, 급한 때를 당하면 망연해 혼혼(昏昏)하는 등 마치 실성한 것처럼 어떻게 해야 할지를 모른다. 그래서 일을 해도 무슨 일을 하는지 알지 못하고, 말을 들어도 무슨 뜻인지를 깨닫지 못하니, 우두커니 앉아서 잠만 자는 등 자신이 해야 할 일을 제대로 알지 못하는 사람이다.

광의는 자상하게 환자를 살피지 아니하고, 온갖 약과 도구와 기술을 제멋대로 쓰며, 귀신을 만나도 싸워 이길 수 있다며 장담하다가도 막상 무당이 푸닥거리라도 하면 그 속으로 뛰어 들어가 술에

취해 춤추는 사람이다.

망의는 목숨을 건질 약이 없거나 병자가 있는 곳에서 되지도 않는 말을 함부로 지껄이는 사람이다.

사의는 마음으로는 의원이 되려 했으나 실제로는 의원이 되지 못했고, 또 온전한 의술을 알지 못해서 잘못된 의술을 행하는 사람이다.

살의는 약간 총명함이 있어서 스스로 의술이 넉넉하다고 생각하지만 경험이 적고, 또 올바른 도를 얻지 못했으니 병자를 측은하게 여기는 마음이 없는 자이다. 무조건 병을 이기겠다는 뜻만 있으니 동쪽에서는 서쪽을 말하고, 먼저 말을 하고 난 뒤에 구하려고 하고, 그 이치도 알지 못한 채 함부로 병자를 고치려 드니, 진실로 아는 사람을 만나면 부끄럽지 않겠는가. 미혹한 사람한테는 거만하게 자랑하며, 명의를 우습게 여기며, 온갖 잡다한 의술에 미혹되어 있으니, 지금 당장 나타나는 재액은 없다고 하더라도 어느 때 그 행동을 고칠 수 있겠는가. 또 살의는 자신만이 옳다고 여기며 다른 사람은 그르다고 능멸하며 거만하게 구는 무리이다. 최하의, 쓸모없는 사람이니 마땅히 자기 한 몸은 속을지언정 다른 사람은 죽이지 말아야 할 것이다.

또 무심(無心)한 의원이 있으니, 마음은 사람을 살리려고 하나 근본적인 활인심이 없는 사람이다. 생이 없다면 병도 없을 것이요, 병이 없다면 의술도 없을 것이요, 의술이 없다면 아무 일도 없을 것이 아니겠는가.

2014년 4월 30일 최진규

차례

책머리에 ····· 4

들어가는 말 ····· 10

01. 심선택
배를 잘 살피면 만병을 고치는 법이오 ····· 13

02. 서용진
평생 배운 의술, 베풀 수 없는 게 한이오 ····· 76

03. 김명식
오직 실력으로 만병을 다스린다 ····· 91

04. 한동규
암을 정복했습니다 ····· 128

05. 김병성
의원은 아무나 하는 게 아니오 ····· 176

06. 서재학
난치병자 구료가 곧 중생제도 ····· 187

07. 오기산
토종약초만 고집하는 신의 손 ····· 199

08. 박천수, 김인택
유황오리와 토종약초로 말기 암 다스리기 ····· 215

09. 윤제홍
　풀뿌리 의술로 난치병자 구료한다 ····· 249

10. 연담 스님
　온 세상 귀신이 내 양식이오 ····· 261

11. 노재천
　죽을병에서 살아나 교선건강법 창안 ····· 287

12. 김기현
　얼굴 없는 명의 ····· 300

13. 주소금
　세 치 혓바닥으로 온갖 눈병을 고친다 ····· 308

14. 정성열
　지네로 난치병 치료 ····· 321

15. 박치완
　면역약침요법으로 말기 암도 물리친다 ····· 337

16. 윤상철
　기공의술의 대가 ····· 379

17. 권영창
　공짜로 병 고쳐주고 욕먹는 것이 요즘 형편이오 ····· 395

들어가는 말

숨어 사는 명의의 숨은 이야기

이 책은 이 땅에 숨어 사는 명의의 삶과 그들이 치료하는 방법을 적은 것이다. 이 땅에는 의사 자격증은 없지만 현대의학이 손을 못 쓰는 갖가지 난치병을 치료할 능력을 지닌 사람이 적지 않다. 그들은 뛰어난 치료 능력을 지니고 있으면서도 의술을 펼칠 여건이 갖추어지지 않은 까닭에 늘 죄인처럼 그늘에 숨어서 남몰래 구료하고 있다. 이 책은 숨어 있는 이 땅의 민간의사가 암, 당뇨병, 백혈병, 간경화증, 신부전증 등 현대의학에서 치료를 포기한 난치병을 거뜬하게 고친, 생생한 증언이다.

나는 이 땅에서 자라는 토종약초와 온갖 질병 치료법을 수십 년 동안 연구하면서 수많은 민간의사를 만났고, 그들의 삶과 치료법을 통해 많은 지식과 지혜와 영감을 얻었다. 이들 민간의사 중에는 별 실력이 없으면서도 이름을 크게 얻은 사람도 있고, 온갖 질병을 고칠 만큼 뛰어난 실력이 있으면서도 자신을 드러내지 않고 철저하게 숨어 사는 이도 있다. 그래서 이들 중에서 특별히 알릴 가치가 있다고 생각하는 사람만 추려서 여기에 적는다.

이들은 언뜻 보아서는 평범한 사람이지만 특이한 치료법과 의료 철학을 갖고 있으며, 나름대로 자신의 치료법이나 지식에 대한 확신도 갖고 있다. 또 이들 중에는 시장에서 약재를 취급하는 장사꾼도 있고, 한의사도 있으며, 농사꾼도 있고, 이렇다 할 직업이 없는 사람도 있다. 전문 의료인 못지않게 해박한 의료 지식을 지닌 사람도 있고, 의학에 대해서는 문외한인 사람도 있다. 그러나 중요한 것은 이곳에 실린 민간의사는 자신만이 가진 치료법을 활용해 암, 당뇨병, 고혈압, 임파부종, 갑상샘염, 백혈병, 간경화증, 신부전증, 간질, 정신병, 중풍 등 전문 의료인이 못 고치는 온갖 난치병을 고쳤다는 사실이다. 이것이 바로 오염되지 않은 우리 민족의학과 토종의술의 정수인 것이다.

그리고 이곳에는 염소젖을 먹고 위암을 고쳤다든지, 알 수 없는 나무뿌리를 먹고 에이즈나 임파선암을 고쳤다든지, 주문을 외워 안면신경마비를 고쳤다든지 등 일반적인 상식으로는 받아들이거나 이해하기 어려운 부분도 적지 않다. 그러나 틀림없는 사실인 만큼 황당하게 여기거나 터무니없는 치료법이라고 무시해서는 안 될 것이다.

나는 민간의사의 삶과 치료법, 치료 사례 등을 가능한 한 자세하게 실었으며, 또한 과장하거나 왜곡하지도 않고 있는 그대로를 객관적으로 기록하려고 애썼다. 그렇다고 해도 독자들은 여기 적혀 있는 것을 100퍼센트 그대로 받아들이지 말고, 그리고 이 책에 있는 분들이 어떤 질병이든지 고칠 수 있는 명의라고 맹신해서도 안 될 것이다. 맹신은 무지보다 더 위험하다. 만병통치약인 것처럼 보이는 약도 사실은 만병통치약이 아니며, 모든 병을 고칠 것처럼 보이는 사람도 하찮은 감기조차 못 고칠 수 있다. 세상에 만병통치약은 존재하지 않으며, 무슨 병이든지 고칠 수 있는 의사도 존재하지 않는다. 독자들은 다만 이 기록을 좋은 참고 자료로 활용하고, 이 땅에 이런 분도 있구나 하는 정도로만 알고 기억해 주기 바란다. 그리고 이곳에 실린 명의에게는 가급적이면 찾아가 귀찮게 하거나 괴롭히지 않았으면 좋겠다. 많은 사람한테 시달리는 일이 얼마나 괴로운 것인지는 겪어 보지 않은 사람은 모를 것이다. 가능하면 이 책에 실린 분한테 찾아가기에 앞서 저자에게 문의해 주면 고맙겠다.

질병은 스스로 고치는 것이지 결코 남이 고쳐줄 수 없는 것이며, 약을 쓰기 전에 마음을 바꾸고 생활 습관을 바꾸고 먹는 습관을 바꾸는 데서부터 시작해야 한다. 세상에서 고칠 수 없는 질병은 없다. 다만 못 고칠 뿐이다. 나는 수십 년의 경험을 통해 세상 모든 질병을 고칠 수 있는 약과 치료법은 얻었으나 사람 마음을 고칠 방법은 아직 깨닫지 못하고 있다. 마음을 고치지 않고는 어떤 병도 고칠 수 없다. 어떤 중병이라 할지라도 마음만 바꾸면 아무 약을 쓰지 않아도 손쉽게 고칠 수 있다.

아무쪼록 온갖 난치병에 시달리는 많은 분이 이 책을 통해 위안을 얻고, 어떤 질병이든지 반드시 고친다는 신념과 희망을 갖기를 간절히 바란다.

최진규

01
심선택

배를 잘 살피면 만병을 고치는 법이오

"그런데 한의사가 암을 안 고쳐도 먹고살 수 있다는 데 문제가 있는 것 같아요. 한의사는 보약만 잘 지으면 되는 걸로 알고, 일반인도 한의원은 병을 고치는 데가 아니라 보약만 짓는 곳인 줄 알아요. 한의학으로 못 고치는 병은 없습니다. 양방에서 치료하는 어떤 병이든지 한약으로 다 고칠 수 있어요. 서양의학보다 병이 잘 낫고 돈도 적게 들고 부작용도 없어요."

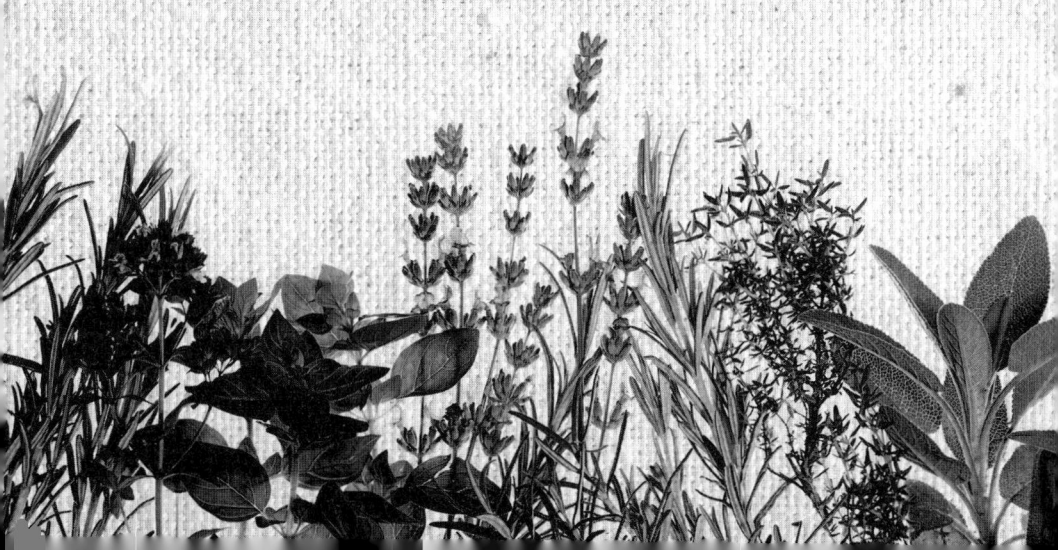

구석구석 약초 내음에 절어 있는 제기동의 허름한 뒷골목, 어느 녹슨 철 대문 안에 허물어져 가는 한옥, 그곳에서 방 한 칸을 얻어 지내는 심선택(沈璇澤) 옹은 40년 동안 의술을 연구해 암, 정신병, 간질 등 현대의학이 포기한 난치병자 수백 명을 치유한 기인(奇人)이다. 그 치료법은 기이하고, 효과는 빠르고 정확하며, 숨이 넘어가는 사람을 살려내고도 대가를 요구하지 않는다. 의사면허가 없어 돌팔이임을 자처하고 있으나 그야말로 진짜 명의 중의 명의라고 할 수 있지 않겠는가.

　그는 복진법(腹診法), 곧 배를 자세히 관찰해서 병을 진단한 다음 『상한론(傷寒論)』의 처방으로 환자를 치료한다. 40년 동안 암환자 수백 명을 완치했으며, 암뿐만 아니라 간경화증, 간질, 정신병, 신경통, 관절염 등 어떤 병이든지 못 고치는 병이 거의 없는 경지에 이르렀다. 그는 가장 전통적이고 고전적인 방법, 즉 고방(古方)으로 가장 고치기 어렵다는 암을 전문으로 치료한다. 그의 진단법과 치료법은 요즘 한의사들이 일반적으로 쓰는 방법과는 전혀 다르지만 가장 깊이 전통을 따른 것이다. 그가 절대적으로 신뢰하는 진단법은 복진법이며, 치료법은 고방인 『상한론』의 원칙을 충실히 따르는 것이다. 배를 잘 살펴 정확하게 처방하면 세상에서 못 고치는 병은 없다는 것이 그의 주장이다.

🍃 40년 동안 암환자 수백 명 고쳐

"40년 동안 암환자를 치료하면서 죽을 사람을 많이 살리기도 했으나 살릴 수 있는 사람을 내가 잘못해 죽게 한 일도 많았습니다. 나도 처음에는 암이라는 병의 정체를 잘 몰랐어요. 그때는 내가 살린 사람보다 죽인 사람이 더 많았습니다. 치료하던 환자가 죽으면 진흙탕에 꿇어앉아 밤을 새우며 통곡했습니다. 살릴 수 있는 사람을 내 잘못으로 죽였다고 생각했기 때문이지요. 이제야 암의 정체를 좀 안 것 같습니다. 거의 실수하지 않고 환자를 치료할 수 있게 되었습니다."

『상한론』은 지금부터 1700년 전 중국 후한의 장중경(張仲景)이라는 사람이 쓴 동양의학 고전으로, 상한(傷寒)이라고 하는 급성 열병 증상과 치료법을 경과에 따라 기술한 책이다. 『상한론』말고 『금궤요략(金匱要略)』도 장중경이 지은 것으로 알려져 있으며, 이것은 주로 만성질환 증세와 치료법을 적은 것이다. 일반적으로 『상한론』과 『금궤요략』등에 기재되어 있는 처방을 고대 의학사상으로 회귀한다는 뜻에서 고방이라 하고, 그 뒤 금·원·명·청 나라 때와 현대에 만든 처방을 후세방(後世方)이라고 한다. 요즈음 우리나라, 중국, 일본을 가릴 것 없이 동양의학을 공부하는 사람들은 후세방을 공부하고 있다. 그러나 심선택 옹은 철저하게 고방을 고집하고, 반드시 고방을 써야만 근본적으로 병을 고칠 수 있다는 신념을 지니고 있다.

"후세방에는 복진법이 없어요. 그러다 보니 정확하게 진단해서 약을 쓸 수 없고, 본래 고방에 있던 처방에다 약재를 하나둘씩 계속 보태다 보니 처방만 복잡해진 겁니다. 한 처방에 약재를 대개 30~50가지씩 넣어요. 나는 한두 가지, 많아야 7~8가지밖에 안 넣어도 병이 잘 나아요. 잘 낫는데 처방을 복잡하게 할 필요가 없는 거지요. 그런데 주변에서 약 짓는 사람들을 보면 모두 후세방을 공부한 사람이지 고방을 연구하는 사람은 나 혼자밖에 없어요. 그러니 고방을 하는 사람은 참 외롭습니다. 고방과 후세방을 총에 비교하면, 고방은 외알탄과 같고 후세방은 산탄총과 같다고 할 수 있습니다. 곧 고방은 목표물을 정확하게 조준해 상대방을 한 방에 나가떨어지게 하는 것과 같고, 후세방은 산탄을 수없이 퍼붓는 것과 같습니다. 산탄총은 그 파편에 맞는 것도 있고 안 맞는 것도 있으며 빗맞는 것도 있을 겁니다. 그러나 결국 산탄총 파편에 정확하게 맞아도 잘 나가떨어지지 않는 법입니다. 곰을 잡으려면 총알이 굵은 총으로 한 방에 쓰러뜨려야지 꿩 잡는 총으로 잡을 수 없는 것 아닙니까. 고방은 한 방에 상대방을 나가떨어지게 하는 위력이 있지만 그만큼 까다롭고 위험이 따릅니다. 잘 쓰면 어려운 병을 약 한두 첩에 뿌리 뽑을 수 있지만 잘못 쓰면 오히려 목숨을 잃을 수도 있습니다. 대신 후세방은 위험은 적지만 병의 뿌리를 완전하게 뽑기는 어려운 법입니다. 후세방을 쓰는 사람 얘기를 들어보면, 처음에는 병이 잘 낫다가 웬만큼 지나면서부터는 효과가 없다고 해요.

이것이 후세방의 한계입니다. 처음에 잘 낫다가 갑자기 콱 막히면 방법이 없는 거지요. 고방은 참 어렵습니다. 병의 경중과 허실을 정확하게 파악해야 고방을 쓸 수 있습니다."

『상한론』은 한의과대학에서 반드시 배우는 책이지만 그 내용이 너무 어려워 제대로 아는 사람이 드물고, 실제 임상에서도 그다지 쓰지 않는다. 중국이나 일본은 말할 것도 없고 우리나라에서도 『상한론』은 거의 버려진 의학이다. 심선택 옹은 이 버려진 의학에 통달해 어떤 병이든지 마음대로 고칠 수 있는 경지에 이른 것이다.

자기 병을 고치기 위해 의술 공부

심선택 옹은 청송심씨로 경북 청송 사람이다. 여섯 살 때 고향을 떠나 강원도 평창군 깊은 산골에서 자랐다. 어려서는 서당에서 한문을 배웠지만 학교라곤 초등학교 문턱에도 가본 적이 없다. 시골에서 농사나 지으며 평범하게 살던 사람이 어느 날 갑자기 의술 공부에 몰두한 것은 자신의 병을 고치기 위해서다.

서른두 살 때 그는 와사풍, 즉 안면신경마비증에 걸렸다. 어느 날 갑자기 얼굴 근육이 마비되어 한쪽 눈을 감을 수 없고, 말도 제대로 할 수 없으며, 음식도 제대로 먹을 수 없었다. 병원 몇 군데 다니며 약을 지어 먹고 치료를 받았으나 소용없었다. 어려서부터 의학에 관심이 있었던 그는 자기 병을 자신이 고치기로 마음먹었다.

"내 병을 고쳐보겠다고 의학을 공부했어요. 가르쳐주는 사람이 없으니 책을 보고 혼자 공부했지요.『방약합편』,『동의보감』같은 책을 보니 꽤 재미가 있어요. 가끔 환자를 치료해 보니 잘 낫고요. 그런데 내가 의학을 좀 안다고 소문이 나자 암, 중풍, 폐결핵 같은 난치병자들이 몰려왔어요. 그런데 『동의보감』이나 『방약합편』에 나와 있는 대로 약을 써보니 잘 낫지를 않아요. 그래서 의술의 근본이 뭐냐, 근본을 찾으려면 『방약합편』 같은 후세방보다는 고방을 알아야 한다, 그렇다면 고방이란 어떤 것이냐, 이건 수천 년 전에 성인들이 만든 처방이라. 후세방은 무언가 결함이 있지만 고방은 완전해요. 그래서 고방을 찾다가 『상한론』을 공부한 거라. 스승이 없으니 순전히 경험으로만 공부했지요. 나뭇짐 지고 오면서도 책을 읽고, 버스 타고 가는 중에도 책을 읽고, 완전히 미친 사람처럼 공부했지요. 병을 치료하는 것, 특히 암환자를 고치는 것은 전쟁과 같습니다. 전쟁에서 적을 죽이지 못하면 내가 죽는 겁니다. 환자 치료도 마찬가지예요. 병을 고치지 못하면 내가 죽겠다는 자세로 의술을 다루어야 하는 겁니다. 호랑이를 잡으려면 호랑이 굴로 들어가야 하는 것 아닙니까. 호랑이 굴로 들어가겠다는 자세가 되어 있어야 의사가 될 자격이 있는 것입니다."

죽을 사람을 살린 감초의 신비

완전히 미친 사람처럼 의술 공부에 몰두해 어느 정도 자신이 생기자 먼저 시골 한의원에 취직했다. 그가 환자를 잘 본다는 소문이 나자 환자들은 사방에서 구름처럼 몰려들었고, 그의 처방대로 약을 쓰면 신기하게도 잘 나았다. 중풍, 관절염, 신경통, 암 같은 난치병자도 몰려왔고, 그는 열심히 치료했다. 자궁암을 몇 사람 고쳤더니 자궁암을 잘 고친다는 소문이 나서 자궁암 환자가 하루에 수십 명씩 온 적도 있었다.

그는 주로 평창, 영월군 주천, 제천 등지에서 환자를 보았는데 1983년에 서울로 올라왔다. 골수조직구암으로 사망 직전에 있는 사람을 살린 것이 서울로 올라오는 직접적인 계기가 되었다.

"암환자를 한 사람 고치는 바람에 서울에 오게 됐어요. 어떤 한의사 친척 형님인데, 서른다섯 살이고 키가 크고 똑똑한 사람이라. 그때는 취직하기가 어려웠는데 이 사람은 좋은 직장에 취직해 밤낮없이 일하다가 쓰러진 경우지요. 병원에서 조직검사를 해보니까 골수조직구암이라는 진단이 나왔어요. 그 병원이 서울대학교병원입니다. 골수조직구암이 그때 우리나라에서 처음 발견된 것이라. 그전에는 그런 병이 없었대요. 그러니 치료법이 있을 리 없지요. 그렇지만 최선을 다해 달라고 가족들이 부탁하니 병원에서는 저독성 항암제를 경구투여했던 모양입니다. 그랬더니 환자 의식이 회복되는 듯했고, 그다음 날 다시 항암제를 투여했더니 완전히 의식을 잃어버린 거요. 죽은 것처럼 되어 버린 거라. 의식을 잃은 지 4일째 되는 날에 연락을 받고 가봤어요. 병원에서는 아무 치료도 하지 않고 알부민 주사로 목숨만 붙어 있게 할 뿐이라. 내가 진찰하러 들어가니 친척 동생인 한의사가 먼저 기도하자고 해요. 하나님께서 심 선생님한테 특별한 능력을 주셔서 형님이 빨리 살아나게 하시든지, 아니면 천국으로 보내시든지, 하나님 뜻대로 해 달라는 내용이었습니다. 환자는 얼굴과 온몸이 노랗고 눈동자는 축소되었으며 혀가 나오지를 않아요. 열은 40도가 넘고, 맥은 1분에 220번 뛰고, 땀은 물처럼 흘러내렸습니다. 이미 시체나 다름없는 사람한테 무슨 약을 줄 수 있겠어요. 가족들한테 이 사람을 살릴 수 있는 사람은 세상에 없다, 화타나 편작 같은 명의가 와도 어쩔 수 없다, 하고 말하는 중에 무언가 이마에 와 닿는 느낌이 들어서 나도 모르게 '살릴 방법이 있는데 약 한 첩만 써보십시오.' 하는 말이 나왔어요. 그런데도 가족들은 아무 표정이 없어요. 이미 죽었다고 단념한 거지요. 나는 환자 동생을 데리고 한의원에 와서는 감초 7돈(26.25그램)을 싸주며 달여서 세 번 입에 넣으라고 했습니다. 그다음 날 아침 일찍 환자 동생이 와서는 '형님이 살았습니다. 아침 식사도 하시고 신문도 보시고 걸어 다니기도 합니다.' 하는 거라. 나는 꿈인지 생신지, 참말인지 거짓말인지 믿을 수가 없어서 급히 한의사를 데리고 병원으로 갔어요. 키가 훤칠하게 큰 환자가 문 앞으로 걸어 나오며 악수를 청하는 게 아니겠습니다. 우리는 굳게 악수를 나누었습니다. 어느 사이에 노란색 피부가 완전히 사라지고 하얀 살결로 바뀌어 있었습니다. 내가 감초를 준 것은, 환자는 과로로 쓰러져 탈진한 상태인데 독한 항암제를 써서 죽게 된 것이다, 그렇다면 환자는 암으로 죽는 것이 아니라 항암제 독성 때문에 목숨을 잃는 것이 틀림없다, 눈과 온몸이 노란 것도 항암제 독성 때문이다, 이렇게 판단한 것이지요. 감초는 세상에서 제일 좋은 해독제라. 항암제 독도 풀고, 전에 석유 마시고 죽어 가는 사람을 감초로 살려낸 적도 있어요. 그 뒤에 환자는 기력을 회복해 한의원으로 나를 찾아왔어요. 다들 죽은 사람이 살아왔다며 기뻐했지요. 그 일 뒤에 나는 바로 시골로 내려가려고 했어요. 그런데 내가 죽은 사람을 살려냈다고 한의사들한테 소문이 난 모양입니다. 한의사들이 앞다투어 찾아와 '선생님, 그 좋은 의술을 저희한테도 좀 가르쳐주십시오.' 하고 간절하게 부탁하는 바람에 서울에 눌러앉았고, 지금까지 15년 동안 한의사들을 상대로 강의하는 것입니다."

배를 살피는 의술

그는 환자 배를 보고 병을 진단한다. 배 모양을 눈으로 살피고 손으로 눌러서 아픈 곳이나 딱딱한 곳을 찾아내서는 병이 어디에 있으며 얼마나 중한지를 알아내는 것이다. 그는 어떤 병이든지 배에 나타나지 않는 것은 없으며 배를 잘 살피면 만병을 고칠 수 있다고 말한다. 곧 환자한테 어디가 아프냐고 물을 필요도 없이 배만 만져보면 병의 원인과 증상, 치료법 같은 것은 말할 것도 없고 그 사람의 성격까지도 알 수 있다는 것이다.

"진단법에는 복진법이 으뜸이라. 배를 보면 모든 병을 다 알 수 있어요. 배 속이 비었는지, 꽉 찼는지, 막혔는지 등 오장육부 상태가 배에 정확하게 나타나는 것이오. 맥은 그 부위가 좁아서 판별하기 어렵지만 배는 면적이 넓잖아요. 복진법의 대가인 일본의 오스까 선생은 마지막에는 맥도 보지 않고 배만 보고 모든 환자를 다 치료했어요. 암이 있는지 없는지, 병원에서는 사진을 찍고 조직검사를 해야 알지만 우리는 만져보면 알아요. 말 안 해도 만져보면 다 아는 거요. 병원에서 진단한 것과 내가 만져서 진단한 것하고 병명이 서로 다르게 나타나는 수도 있습니다. 그럴 때는 내가 진단한 것이 더 정확해요. 병원에서는 사진을 보고 판단하고 나는 실물을 보고 판단합니다. 어떤 것이 더 정확하겠습니까? 사진에는 안 나타나도 실물로 만져지는 것이 많아요. 다른 병도 아니고 암을 고치려면 병원보다 더 정확하게 진단할 수 있어야 합니다. 병원에서는 암이 위장에 있다고 했는데 내가 보니까 대장에 있어요. 이럴 때는 대장에 있는 암을 목표로 치료해야 하는 거라. 병원에서 나온 진단대로 치료하면 아무리 치료해도 낫지 않아요. 그런데 내가 진단한 대로 치료하면 병이 나으니까 내 방법이 더 정확한 게 틀림없지요."

복진법은 옛날에도 있었다. 『상한론』에 복진법이라는 말이 나오지는 않지만, 배를 눌러보면 '꼴꼴' 물소리가 난다거나 딱딱한 덩어리가 만져지는 등 복진법에 대한 설명이 적지 않게 나온다. 그러나 복진법은 예절을 중요시하는 유교 사회의 전통 때문에 잊히고 말았다. 조선 시대에 지체 높은 부인이나 규수를 진맥할 때는 직접 손목을 잡을 수 없으니 실을 손목에 매 문밖에서 의원이 그 실 끝을 잡고 진맥했다고 하지 않는가. 남자한테 손목만 잡혀도 정조를 잃은 거나 다름없다고 여기던 시대에 어찌 의원이 병을 진단한답시고 부인들이나 규수들의 속살을 들여다보고 만질 수 있었겠는가.

완전히 잊혔던 복진법을 후대에 되살린 사람은 일본인 의학자 오스까 선생이다. 심선택 선생은 오스까 선생 책으로 복진법을 익혔고, 또 자신의 경험과 연구로 오스까 선생이 미처 찾아내지 못한 증상을 찾아내 복진법을 한 단계 발전시켰다.

"내 스승은 오스까 선생입니다. 그분을 만난 적은 없지만 영향을 제일 많이 받았지요. 나는 고방이 완전한 의학이라고 생각합니다. 본래 장중경 선생이 지은 『상한론』은 182장으로 되어 있어요. 그런데 지금 우리나라에 들어와 있는 『상한론』은 407장이나 됩니다. 중국 것은 382장인가 되고요. 일본 『상한론』 역시 380장이 넘습니다. 그렇다면 왜 이렇게 된 것일까요. 본디 장중경 선생이 지은 것은 182장뿐인데 당나라, 송나라, 명나라, 청나라를 거치면서 후인들이 다시 해석해 계속 덧붙이다 보니 지금처럼 내용이 많아진 겁니다. 그걸 오스까 선생이 다 떼어내고 본래대로 182장으로 만들었습니다. 나는 후세 사람들이 덧붙여 복잡한 것은 안 배우고 182장만 수없이 읽고 연구해 통달했습니다."

무덤 속에서 시체와 누워 밤을 보내기도

그동안 암환자를 치료하면서 겪은 사연도 적지 않다. 의사는 자기가 치료하는 환자 상태에 따라 희비가 엇갈리기 마련이다. 자신이 치료하는 환자가 음식을 잘 먹고 힘이 나고 몸이 좋아져 병이 나으면 하늘에라도 오른 것처럼 기쁘지만, 환자 병세가 기울어 음식을 제대로 못 먹고 통증으로 고통받으면 의사도 환자 못지않게 괴로운 것이다. 정성을 다해 약을 지어 주고도 혹 환자가 잘못되지나 않을까 하고 늘 가슴을 졸여야 한다.

"치료하던 환자가 나으면 기분이 제일 좋지요. 그런 보람에 의사 노릇을 그만두지 못하는지도 모르겠습니다. 치료하던 환자가 죽는 바람에 곤욕을 치른 적도 한두 번이 아니었습니다. 한 번은 어떤 부인이 말기 암으로 치료받다가 죽었는데 그 남편이 깡패 두목이었습니다. 남편은 네가 내 아내를 죽였으니 너도 죽어야 한다면서 밤중에 공동묘지로 끌고 가 구덩이를 크게 파고는 부인 시체 옆에 누우라고 했습니다. 구덩이 속에서 시체와 함께 누워 덜덜 떨면서 밤을 지새웠습니다. 그때는 환자 증상만 살필 줄 알았지 암을 치료하는 법을 잘 몰라서 실수가 많았습니다."

그는 자궁암, 유방암, 간암, 위암, 폐암, 직장암, 임파선암, 뇌암 등 갖가지 암환자를 치료해 성공을 거두었지만 식도암만은 번번이 실패했다. 그러다가 그의 어머니가 식도암에 걸려 물도 넘길 수 없게 되었다. 그는 어머니의 식도암을 치료하면서 암을 치료하는 중요한 원리를 깨달은 것이다.

"식도암에는 이격탕이라는 약을 쓴다고 책에 나와 있어요. 그런데 이격탕을 식도암 환자한테 써보니 초기에는 낫는 것 같다가 나중에는 음식을 먹지 못하고 죽어요. 암 덩어리가 커져서 음식이 넘어가지 못한 겁니다. 못 먹으니 체력이 쇠약해져서 죽을 수밖에요. 책에 써놓은 대로 해봐도 낫지 않으니 책이 틀렸구나 하고 생각하던 차에 어머니가 식도암에 걸렸습니다. 밥을 한 숟갈도 못 드시고 물이나 우유도 안 넘어가는 겁니다. 못 드시니까 몸도 몹시 쇠약해졌고요. 보약인 십전대보탕에 이격탕을 합해서 써보았어요. 그랬더니 어머니가 그 약을 드시고 식도암이 나았어요. 허(虛)가 보이면 먼저 보(補)하라는 원칙이 있는데, 그걸 내가 깨닫지 못했던 겁니다. 그걸 몰라서 환자들을 죽게 한 거지요. 그런 것까지는 책에 적혀 있지 않으니까요. 병을 치료하는 것은 바둑이나 전쟁에 비유

할 수 있습니다. 공격을 먼저 할 것이냐, 방어부터 한 다음에 공격할 것이냐를 결정해야 합니다. 만약에 적군이 강하고 아군이 약하면 기습공격을 할 것이냐, 아니면 아군의 힘을 기른 다음에 적을 무찌를 것인가를 신중히 판단해야 하는 겁니다. 전쟁을 하려면 무엇보다 적군보다 아군이 강해야 합니다. 즉, 질병과 싸우려면 먼저 체력이 강해야 한다는 뜻입니다. 그래서 암을 치료하려면 먼저 보약을 써서 체력을 키운 다음에 암을 없애는 약을 써야 하는 겁니다. 나한테 누가 최고의 암 치료약이 뭐냐고 물으면 십전대보탕이라고 대답합니다. 암은 체력소모가 많은 질병이고, 체력이 쇠약해지면 음식을 먹지 못해 몸의 면역기능도 떨어집니다. 그러면 아무리 좋은 약을 써도 몸에 잘 흡수되지 않아 그 효과를 보지 못하는 겁니다. 이럴 때 보약을 쓰면 살이 찌고 힘이 나며 체력이 좋아집니다. 십전대보탕은 쇠약한 것을 치료하는 데 제일 좋은 보약이지요. 그런 뒤에 치료약을 쓰면 효과가 훨씬 빨리 나타납니다. 어머니의 식도암을 고친 뒤로 식도암 환자를 몇 사람 치료했는데, 먼저 몸을 보한 다음에 이격탕을 쓰니 모두 효과가 있었어요."

병을 치료하는 것은 전쟁과 같아

그를 찾아오는 환자는 대개 말기 암환자다. 돈이 없어서 병원 갈 형편이 못 되거나 목숨이 얼마 남지 않아 병원에서 치료를 거부한 환자, 또는 병원에서 수술, 항암제, 방사선 치료를 받았으나 낫기는커녕 병원 치료 부작용으로 말미암아 온몸이 파김치같이 된,

죽음 일보 직전에 있는 사람들이다.

"병을 고치는 것도 전쟁이나 마찬가지예요. 병을 못 고치면 사람이 죽는 겁니다. 나는 이 병을 못 고치면 내가 죽는다는 각오로 치료에 임합니다. 그렇게 해야 실수가 없어요. 나한테 오는 사람은 전부 말기 암환자들이에요. 염라대왕 문턱까지 가 있는 사람들입니다. 음식이 안 넘어가고 대변도 안 나오며 몸무게가 20~30킬로그램이나 줄어든 사람도 많아요. 얼마 전에 환자가 한 사람 왔는데 몸무게가 35킬로그램밖에 안 돼요. 병원에서 장암으로 진단받았다고 하는데, 내가 배를 만져보니 배 속에 딱딱한 돌멩이 같은 것이 수십 개나 꽉 차 있어요. 약을 줘서 덩어리를 삭이고 대변을 나가게 해줬더니, 이제 살 것 같다고 하더군요. 결국 이 사람이 낫기는 나았어요. 암이 말기라고 해도 체력만 있으면 완치할 수 있어요. 밥 잘 먹고 변 잘 보고 잠 잘 자면 고치기 쉽고, 초기라고 해도 음식을 못 먹고 체력이 약하면 고치기 힘들어요. 항암제나 방사선요법을 쓰면 환자 체력이 급격히 떨어져요. 전에 한 여자가 폐암 말기로 병원에 입원했다고 해서 가봤는데, 몸이 마치 씨름꾼 같아요. 식욕이 얼마나 좋은지 남의 밥까지 다 빼앗아 먹는 등 건강한 사람이나 다름없어요. 몸무게도 80킬로그램이나 된다는 거라. 어디가 아프냐고 물으니 잠이 잘 오지 않고 목이 마르며 기침이 난다고 해요. 그런데 엑스레이 사진으로는 암이 온몸에 퍼졌다는 거라. 이는 허증(虛症)이 아니고 실증(實症)이라. 실증에는 거기에 맞는 약을 써야 돼요. 약을 주었더니 그 약을 먹고 불면증이 없어졌어요. 두 번째 약을 주었더니 그 약을 먹고 갈증이 없어졌고, 세 번째 약을 주었더니 그걸로 기침이 나았어요. 그 뒤로 이 여자는 완전히 나아 지금까지도 건강해요."

그는 암 말고도 간경화증, 당뇨병, 간질, 정신병, 신경통, 관절염 등을 치료한 경험도 많다. 암에 견주면 다른 병은 고치기가 한결 쉽다. 암환자 중에서는 아직 백혈병 환자가 한 번도 찾아온 적이 없어서 치료해 보지 못했고, 위암, 자궁암, 폐암 같은 것은 셀 수도 없을 만큼 많이 고쳤다. 나병이나 에이즈도 고칠 수 있느냐고 물었다.

"나병 환자가 찾아오면 한번 치료해 보고 싶어요. 지금 생각 같아서는 치료할 수 있을 것 같습니다. 에이즈 환자도 마찬가지예요. 전에 어느 다방 아가씨가 몸이 너무 헤펐던지 밑이 헐어 진물이 흐르고 사타구니도 썩어서 냄새가 나는 것을 고쳐준 일이 있어요. 아랫배, 윗배 할 것 없이 늘 배가 쓰리며 아프고 얼굴에는 핏기가 하나도 없어요. 진단해 보니 소건중탕증이 나와요. 그래서 소건중탕(小建中湯) 한 제에 오적골(烏賊骨)을 600그램 넣어서 달여 줬더니 그것을 먹고 싹 나았어요. 단 한 번 만에요. 그 아가씨가 다음에 와서 하는 말이, 그 약을 먹고 나니 기운이 펄펄 나고 남자를 아무리 많이 상대해도 괜찮다는 거라. 그 병이 지금 생각하니 에이즈나 마찬가지 아니겠어요. 사람에 따라 걸리는 병도 달라요. 성병은 피부 빛깔이 검은 사람한테 잘 걸려요. 피부 빛깔이 검은 것도 여러 가지입니다. 황갈색이 있고 흑갈색이 있으며 홍갈색이 있고 적갈색이 있어요. 성병은 천갈색, 또는 천흑색 피부를 가진 사람한테 잘 걸려요. 이런 사람은 성관계를 하지 않아도 매독이나 임질 같은 병에 걸리는 수가 있어요. 이를테면 트리코모나스 질염이 있는데 이런 병은 천흑색 피부를 가진 부인들한테 저절로 생겨요. 에이즈가 흑인들한테 많은 것을 봐도 피부 빛깔과 성병이 관련 있다는 것을 알 수 있어요."

죽기 전에 똑똑한 제자 하나 두었으면

그는 요즈음 제자 키우는 일에 부쩍 정성을 쏟고 있다. 평생의 지식과 경험을 전수해 줄 제자를 찾고 있는 것이다. 물론 지금까지 복진법과 『상한론』을 가르친 제자는 한둘이 아니다. 서울에서 15년 동안 가르친 제자만 해도 수천 명이 넘는다. 제자 중에는 한의사도 있고 일반인도 있으며 가정주부도 있다.

대개 특별한 비방을 지닌 사람은 자신의 경험과 지식을 꼭꼭 감추어 두고 혼자만 써먹으려 한다. 그러나 이와는 반대로 심선택 옹은 자신이 뼈를 깎는 노력 끝에 배운 지식을 하나라도 더 전해 주고 싶어 하는 사람이다. 자신의 지식을 온전히 물려받을 수 있는, 성실하고 똑똑한 제자를 하나 두는 게 소원인 것이다.

"제자 중에는 한의사들이 많아요. 실력 있는 사람이 많지요. 다들 배운 것을 잘 활용하고 있습니다. 병을 잘 고칩니다. 내가 모르고 있던 것을 제자들이 발견해 나한테 가르쳐주는 수도 있습니다. 그런데 한의사가 암을 안 고쳐도 먹고살 수 있다는 데 문제가 있는 것 같아요. 한의사는 보약만 잘 지으면 되는 걸로 알고, 일반인도 한의원은 병을 고치는 데가 아니라 보약만 짓는 곳인 줄 알아요. 한의학으로 못 고치는 병은 없습니다. 양방에서 치료하는 어떤 병이든지 한약으로 다 고칠 수 있어요. 서양의학보다 병도 잘 낫고 돈도 적게 들고 부작용도 없어요. 내 나이가 이제 예순다섯인데 죽기 전에 하나라도 더 전해줘야 하지 않겠어요. 죽기 전에 나보다 더 나은 제자가 있었으면 하는 것이 제일 큰 소망입니다. 나한테 배워서 평생 써먹고, 그것을 책으로 남겨 후세에 영원히 전할 사람 하나 있었으면 하는 바람입니다. 나한테 배운 것을 20년쯤 써먹고 나면 책 한 권은 나올 수 있겠지요. 그때는 내 방법보다 훨씬 더 나은 의술이 나올 겁니다. 내가 경험한 것은 죽기 전에 다 전해야지요. 요즈음은 한의학을 서양의사들이 인정하지 않고, 또 한의사들도 서양의사들을 무시하며 서로 원수로 여기고 있는데, 만약 서양의사들이 한의학의 우수성을 알면 의학에 엄청난 혁명이 일어날 겁니다. 서양의사들이 한의학에 관심을 가지면 얼마나 좋겠습니까. 옛날에는 진짜 대단한 의술을 가진 사람이 많았어요. 그런데 그분들이 그 의술을 지닌 채로 죽었어요. 세상이 알아주지 않으니까 그 의술을 무덤까지 갖고 가 버린 겁니다."

그는 용약(用藥)에도 능하다. 병은 능히 사람을 죽이지 못하나 약은 사람을 죽일 수 있는 만큼 그는 약을 몹시 신중하게 쓴다. 무릇 『상한론』 처방을 정확하게 쓰면 목숨이 경각에 이르렀을지라도 한두 첩에 신효(神效)를 볼 수 있지만, 조금이라도 틀리면 즉사할 수도 있기 때문이다.

『상한론』 처방은 약재 종류가 적은 대신 분량이 많다. 반하(半夏), 마황(麻黃), 부자(附子), 세신(細辛), 석고(石膏), 망초(芒硝) 등 독성이 세거나 성질이 극렬한 약재도 많이 쓴다. 『상한론』은 증상을 없애는 것이 목표이기 때문에 정확하게 진단해 정확하게 처방하면 한 번에 병을 고칠 수 있으나 만약 처방이 한 치라도 틀리면 목숨이 위태로울 지경에 이를 수도 있다. 또 약재는 그 배합에 따라 천변만화(千變萬化)한다. 이를테면 감초를 단방으로 쓸 때는 해독제로 쓰고, 다른 약재와 함께 쓸 때는 중화제로 쓴다. 용약의 묘미는 바로 배합에 있는 것이다.

"감초 같은 것은 쓰임새가 무궁무진해요. 같은 약이라고 해도 어디에 붙이느냐에 따라 전혀 다른 작용이 나타나지요. 감초에 계지를 같이 쓰면 심장 뛰는 사람이 나아요. 갑자기 심장이 두근두근 뛰어서 심장에 손을 대고 다니는 사람, 곧 협심증이 나아요. 이게 계지감초탕(桂枝甘草湯)이라. 그런데 감초에다 건강을 떡 갖다 붙이면 손발이 차고 오줌이 저절로 나오고 가슴이 답답하고 토하는 증상이 없어져요. 이건 건강감초탕(乾薑甘草湯)이라. 그리고 호흡이 곤란하고 숨을 헐떡거리는 데는 마황을 감초 뒤에 갖다 붙이는 것이라. 이건 마황감초탕(麻黃甘草湯)이고. 또 감기로 목이 쉬고 기침이 나는 데는 감초에 길경, 곧 도라지를 갖다 붙여요. 그다음 뇌성마비로 팔다리가 오므라들고 몸이 마비되는 데는 작약과 감초를 쓰는 것이라. 이 작약감초탕(芍藥甘草湯)으로 팔다리가 오그라들어 앉은뱅이가 된 사람을 고쳐준 일이 있어요. 근육위축증이나 근육이 영양증으로 앉은뱅이가 된 어린이도 작약감초탕을 오래 복용하면 완전히 나을 수 있어요. 이처럼 다 같은 감초를 쓰더라도 어떤 것과 결합하느냐에 따라 효과가 완전히 달라져요. 이것을 아는 공부가 『상한론』이에요. 3~5가지 약재가 어울려서 어떤 작용을 하는

가 하는 것을 공부하는 것입니다. 후세방에는 복진법이 없고, 그래서 처방에 약재를 한두 가지씩 보태다 보니까 지금처럼 한 처방에 30~50가지 약재가 들어가는 겁니다. 이렇게 많은 약재가 들어가니 약효가 서로 중화되어서 두리뭉실한 효과밖에 안 나는 거예요."

평생의 경험과 지식을 집대성한 역작 집필

병을 치료하려면 좋은 약재를 선택하는 것이 가장 중요하다. 더구나 암환자처럼 목숨이 위험한 환자를 다룰 때는 한층 더 주의를 기울여야 한다. 예전에는 좋은 약재가 많이 나왔으나 요즘 한약 건재상에 나오는 약재들은 대부분 믿을 수 없는 것들이다. 수입 약재들은 중금속과 농약에 오염되어 있고, 우리나라에서 나는 것도 야생 약초는 거의 구경하기 어렵고 비료와 농약으로 재배한 것뿐이다. 또 몇 년씩 묵어 색깔이 변하고 곰팡이가 생기고 벌레가 먹어 부패한 것도 있고, 그래서 부패를 막느라고 방부제와 살충제를 듬뿍 친 것도 있다. 예전에는 약재를 정성 들여 찌거나 삶아서 법제하는 사람이 많았으나 요즘에는 제대로 법제할 줄 아는 사람도 없고, 법제에 관심을 두는 사람도 없다. 사정이 이러하니 몸에 좋다고 먹은 약 때문에 오히려 병이 생길 지경이다. 이런 판이니 환자들한테 한약을 안심하고 먹으라고 어떻게 권할 수 있겠는가.

그가 암환자의 약을 지을 때는 자신이 직접 약재를 선택한다. 비용이 훨씬 많이 들더라도 가장 품질이 좋은 약재를 고른다. 전에는 돈만 있으면 얼마든지 좋은 약재를 구할 수 있었으나 이제는 거의 모든 한약재가 오염되어 있어서 아무리 애를 써도 좋은 약재를 구할 수 없다.

요즘 심선택 옹은 40년 동안 온갖 고초를 겪으며 배운 의술을 책으로 엮는 일로 여념이 없다. 필생의 역작이 될 이 책은 그동안 암환자 수백 명을 치료한 경험, 복진법과 『상한론』으로 암, 간경화증, 정신병, 간질, 신경통 등을 고치는 방법, 배를 살펴서 병을 찾아내는 방법, 맥을 보는 법, 질병에 따른 약재의 종류와 분량 등을 쉽고 자세하게 적어서 누구든지 이 책을 보기만 하면 자신의 병을 스스로 찾아내 약을 쓸 수 있도록 할 작정이다. 그러나 한문을 공부한 사람이라 요즘 사람 말투에 맞게 쓰는 것도 쉽지 않고, 어려운 전문용어를 쉬운 말로 바꾸어 쓰는 것도 쉽지 않다.

그전에도 『한방암치료법 해설』, 『상한론 해설』, 『복진법 해설』 같은 책을 필사본으로 펴낸 적이 있다. 그러나 이 책들은 한문과 전문용어가 많아서 한의사가 아닌 일반인이 보기에는 너무 어려운 단점이 있었다. 이번 책은 무엇보다 쉽게 쓰는 것에 주안점을 두고, 자신의 평생 경험을 요약해 담고, 어려운 이론은 빼 버리고 질병 치료에 필요한 사항만 간결하게 싣고, 또 환자 치료 사례를 많이 실어서 재미있게 읽는 동안 저절로 치료법을 배우도록 할 예정이다. 또 복진법에 따른 『상한론』 처방뿐만 아니라 실제로 암 치료에 효험이 높은 민간요법, 그리고 민간요법으로 효과를 본 사례도 많이 실을 예정이다.

이 책을 읽는 독자한테도 참고자료가 될 수 있도록 여기서 그 책 내용 가운데 머리말, 암, 정신병, 간질 등을 치유한 사례를 소개한다.

머리말

이 책은 암을 치료하는 방법을, 내가 실제로 임상해 본 경험을 소신껏 적은 것이다. 한방으로 암을 고친다고 하면 대부분의 사람은 믿지 않을 것이다. 그러나 암은 한방의학으로 치료하는 것이 원칙임을 모든 사람이 알게 될 날이 반드시 오리라고 믿는다. 나 역시 한방의학을 배울 때는 한방의학으로 암을 고치는 것은 불가능하다고 생각했다.

그러다가 1963년에 자궁암 후유증을 고쳤고, 내 손윗동서가 담도암으로 고생하는 것을 고쳤고, 그다음에는 친구 간암을 완치하는 성과도 올렸다. 그러나 식도암을 고치는 데는 모두 실패했다. 그런 중에 어머님이 식도암에 걸려서 물도 넘기지 못했다. 어머니는 몸이 몹시 쇠약했으므로 십전대보탕에 식도암 약인 이격탕을 합쳐서 지어 드렸더니, 그 약을 드시고 건강해졌다. 1970년대에는 자궁암 환자를 많이 접했는데, 참으로 빠르고 좋은 성과를 많이 올렸다. 간경화증도 효과가 좋았다.

나는 암을 치료하면서 많은 고난을 겪었다. 암을 치료하다가 실패하는 경우가 성공하는 경우보다 더 많을 때도 있었다. 암환자를 치료하다가 죽으면 진흙탕에 꿇어앉아 몇 시간씩이나 빌기도 했다. 한번은 자궁암 환자가 치료를 받다가 죽었는데, 저녁 10시부터 새벽 3시까지 눈물을 흘리며 빌었다. 시체 옆에서 꼬박 밤을 새운 적도 있었다. 그러나 이런 고통은 환자가 죽어 가는 고통에 견주면 달게 받는 고통이라고 생각한다. 지금 와서 돌이켜 생각하면, 순전히 내 잘못으로 환자가 죽은 경우도 있는 것 같다.

내 나이 63세, 그러고 보니 암을 치료하기 시작한 지도 30년이 넘었다. 이제는 암 치료에 약간 자신이 생기는 것 같다. 지금까지 암을 치료하면서 얻은 결론은 복진법으로 진단해야 정확한 진단을 할 수 있고, 또 처방도 정확하게 할 수 있다는 것이다. 왜냐하면 암은 거의 복부에 있고, 복부에 없는 암이라 해도 복부를 진단하면 그 치료법이 나타나기 때문이다. 나는 이 복진법을 한방의 과학화라고 생각한다.

일반인, 특히 암환자가 이 책을 보면 자신의 암이 어느 유형에 해당하는지 쉽게 알 수 있도록 책을 썼다. 어려운 한의학을 쉬운 말로 설명하기란 여간 어렵지 않았지만, 나름대로 최선을 다했다. 그러나 이것은 내 입장이고, 독자 입장에서 보면 아무리 읽어도 이해가 되지 않는 부분이 있을 것으로 보인다. 그래서 독자들에게 부탁한다. 독자들은, 특히 암환자 여러분은 낙심하지 말고 이 책을 두 번, 세 번, 열 번씩 정독하면 자신의 병을 치료할 방법이 눈에 보일 것이다. 또 이 책을 중간부터 보지 말고 처음부터 읽어주기 바란다. 왜냐하면, 한 번 설명한 것은 되풀이해서 설명하지 않기 때문이다.

또 하나 부탁이 있다. 이 책을 읽고 자신의 처방이 결정되면, 약을 정해진 분량의 반쯤이나 3분의 1쯤을 복용하기 바란다. 여러분이 결정한 처방이 잘못일 수도 있기 때문에 조금씩 복용하는 것이 안전하며, 또 반쯤씩 복용해도 효력은 충분하게 나타나기 때문이다. 몸이 쇠약할 때는 4분의 1로 했다가 차츰 2분의 1로 늘리는 것이 옳다. 1첩 분량을 하루 양으로 하면 되는 것이다.

믿으시라. 이 책에는 암을 고치는 이론은 없고 다만 임상 사실만을 기록한 것이다. 간간이 복진법의 선구자인 일본의 오스까 선생 기록도 들어 있다. 유감스러운 것은, 필자는 백혈병을 치료한 경험이 한 번밖에 없어서 예를 한 가지밖에 싣지 못했다. 그리고 암을 고치는 방법뿐만 아니라 예방하는 방법, 또 다른 질병 처방도 들어 있다. 질병을 예방한다는 차원에서 이 책을 활용하는 것이 효과적일 것으로 생각된다. 암환자 여러분, 건강한 마음으로 암과의 투쟁에서 승리하시라.

1. 수술을 포기한 위암을 고치다

환자는 67세 남자로 원주 기독병원에서 위암 말기라는 진단을 받았고, 암이 아랫배 전체에 퍼져 있어서 수술도 못 하고 집에 와 있는 상태였다. 광대뼈가 험상궂게 튀어나와 있고, 눈언저리가 쑥 들어가 있으며, 얼굴도 창백하고, 화장실 출입도 간신히 하고 있는 형편이었다. 누워 있는 것을 처음 보았는데, 아랫배에서 물소리가 꼬르륵꼬르륵 들렸다.

복진을 해보니 손을 약간만 대도 꼬르륵 소리가 났다. 심하(心下)에 저항은 경미한 편이었다. 뱃가죽이 얇고 당겨져 있었는데, 뱃가죽이 등에 붙었다고 할 정도로 말라 있었다. 얼굴은 푸르고 손발은 차갑고 배도 차가웠다. 6월 하순인데도 환자는 춥다고 했다. 구토를 그다지 심하게 하는 편은 아니지만, 우유를 마셔도 다 토하므로 다른 어떤 음식도 먹지 못했다. 음식을 못 먹으니 대변은 20일에 한 번씩 봤다.

육군자탕(六君子湯)에 소건중탕을 합방하고, 춥다고 해서 부자를 더하고, 또 몸이 쇠약하므로 인삼을 배로 해서 하루에 한 첩씩 복용하게 하고, 효소식품을 겸해서 복용하게 했다. 10일 뒤에 갔더니 흰죽을 한 그릇 맛있게 먹고 있었다. 배도 손도 따뜻해지고 구토도 완전히 멈추었다. 다시 10일 동안 약을 복용하고는 병이 완전히 나았다. 그러나 한 달 뒤, 친구 환갑잔치에 가서 술과 음식을 얼마나 많이 먹었던지 체해서 사망했다. 위암을 고쳐 놓았더니 음식을 폭식해 죽은 경우가 너무 많다.

2. 암이 온몸에 퍼진 것을 고친 사연

환자는 32살 된 젊은 부인으로 윗배와 아랫배가 교대로 아팠다. 경희의료원에서 수술로 상복부를 열어 봤더니 아무것도 발견할 수 없었다. 다시 하복부를 열어 봤으나 역시 아무것도 발견하지 못했고 병명도 나오지 않았다. 그래서 경희의료원 소견서를 가지고 원자력병원으로 갔다. 이때 환자는 살아서 돌아오지 못할 것으로 생각했다.

원자력병원에서는 암세포가 온몸에 퍼져 있어서 손을 전혀 쓸 수 없는 상태라고 했다. 내가 예전에 위암을 고쳐준 환자 딸이 이 환자를 자기 집으로 모셔다 놓고 나를 초대했다. 환자는 가만히 누워서만 지냈고, 역시 윗배와 아랫배가 번갈아 아프다고 했다. 윗배는 체한 것 같은 느낌이 들고 구토는 나지 않는다고 했다. 음식을 먹으면 설사가 나고, 대변을 보고 난 뒤에도 뒤가 무직한 느낌이 든다고 했다. 맥을 짚어 보니 활약(滑弱)이었다.

배에서 물소리가 나고 체한 느낌이 들며 배가 물렁물렁한 것은 육군자탕증이요, 윗배와 아랫배가 교대로 아픈 것은 시복통에 해당하고, 설사를 하거나 뒤를 보고 나서도 뒤가 무직한 것은 소건중탕증이다. 육군자탕에 소건중탕을 합하여 처방했다. 4첩을 복용하고 모든 증상이 다 없어졌다. 다시 6첩을 주며 복용하게 했다. 이를 복용하고는 10년이 지난 지금까지 재발하지 않고 있다.

3. 장례식 준비 중인 환자가 살아나다

1997년 봄, 33살 된 부인은 제천 중앙병원에서 내시경검사 결과 위 전체에 까뭇까뭇하게 깨를 뿌린 것처럼 암이 퍼져 있다는 진단을 받았다. 그러나 환자는 건강해 보이고 활동도 잘할뿐더러 자기 병을 대수롭지 않게 여기고 있었다.

　환자는 살결이 희고 작은 키에 약간 땅땅한 편이다. 배가 몹시 아프고, 설사가 나며, 배에 가스도 차고, 대변을 보고 난 뒤에도 뒤가 무직한 느낌이 들었다. 배는 차갑다. 맥은 침약(沈弱)이다. 소건중탕을 써야겠으나 환자가 건강하니까 계지작약탕(桂枝芍藥湯)이 적합할 것으로 판단했다. 계지작약탕은 소건중탕에서 흑설탕을 뺀 처방이다. 내가 계지작약탕을 써야겠구나 하고 생각하고 있는데, 부인이 남편과 성행위만 하면 몸이 극도로 피곤해져 온종일 꼼짝 못 한다고 말했다. 나는 성행위를 하고 나서 몸이 피곤해지는 증상과 성신경쇠약증은 몸이 몹시 쇠약해 그런 것으로 보고 처방을 바꾸어 소건중탕 4첩을 주었다.

　그런데 그 약은 매우 효과가 좋았다. 그래서 다시 6첩을 주었다. 약을 먹는 동안 경과가 좋았는데, 다 먹고 나서 환자는 갑자기 숨이 끊어졌다. 셋방에 단둘이 사는 형편이라 남편은 죽은 아내를 방에 두고 장례 준비를 하러 나갔다. 그런데 새벽에 돌아와 보니, 죽었던 아내가 눈을 멀뚱히 뜨고 일어나 있는 것이 아닌가. 남편은 깜짝 놀랐다. 배가 아프지 않으냐고 물으니 속이 시원하고 전혀 아프지 않다고 말했다.

　그날 즉시 제천 중앙병원에 가 내시경검사를 받아 보니 위 전체에 까뭇까뭇하게 퍼져 있던 암세포가 깨끗하게 사라졌다는 소리를 들었다. 이 부부한테 일비일희가 하루 사이에 일어난 것이다. 남편은 부인한테 고운 한복을 해 입히고는 즐겁게 제주도로 여행을 떠났다. 때는 봄이었고, 이 여행은 신부의 부활을 축하하는 여행이었으리라.

4. 급성 위암을 고친 이야기

환자는 42살 된 남자로 말기 위암이다. 음식을 먹으려고 해도 배가 불러 먹을 수 없고, 하루 종일 굶어도 배가 전혀 고프지 않았다. 옛사람이 말하기를, 굶어 죽은 귀신인 아귀가 배에 붙어서 음식을 못 먹게 하고, 굶어도 배가 고프지 않고, 또 배가 고파 먹으려고 하면 금방 배가 불러 음식을 먹을 수 없는데, 이와 같은 아귀 장난에는 인삼탕을 복용하면 치료할 수 있다고 했다.

환자는 인천 길병원에서 말기 위암이라는 판정을 받았는데, 이미 늦었으므로 수술도 할 수 없고 약도 주지 않더라는 것이다. 환자는 몹시 낙담하고 있었다. 보통 체질이고, 먹지 못하니 몸만 피곤할 뿐이었다. 더운 음식을 좋아하며 손발이 차갑지는 않았다. 만약 손발이 차면 부자를 넣어야 한다. 인삼탕(인삼, 감초, 백출, 건강 각 8그램) 10첩을 주었다. 이것을 다 복용한 환자는 건강한 모습으로 찾아와 이제 다 나았다고 했다. 재발을 막기 위해 인삼탕 4첩을 더 주었다. 이 환자 경우에는 효과가 왜 이토록 빠른가. 그것은 환자 병이 급성이기 때문이다.

5. 우유도 못 넘기는 위암을 완치

1989년 9월 4일, 59살 된 부인이 찾아왔다. 위암 말기로 필자의 딸 친구 어머니였다. 이 부인은 젊었을 때는 남편이 하도 속을 썩여서 계속 밥을 굶었다는 것이다. 위암을 진단받은 지 1년이 넘었으나 죽지 않으려고 끈질기게 버티고 있었다. 음식은 먹을 수 없고, 구토가 나와서 우유도 넘길 수 없었다. 먹는 것이 없으니까 변은 한 달이 넘어도 나오지 않았다. 간신히 영양제 주사나 보혈제 주사로 목숨을 연명하고 있었다.

복진을 해보니 제일 아픈 곳은 명치 밑이고, 그 부위에서 아기 주먹만 한,

딱딱하고 울퉁불퉁한 덩어리가 만져졌다. 그 부분에 손을 대기만 해도 몹시 아파했고, 환자는 '제발 이 덩어리만 없어도 살 것 같다'며 하소연했다.

맥은 1분에 100번을 뛰고 침세와 활삭이었다. 몸무게는 작년에 59킬로그램이었으나 지금은 39킬로그램으로, 20킬로그램이나 줄었다. 실로 가죽과 뼈만 남은 상태였다. 뱃가죽을 왼쪽으로 밀면 왼쪽으로 쌓이고, 오른쪽으로 밀면 오른쪽으로 쌓였다. 배꼽 왼쪽에 있는, 오이처럼 생긴 덩어리만 힘 있게 꿈틀거렸다. 배를 손으로 눌렀다가 떼면 손가락 자국 다섯 개가 그대로 찍혀 오랫동안 없어지지 않았다.

육군자탕, 억간산(抑肝散)에 진피(陳皮)와 반하(半夏)를 더한 것, 그리고 윤장탕(潤腸湯)을 합해 처방했다. 세 가지 처방을 합친 것이다. 먼저 4첩을 주면서 하루 한 첩씩 복용하게 했다.

9월 7일, 하루 복용하고 나자 대변이 두 번이나 나오고, 구토가 덜해졌으며, 음식을 조금씩 먹을 수 있게 되었다.

9월 8일, 대변을 많이 보고 죽을 반 그릇 먹었다. 손가락 굵기로 길이가 7~8센티미터나 되는 검은 핏덩어리를 세 개나 토했다.

9월 9일, 대변이 묽어서 설사처럼 나왔다. 시커먼 피를 많이 토했다.

9월 10일, 약 3첩을 5일분으로 나누어서 주었다.

9월 11일, 가슴 밑에 있던 딱딱하고 울퉁불퉁한 덩어리가 사라졌다. 아랫배에 있던 똥 덩어리도 없어졌다.

9월 26일, 환자는 음식을 잘 먹고 대변도 잘 본다. 배에도 탄력이 생기고 여러모로 건강한 사람처럼 되었다.

9월 30일, 환자는 산에 도토리를 주우러 갔다.

그 뒤로 환자는 지금까지 건강하게 살고 있다.

6. 급성 위암에 걸린 한의사를 고친 사연

환자는 72살 된 한의사로 병명은 급성 위암이다. 1989년 12월 24일, 내기 바둑으로 밤을 새우던 중에 구토가 심하게 나서 영등포 성모병원에 입원했다. 병원에서 급성 위암으로 판정받았고 이틀 뒤에 수술하기로 결정한 상태였다. 환자는 3대째 가업을 잇고 있는 한의사로 체격이 건장하고 성격이 날카로웠다.

환자가 말하기를 '다른 사람 구토는 육군자탕에 용안육(龍眼肉), 백두구(白荳蔻)를 가해서 쓰면 전부 그쳤는데, 나한테는 이 약이 효과가 없다. 음식 냄새만 맡아도 토하니 비화음(比和飮)을 먹어야 될 것'이라고 했다. 구토가 몹시 심해 노란 물을 쫙쫙 토했는데, 음식물도 약간 섞여서 나왔다. 혀에는 백태가 두껍게 끼어 있어 마치 빈대떡을 부쳐 놓은 것 같고, 혓바닥은 기름을 바른 듯이 미끄러웠다. 혀를 보고 소시호탕을 써야겠다고 결정했다. 흉협고만(胸脇苦滿)이 강하게 나타났고, 맥은 1분에 72번으로 힘이 있으며, 변비 때문에 대변이 나오지 않았다.

혀에 있는 백태만 아니라면 대시호탕을 써야 한다. 그러나 백태가 있을 때는 소시호탕을 쓰는 것이 절대적이다. 소시호탕에 구토가 심하므로 생강과 반하를 12그램으로 늘리고, 대자석 4그램을 넣어서 4첩을 주었다. 그날 저녁 8시 무렵에 한 번 복용하고는 그 맹렬하던 구토가 딱 그쳤다. 환자 큰아들이 '선생님, 이것은 기적입니다.'라고 말했고, 아들 5형제와 며느리들이 모두 기뻐했다.

환자가 '그 약 참 맛이 좋아요. 이 약에 용안육을 넣었지요?'라고 물어서 '예, 넣었습니다.'라고 대답했더니 '백두구도 넣었지요?'라고 또 물었다. 그렇다고 했더니 '그러면 그 약은 비화음이 아닌가?'라고 하기에 나는 '예,

그렇습니다.'라고 대답하며 소시호탕이라는 말은 하지 않았다. 말해 봤자 곧이듣지 않을 것이기 때문이다.

환자는 그때까지 속이 울렁거리는 증상이 있어서 두 첩을 더 복용하게 했다. 그다음 날인 일요일에 가 보았더니 오심도 사라지고 혀에 백태도 없어졌으며 대변도 많이 보았다는 것이다. 그다음 날, 의사가 수술하기 위해 검사했더니 분명히 사흘 전에 있던 암 덩어리가 흔적도 없이 사라졌다고 했다. 다시 한 번 검사했으나 암 덩어리는 나타나지 않았다. 그런데 이번에는 폐가 부었으니 폐를 수술해야 한다고 말했다. 그러나 환자는 다른 이상이 나타나지 않았으므로 그다음 날 멀쩡하게 퇴원했다. 이분은 그 뒤로 5년을 더 살다가 돌아가셨다.

7. 임종 직전인 위암과 자궁암을 고친 이야기

1988년 초여름에 어느 내과 의사 부인이 찾아왔다. 나이는 31살이고, 자궁암이 위암으로 전이해 목숨이 얼마 남지 않은 상태였다. 이 부인은 자궁외임신으로 인해 인공유산한 경험이 있었다. 의사인 남편이 검사해 보니 자궁암이라는 판정이 나왔다. 남편은 수술로 자궁을 들어내지 않았고, 일주일에 4일은 방사선으로 치료하고 3일은 쉬는 식으로 4주일 동안 치료했다. 그러던 중에 갑자기 구토가 심하게 나서 물이나 음식을 전혀 먹을 수 없게 되었다. 온갖 방법을 다 써 봐도 구토는 조금도 멎지를 않았다. 그래서 검사해 보았더니 위에 큰 암 덩어리가 있고, 수술도 불가능한 상태였다. 2개월 동안 계속 토하기만 하니 몸이 극도로 쇠약해져서 혼자서는 일어날 수도 걸을 수도 없었다. 말도 겨우 하고 화장실도 부축해야 갈 정도였다.

맥을 보니 양쪽 합곡혈까지 뛰었다. 1분에 120번 뛰는데, 이런 것은 죽은 맥이라고 한다. 예전에 환자가 임종하기 직전의 맥을 본 적이 있는데, 합곡혈에 맥이 강하게 뛰고, 십선혈(十宣穴, 열 손가락 끝)에도 맥이 뛰는 것을 보았다. 나는 치료를 거절했다. 보호자인 남편도 같이 오지 않았고, 또 언제 죽을지도 모르는 환자를 보는 것은 위험한 일이기 때문이다. 환자와 함께 온 환자 오라버니는 울면서 꼭 약을 달라고 애원했다. 나는 입장이 난처했다. 아마 이 환자는 3~4일은 더 살 수 있을 것이다. 나는 지난날을 한번 돌이켜 보았다. 이 환자보다 더 위험한 환자를 치료한 적이 있었다. 결국 약을 주기로 했다.

환자는 흉협고만이 심하게 나타나고 변비도 심했다. 맥은 가늘고 손발은 찼다. 몸도 몹시 쇠약했다. 그래서 소시호탕에 녹용을 보통 사람의 3배나 넣었고, 인삼도 보통 사람의 3배인 12그램으로 하고, 구토를 멈추게 할 목적으로 생강과 반하도 12그램으로 하고, 대자석 4그램을 가해서 4첩을 주었다. 약을 주고 나서 집에 오니 잠이 오지 않았다. 행여나 이 환자가 밤 사이에 죽지는 않는가 하는 걱정 때문에 잘 수 없었던 것이다. 그다음 날 아침에 전화했더니, 환자는 구토가 멈추었고, 식사도 약간 할 수 있다고 대답했다. 나는 그제야 안심이 되었다.

그 뒤로 환자는 몸이 계속 좋아졌다. 남편인 내과 의사는 처남한테 그 한약 참 신기한 약이라고 했다는데, 정작 나한테는 고맙다는 말 한마디 없었다.

8. 말기 간암을 완치

1989년 5월 24일, 환자는 52살 된 여자로 원자력병원에서 간암 말기로 진단받았다. 키 158센티미터에 몸무게 42킬로그램으로 병을 발견한 뒤로 몸무게가 10킬로그램이나 줄었다. 환자는 눈을 감고 있었고, 머리와 팔은 축 늘어져 있었고, 말소리도 작고 가늘어서 귀를 가까이 대야 겨우 알아들을 수 있었다. 오른쪽 엄지손톱이 파랗게 말라 있으며, 맥은 1분에 88번을 뛰니 침소약(沈小弱)이다.

맵고 짜고 단 음식을 좋아하고, 시고 쓴 음식을 싫어했다. 복진을 해보니 제변동계(臍邊動悸)가 나타났다. 제변동계란 배꼽 주위가 펄떡펄떡 뛰는 것을 말한다. 이런 환자는 보중익기탕(補中益氣湯)이 적당하다. 그런데 양쪽 갈비뼈 밑을 눌렀을 때 심한 통증이 나타나는 흉협고만이 있을 때는 소시호탕을 써야 한다. 이 부인은 두 가지 증상이 다 있으니 보중익기탕에 소시호탕 반량을 합해 쓰는 것이 마땅하다.

부인은 말하기도 힘든 상태였고, 남편이 말하기를 지난겨울부터 몸이 몹시 좋지 않았고 한 달쯤 전부터는 옆구리가 욱신욱신 달아오르고 뜨끔뜨끔하면서 음식을 먹기만 하면 토했다는 것이다. 원자력병원에서 혈액검사와 컴퓨터단층촬영을 했는데 간암으로 나타났다. 남편은 부인이 간암이라는 얘기를 듣고 까무러쳤다. 그래서 혹 오진이 아닌가 하는 기대로 서울대병원으로 가서 혈액검사와 컴퓨터단층촬영을 다시 했는데, 거기서도 역시 간암으로 나타났다. 하는 수 없이 다시 원자력병원으로 가 수술하려 할 때, 어느 나이 든 의사 한 분이 은밀히 말하기를, 수술을 하는 것은 의사들의 배만 부르게 할 뿐이니 집으로 돌아가 깨끗하게 죽음을 기다리는 것이 좋을 것이오, 라고 말했다.

남편은 그 의사 말을 듣고는 집으로 돌아와 그냥 아내가 죽기만을 기다리고 있었다. 그때까지 환자는 자기가 암에 걸렸다는 것을 모르고 있었으며, 추웠다가 더웠다가를 반복하는 왕래한열(往來寒熱) 증상이 심했다. 열이 오를 때는 이마에 땀이 나고 등도 뜨겁게 달아올랐으며, 그다음에는 오한이 와서 덜덜 떨리며 속이 울렁거렸으며, 음식도 먹기만 하면 토했다. 식욕이 없었고, 억지로라도 먹으면 속에 있는 것이 다 넘어오려고 했다. 입맛이 쓰고 신경이 날카로우며 양쪽 옆구리와 가슴 부분이 욱신욱신 쑤시며 뜨끔뜨끔 아프다고 했다.

나는 보중익기탕에 소시호탕 반량을 합하고, 계지, 백작약, 목향, 곽향(藿香) 각 4그램, 흑설탕 20그램을 더해 처방했다. 10첩을 복용하고 나자 환자는 통증이 오후에만 나타났고 식욕도 생겼다. 다시 10첩을 주었다. 복진을 해보니 양쪽 갈비뼈 안쪽에 흉협고만이 간데없이 사라져 버렸다. 그 뒤로 환자는 모든 통증이 사라졌고, 다시 건강을 회복하게 되었다.

9. 담도암이 한 달 만에 나아

1986년 9월, 내 손윗동서가 간암에 걸려 찾아왔다. 환자는 57살로 평소에는 고뿔도 한번 안 걸리는 건강한 체질이며, 대주가로 소주 한 병을 그릇에 부어서 단숨에 들이켜곤 했다. 그렇게 폭음하다가 술병이 들었고, 자녀들이 원주기독병원으로 모시고 가 진단을 받은 결과는 담도암이며, 간에도 전이되었을 것으로 의심한다는 소리를 들었다. 의사 권고대로 수술했는데, 갈비뼈 하나를 잘라내고는 배를 넓게 째 담낭을 떼어내 버렸다. 수술 뒤 경과는 좋다고 했지만 환자는 몹시 춥고 피곤해 견딜 수 없었다. 춥다고 하는 것과 피곤해 하는 것은 만성 암환자의 공통된 특징이다.

복진을 해보니 환자 뱃살은 두꺼웠지만 맥은 부지약으로 1분에 60번이 못 되었다. 좌우 갈비뼈 안으로 흉협고만이 심해 손도 들어가지 않았다. 명치 밑에도 딱딱한 덩어리가 만져졌다. 변비는 없고 대변은 묽게 봤다. 나는 흉협고만과 맥이 부약(浮弱)한 점을 없애는 것에 목표를 두고 시호계지탕을 쓰기로 했다. 시호계지탕에다 오한과 설사 증세가 있으므로 사역탕(四逆湯)을 합하여 처방했다. 사역탕 처방은 건강(乾薑), 감초(甘草), 부자(附子) 각 6~8그램으로 되어 있고, 오한이 있거나 손발이 차고, 먹은 음식이 잘 소화되지 않고 바로 설사하는 데 쓴다.

환자는 내가 준 약을 복용하고는 오한과 피로가 사라졌으며, 약을 먹고 마을에 나가면 몸이 훈훈해지고 기분도 좋았으며, 마을 사람은 술에 취한 것 같다고 얘기했다. 식욕이 나고 얼굴에 화색이 돌며 설사도 없어졌다. 30일 동안 약을 복용하고 양쪽 갈비뼈 밑에 있던 흉협고만이 없어졌다. 명치 밑에 딱딱한 덩어리만 약간 남아 있었는데, 그것도 역시 칼을 대지 않고 약을 써서 깨끗하게 없애 버렸다.

병원에서는 그때 같이 암으로 왔던 사람은 다 죽었는데 이렇게 건강해진 사람은 우리 병원에서 처음 있는 일이라며 기록으로 남기자고 했으며, 환자는 그로부터 10년이 지난 지금까지 매우 건강하게 지내고 있다.

10. 죽마고우의 간암을 고치다

1987년 4월 어느 날, 내 죽마고우가 간암에 걸려 찾아왔다. 나는 그를 20년 전에도 간경화증으로 다 죽게 된 것을 고쳐준 일이 있었다. 그는 술을 무척 좋아해서 병이 생겼다. 술을 마시면 피를 토하고, 피를 토하고 나면 다시 술을 마시기를 반복했다. 이왕 죽을 바에야 실컷 마시다가 죽겠다는 것이다. 20년 전에는 『방약합편』에 있는 처방인 대금음자(對金飮子)에 오리나무 껍질을 더해 써서 나았다.

그는 몇 년 동안 술을 끊는가 하더니 다시 부지런히 마시기 시작했다. 그러다가 몸에 이상이 있어 병원에 가 보니 간암이라는 진단이 나온 것이다. 간암에 걸렸으면서도 활동하는 데는 지장이 없었던지 강원도 평창에서 부인과 자녀들을 데리고 나한테 왔다.

환자는 갈비뼈 밑에 흉협고만이 강하게 나타났고, 추웠다가 더웠다 하며 속이 울렁거리며 구토도 나왔다. 음식은 거의 먹지 못하고 맥은 부약이니 시호계지탕이 적당할 것으로 판단했다. 시호계지탕을 한 달 동안 복용하게 했다. 그 뒤로 상태가 매우 좋아져서 자신이 직접 약을 구해 복용했다.

몹시 무더운 7월 하순, 환자는 겨울에 입는 내의를 입고 찾아왔다. 몸이 몹시 춥고 찬물이 피부에 닿으면 그 주변까지 가려워 견딜 수 없다는 것이다. 나는 시호계지탕에 건강과 부자를 각각 8그램씩 더해 복용하게 했다. 환자는 그것을 복용하고 나서 추운 것과 찬물에 닿으면 몸이 가려운 증상이 없어졌다.

한 달이 지난 뒤, 또 부인과 아들딸을 다 데리고 와서는 고맙다며 치하했다. 복진을 해보니 흉협고만이 완전히 사라졌고 오른쪽 갈비뼈 밑에 가벼운 저항만이 느껴졌다. 시호계지탕을 3개월 동안 써도 여전하던 흉협고만이 건강과 부자를 더하여 쓰니 이렇게 빠른 속도로 사라진 것이다.

11. 말기 간암이 5일 만에 나아

1981년 6월, 온양온천 부근에 산다는 간암 환자가 암을 잘 고친다는 소문을 듣고 제천까지 나를 찾아왔다. 처음에는 간염이었는데, 병원에서 주는 약을 계속 먹어도 더 심해져 간경화가 되었고, 복수가 심하게 차 움직일 수 없을 때 병원에 가서 검사를 받아 보니 간암이라는 진단이 나왔다.

환자는 배에 물이 가득 차서 북처럼 되어 있고, 핏줄도 퍼렇게 거미줄처럼 덮여 있으며, 뱃가죽이 얇아 마치 투명한 것처럼 보였다. 환자는 '제 병을 고쳐 달라고 부탁하지는 않겠습니다. 다만 음식이나 조금 먹게 해주십시오.' 하고 부탁했다. 이미 죽음을 각오하고 있는 듯했다.

환자 증상은 명치 밑이 꽉 막혀 있고 설사를 하루에도 두세 번씩 했다. 또 배에서는 돌담이 무너지는 듯한 소리가 난다는 것이다. 이것이 심하비경(心下痞硬), 복중뇌명(腹中雷鳴), 하리(下痢)인 것이다. 이 3가지 증상이 나타나면 병명과 상관없이 감초사심탕(甘草瀉心湯)을 쓰는 것이 옳다.

감초사심탕을 본방대로 해 약을 주고 나서 몇 시간 뒤에 환자 부인한테 전화가 왔다. 그 약을 먹고 나서 반 요강 정도 피를 쏟고 쓰러졌는데, 아무리 흔들어도 움직이지 않는 것을 보니 틀림없이 죽었다면서 빨리 오라는 것이었다. 나는 태연하게 말했다.

"아주머니, 당황하지 말고 요강 속을 자세히 보세요."

"피 쏟은 걸 봐서 뭣해요?"

"글쎄 빨리 한번 자세히 보시라니까요."

"안 볼래요. 남편이 죽었으니 빨리 와요."

이렇게 말하고는 전화를 끊어 버렸다. 나는 마음을 진정시키고 다음 전화가 오기를 기다렸다. 몇 시간 뒤에 전화가 다시 왔다.

"선생님, 그이가 하혈을 또 했는데 엄청나게 많이 나왔어요. 새까만 것이, 중국집 짜장 같은 것이 나왔어요. 큰일 났어요. 빨리 와 보세요."

"그 검은 피가 계속 나와야 댁의 남편이 살아날 수 있습니다. 계속해서 그 약을 드리세요."

이 부인은 남편이 사흘 동안 밤낮을 가리지 않고 하혈하니 큰일 났다며 계속 전화했고, 4일째는 새까만 피가 입으로도 올라왔다. 나는 그 약을 계속 먹이라고 했다. 5일째가 되어서야 출혈이 멈추고 배도 푹 꺼졌다는 연락이 왔다.

한 달 뒤에 환자 장인과 장모가 선물을 들고 찾아와서는 사위 병이 완전히 나아 건강해졌다며 고마워했다. 감초사심탕 효력으로 간암이 5일 만에 전멸하고, 복수와 죽은피까지 몰아내서 죽어 가는 목숨을 살린 것이다.

12. 간경화를 고친 거짓말 같은 사실

50살 된 남자가 간경화증에 걸렸다면서 그 부인이 나를 찾아왔다. 원주 도립병원에서 간경화증으로 진단을 받았고, 원주 기독병원에서도 진단을 받아 보니 역시 간경화증으로 나왔다. 환자 부인은 이렇게 말했다.

"여러 한의원과 한약방을 다 가서 물어봐도 가는 데마다 고칠 수 없는 병이니 아예 단념하라 했고, 만약 고치겠다는 사람이 있으면 그것은 절대로 거짓말일 터이니 속지 말라고 해요."

내가 간경화증을 고친 일이 있다고 해도 전혀 믿지를 않았다. 나는 부인한테 말했다.

"설사 고치지 못하더라도 고통은 덜어 드릴 수 있을 것이니 환자한테 한번 가봅시다."

환자는 보통 체격으로 움직일 수 없을 만큼 몸이 피곤해 날마다 그늘에서 쉬고 있었다. 맥은 폭이 좁고 약간 깐깐했다. 양쪽 갈비뼈 근처에는 흉협고만이 강하게 나타났고 배꼽 위에는 강한 동계(動悸)가 있었다. 잠을 잘 자지 못하고 밥맛이 없어 음식을 먹지 못하며 변비도 심하고 구토도 났다. 이런 증상에는 시호가용골모려탕(柴胡加龍骨牡蠣湯)을 쓰는 것이 옳다.

시호가용골모려탕에 대황(大黃)을 4그램 넣어 8첩을 주었다. 환자는 이약을 먹고 피로감도 없어지고 불면증도 사라졌으며 변비도 없어지고 밥맛도 좋아졌다. 그 무렵 환자 집안에 결혼식이 있어서 일가친척이 모였다. 친척 중의 하나가 말하기를, 한약이 간경화에 효과가 있을 리 없다, 그 병을 고친 역사도 없고 고쳤다는 얘기도 듣지 못했으니, 틀림없이 그 약에는 진통제를 넣었을 것이다, 라고 말했고 환자는 그 뒤로 오지 않았다.

그 뒤 3년이 지나고 나서 우연히 그 환자를 만났다. 그는 선생님이 준 약을 먹어서 그런지 술을 끊어서 그런지 지금까지 별 탈 없이 잘 지내고 있다고 말했다.

13. 간경화를 고치고 큰절 받아

1979년 봄이었다. 환자는 간경화증이고, 중학교에 다니는 내 딸의 담임 선생님 장인이었다. 환자 딸, 즉 담임 선생님 부인은 간경화증을 고칠 수 있는 선생님이 있는데, 그분에게 아버지를 모시고 가면 좋겠다고 얘기했다. 그러나 어머니는, 네 아버지는 대한민국에서 제일가는 병원에서도 못 고친다는 판정이 났다, 그런데 산골짜기에 사는 엉터리 의사가 고친다는 것은 말도 안 된다, 약을 공짜로 준다고 하는데 그 약도 틀림없는 엉터리일 것이니 그만둬라, 하며 강력하게 반대했다. 딸은 어머니의 만류를 뿌리치고 나한테 아버지를 모시고 왔다.

환자는 60살쯤 되어 보였으며, 살결이 거무스름하고 바싹 말랐으며, 키가 크고 허리는 가늘며, 몸은 앞으로 굽어 있었다. 이런 형은 전형적인 팔미지황탕(八味地黃湯) 체질이다.

환자는 음식을 먹을 수 없고 먹어도 전혀 내려가지 않으며, 대변도 꽉 막혀서 관장해야 간신히 볼 수 있으며, 소변도 시원하게 나오지 않았다. 입이 심하게 말라도 물을 먹지 않았으며, 하반신이 고조(枯凋)해 하얀 가루가

묻은 것처럼 까칠까칠했다. 환자는 우선 음식이나 좀 먹을 수 있도록 소화나 되게 해 달라고 했다.

복진을 해보니 배 한가운데에 세로로 볼펜 굵기만 한 딱딱한 덩어리가 길게 뻗어 있었다. 소화가 안 되고 대소변이 잘 통하지 않으니 팔미지황탕에 우슬, 차전자를 각각 6그램씩 더하여 5일분을 주었다. 5일 뒤에 환자는 다시 왔다.

"그 약이 몸에 맞는 것 같습니다. 소화가 잘되고 대변도 잘 나옵니다."

다시 10일분을 주었다. 그러자 거의 모든 증상이 사라졌고 몸도 좋아졌다. 그 후 환자는 나한테 오지 않고 서울에 있는 일류 한의원에 가서 20일간 약을 지어 먹었는데, 효과가 없었다. 그러자 간경화를 전문으로 고친다는 또 다른 한의원에 가서 약을 썼으나 병은 더 깊어졌고 대변도 점점 나오지 않았다. 환자 부인이 남편을 데리고 일류 한의원, 전문가라는 사람, 박사들만 찾아다녔던 것이다.

약 50일쯤 뒤, 환자 부인이 강원도에 있는 나한테 찾아왔다. 뚱뚱한 중년 부인으로 한복을 잘 차려입고 왔는데, 대뜸 나한테 큰절부터 하는 게 아닌가.

"선생님을 몰라보고 믿지 않았습니다. 진심으로 사과드립니다. 앞으로 잘 부탁합니다."

환자는 약을 2개월 동안 더 복용하고 완쾌되었다. 5년 뒤에 소식을 들으니 시골로 가서 농사지으며 산다는 것이다. 우리나라 한의학에는 복진법이 없다. 아무리 한의학 박사라도 복진법을 모르면 정확한 진단을 내릴 수 없지 않겠는가.

14. 자궁암이 5일 만에 나아

자궁암에 걸린 40대 부인이 찾아왔다. 아랫배가 아파서 걸음을 걸을 수 없고, 아랫배를 두 손으로 누르고 간신히 걸을 뿐이었다. 병원에서는 수술을 권했으나 돈이 없어서 수술하지 못했다. 몸은 몹시 쇠약해 보였다.

복진을 해보니 눌러서 아픈 데는 없고, 배는 물렁물렁했다. 또 배를 이리저리 밀면 상하좌우로 당겼다. 이런 증상에는 당귀작약산(當歸芍藥散)을 쓰는 것이 마땅하다. 걸음을 옮길 때마다 아랫배가 결리고 아픈 데는 반총산이요, 아랫배를 누르면 이리저리 당기고 아픈 것은 당귀작약산을 써야 한다.

그래서 당귀작약산과 반총산을 합방하여 5일분을 주었다. 5일이 지나자 통증이 훨씬 줄었다고 했으며 10일 뒤에는 완전히 나았다. 추위를 심하게 탈수록, 또 아픈 증세가 심할수록 회복도 빠른 것 같다.

15. 인공항문을 단 대장암 환자를 살려내다

1980년 4월, 50세쯤 된 부인을 남편이 업고 왔다. 내려놓으니 부인은 축 늘어졌다. 멀리 포항에서 왔다고 하니 여독도 심했을 것이다. 이 환자는 처음에 왼쪽 아랫배가 아파서 부산 백병원으로 가 진단을 받아 보니 대장암으로 나왔고, 수술로 상당한 길이의 대장을 잘라냈다. 그리고는 주먹 두 개만 한 비닐 주머니를 달아서 대변이 이곳으로 나오게 했고, 직장은 떼어 버리고 항문은 꿰매 버렸다.

수술하고 나서 집에 오니 이번에는 배꼽 밑 아랫배가 몹시 아프기 시작했다. 다시 백병원에 갔더니 자궁암이고, 너무 늦어 수술할 수 없으니 집에 가서 조용히 죽음을 기다리라고 했다. 그래서 그냥 죽기에는 너무 억울해 나를 찾아왔다는 것이다.

체격은 약간 뚱뚱하지만 물렁살이며, 몸이 잘 붓고 냉증이다. 수술한 왼쪽 아랫배와 항문 부위도 몹시 아프다고 했다. 소변은 항상 시원하게 나오지 않고, 대변은 자동으로 나오니 비닐 주머니가 무거우면 털어 버리면 되었다. 사람이 이렇게 개조되어 버렸고, 또 목숨도 위급한 지경이라 치료가 불가능할 것으로 생각했다. 그래서 약이 없으니 그냥 돌아가라고 했다. 그러나 환자와 남편은 약을 주지 않으면 돌아가지 않겠다며 애원했다.

수술한 뒤에 유착이 생겨 통증이 온 데는 신효탕(神效湯)이요, 부종, 냉증, 하복통, 소변불리에는 당귀작약산을 써야 한다. 이 두 가지 약을 각각 10첩씩 주며 하루는 이 약을 먹고 다른 날은 저 약을 먹는 식으로 복용하라고 했다. 이와 겸해서 유기자연농법연구소에서 공급하는 효소식품을 주었다.

약을 다 먹은 부인은 매우 의기양양한 걸음으로 찾아왔다. 약을 먹으니 아픈 것도 없어지고 소변도 잘 나오더라는 것이다. 다시 두 가지 처방을 10일분씩 줘 보냈는데 그 뒤로는 다시 오지 않았다. 아마 죽었을 것으로 생각하고 있었는데, 3개월이 지난 7월에 그 남편이 와서 말하기를, 소문(小門, 성기)으로 좀 굵고 길며, 매우 질기고 끈적끈적한 덩어리가 나왔는데, 그 뒤부터 건강해져서 모내기 철에 그 힘든 뒷바라지를 혼자 했다는 것이다.

나는 다시 두 가지 처방 각각 4일분에 효소식품을 같이 주었다. 그 약을 다 먹고 와서는 이제 그 약은 먹기 싫다고 했다. 그래서 보중익기탕에 당귀작약산을 합하여 주었다. 그 뒤로 연락이 없다가 4년이 지나서 연락이 한 번 왔는데, 그렇게 비닐 주머니를 옆구리에 차고서도 건강하게 잘 지낸다고 했다.

이 처방을 한 번 더 쓴 적이 있다. 경기도 성남에 사는 50대 부인은 왼쪽 아랫배가 아파 병원에 갔더니 대장암이라는 진단이 나왔다. 그래서 대장을 잘라내고 항문은 막아 버리고 비닐 주머니를 달았다. 며칠 후 아랫배가 심하게 아파 다시 그 병원에 갔더니 자궁암이고, 수술할 수 없는 상태이니 집에 가서 맛있는 음식이나 먹으며 죽음을 기다리는 게 좋다는 말을 들었다.

역시 신효탕과 당귀작약산을 겸해서 처방하고 효소도 복용하게 했다. 약을 먹으니 배 아픈 것은 없어졌다. 그 뒤로 연락이 없어서 죽었는지 살았는지 확인할 방법이 없었다. 내가 급한 일로 멀리 떠나 있을 때 전화가 3번 왔다는 얘기는 들었다. 지금도 이 환자가 어떻게 되었는지 연락할 방법은 없다. 이처럼 회복이 불가능해 보이는 환자도 건강을 되찾는 경우가 더러 있다. 다시 한 번 한방의술의 신기한 효력에 감사드린다.

16. 한약 백 첩을 먹어도 못 고친 자궁암을 고치다

아주 오래전인 1963년에 있었던 일이다. 그 무렵만 하더라도 우리나라 현대의학은 지금 같지 않아서 암 검사도 서울에 와야만 할 수 있었다. 환자는 자궁암에 걸린 40살 부인으로 전기로 환부를 지지는 방법으로 치료했는데, 그 후유증으로 밤낮을 가리지 않고 열이 심하게 났고, 온몸에서는 물에 빠진 것처럼 땀이 쏟아졌다.

환자는 체격이 건장하고 얼굴 전체가 붉었다. 혀 앞에는 백태가 있고, 뒤에는 황태가 있었다. 환자한테 가까이 가니 입에서 악취가 풍겼다. 맥은 빠르게 뛰고 발작적으로 심한 복통이 오고 구토도 났다. 대변은 니상변(泥狀便, 진흙을 묽게 이겨 놓은 것 같은 변)으로 항상 잘 나오지 않았다. 이 부인은 서울에서 제일가는 한방병원, 한의원 등에서 한약을 백 첩이 넘도록 복용했으나 아무 효과도 보지 못했다.

이 환자처럼 얼굴이 붉고 열이 나며 땀이 나는 증세에는 황련(黃連)과 황금(黃芩)을 쓰는 것이 옳다. 복통과 구토에 쓰는 처방은 많지만 황련과 황금이 들어가는 처방을 써야 한다. 반하사심탕을 쓸까도 생각했지만 그러기에는 복통이 너무 심했다. 결국 입 냄새, 혀 상태, 복통, 구토는 황련탕증이 확실하다. 그리고 배꼽 주위 복통과 니상변은 황금탕을 써야 하는 증세인 것이다. 그래서 황련탕과 황금탕을 합방하여 주었다.

이것을 복용하고는 열이 내리고 복통, 구토, 설사도 멈추었으며 땀도 그쳤다. 다시 6첩을 주었더니 이것으로 병이 완전히 나았다. 이 부인은 그다음 해 4월에 또 열이 났고, 다시 황련탕과 황금탕을 합하여 10첩을 주었더니 좋아졌다. 그다음 해에도 5첩, 이렇게 5년간 복용하고는 완전히 건강해졌다. 암이 아니더라도 얼굴이 붉은 사람 복통에도 여러 차례 써 보았더니 과연 효과가 있었다.

17. 결혼 직전 처녀의 유방암을 고친 이야기

24살 된 처녀가 유방암에 걸려 찾아왔다. 2개월 뒤에 결혼하기로 날짜를 잡아놓은 상태였다. 오른쪽 유방 젖꼭지 위쪽에 지름 1센티미터, 길이 3센티미터로 약간 단단한 종양이 생겼다. 열도 없고 아프지도 않았다. 병원에서는 암이 너무 크다며 유방 일부를 들어내야 한다고 했다. 몸이 허약하고, 오한이 나고, 열도 나며, 맥도 긴장되어 있긴 하지만, 유방에는 아무런 통증이 없었다. 그래서 갈근탕 5일분을 주었더니 3분의 2쯤 증상이 없어졌다. 몸이 허약해 십전대보탕을 주었다. 그러나 종양은 사라지지 않았다. 그래서 귀기건중탕 10일분을 주었다.

10일 뒤에 내가 만져보니 종양은 완전히 사라진 것 같았지만, 환자는 아직 완전하게 없어지지 않았다고 했다. 멀리 울산으로 시집갔는데, 그곳에서 귀기건중탕 10일분을 보내 달라는 연락이 왔다. 벌써 5년이 지났지만 재발하지 않고 있다.

18. 유방을 도려낸 유방암 환자

환자는 45살 된 부인이고, 유방암으로 왼쪽 유방을 완전히 도려낸 상태였다. 유방이 있던 자리는 까맣게 되어 있고, 겨드랑이 쪽에는 아직 시퍼런 진물이 흐르고 있었다. 유방을 들어냈는데도 그전과 똑같이 가슴을 조이듯이 아프다고 했다. 맥은 1분에 190으로 빠른 편이고 부활(浮滑)한 경우다.

이것은 유방이 아픈 것이 아니라 가슴이 아픈 것, 즉 흉통이다. 흉통을 의사가 유방암으로 오진해 잘라낸 것으로 보인다. 소함흉탕을 3일 동안 복용하게 했더니 흉통이 줄어들었고, 다시 6일을 복용하게 했더니 흉통이 사라졌다. 그러나 환자는 병원에 가야 한다며 우겼다. 수술한 자리에 생긴 염증을 치료해야 한다는 것이었다. 날마다 병원에 다니며 통원 치료를 받는다고 했고, 그 뒤로는 소식이 없어 어떻게 되었는지 모른다.

19. 폐암을 치료하다 그만둔 이야기

1987년 초여름, 한 남자를 부인이 부축하고 왔다. 나이는 40살이고 키는 180센티미터, 몸무게는 42킬로그램으로 마른 장작개비와 같았다. 입이 말라 계속 물로 축여야 하며, 기침이 심해 잠도 잘 수 없고, 입이 써서 식욕도 없었다. 손발이 찬 냉증이며 열은 없었다. 복진을 해보니 흉협고만이 있고 배꼽 주변에 동계가 있었다. 가장 큰 증상은 기침이었다.

시호계지건강탕에 황기, 별갑(鼈甲)을 더해 주었다. 3일을 복용하니 기침이 줄어들었고, 10일을 복용하니 기침이 80퍼센트나 줄어들어서 편안하게 잠잘 수 있었다. 그때 후세방을 하는 어떤 친구가 폐농양을 수십 명이나 고쳤고, 또 암 박사 추천서도 들어 있다는 알약을 가지고 와서는 환자한테 복용하게 했다. 그랬더니 기침이 몹시 심해져 각혈도 했고, 환자는 다시 오지 않았다. 그 후부터는 아무리 좋다는 약도 복진법으로 진단해 얻은 처방보다 나을 것이 없다는 것을 깨달았다.

20. 피를 토하는 폐암을 완치

1990년 1월 16일, 서울 도봉동에 사는 35살 된 남자가 병원에서 고칠 수 없다는 폐암으로 진단받았고, 천호동에 사는 친구 소개로 나를 찾아왔다. 환자는 1달에 한두 번씩 피를 토했고, 피를 토한 뒤에는 가슴이 몹시 아팠다. 얼굴이 희고 체격이 단단하며, 폐암으로 진단받기 전까지는 매우 건강했다.

키는 162센티미터, 몸무게는 71킬로그램이며 술만 마시면 구토했다. 대변은 하루에 한 번 되게 봤다. 배에는 늘 포만감이 있고, 뜨거운 방에서는 잠을 자지 못했다. 뱃가죽이 두껍고 양쪽 옆구리가 단단하며 흉협고만이 강하게 나타났다. 갈비뼈 밑을 손으로 눌러도 손이 들어가지 않았다. 또 배꼽 주위가 딱딱하게 굳어져 있고, 맥은 무겁고 힘이 있었다.

흉협고만이 강하고 비만증이 있으며 맥에 힘이 있는 데는 대시호탕이요, 배꼽 주위가 딱딱하고 비만인 데는 방풍통성산(防風通聖散)이 옳다. 결국 대시호탕에 방풍통성산을 합하여 계속 복용하게 했다.

거의 한 달 뒤인 2월 19일, 피를 토하는 증상은 없어지지 않았으나 흉통은 없어졌다. 그리고 3월, 4월, 5월까지 한 번도 피를 토하지 않았다. 약을 복용하고 4개월째부터는 대변이 많이 나오고 배에 포만감도 없어졌다. 이 환자는 여름에도 배를 덮고 자지 않으면 설사가 나왔는데, 그 뒤로는 배를 덮지 않아도 설사가 나오지 않았다. 환자는 배가 따뜻해졌다고 했는데, 그렇다면 차가운 성질의 약이 배를 따뜻하게 해준 것이다. 또 배가 푹 꺼진 것 같아서 기분도 좋다고 했다. 칼을 쓰지 않아도 이렇게 암이 깨끗하게 낫는 것을 사람들은 모르고 있다.

21. 재발한 췌장암을 약 열 첩으로 치유

1985년 4월에 있었던 일이다. 환자는 약국 종업원의 외삼촌인 58세 남자로 대학병원에 입원하고 있었다. 복통이 몹시 심하다고 했으며, 전에 췌장암으로 수술했던 자리가 또 아프다고 했다. 환자는 수술했던 자리에 또 수술하기가 두려워 수술을 거부하고 나한테 왔다.

환자는 까무잡잡한 피부에 약간 야윈 편이었다. 배가 몹시 아프고 구토가 심하게 났다. 복진을 해보니 흉협고만이 심하게 나타났고, 환부에 손을 약간만 대도 몹시 아프다고 했다. 소시호탕에 복통을 그치게 하는 데는 작약이 좋으므로 백작약 12그램을 넣어서 4첩을 주었다. 과연 환자는 복통과 구토가 사라졌다. 다시 6첩을 주었더니 그것을 복용하고 시골로 갔다.

그리고 얼마 뒤에 환자 아들과 며느리가 찾아왔다. 아버지는 어떠냐고 물었더니 괜찮다고 대답했다. 나는 그럴 리가 없으니 빨리 모시고 오라고 했다. 환자는 아직 속이 울렁거리기는 하지만 배는 아프지 않고, 또 아들과 며느리가 돈을 쓰는 것이 안쓰러워 괜찮다고 했다는 것이다. 약을 20첩 주었다. 그리고 3년 뒤에 그 약방 종업원을 만났다. 외삼촌은 어떠냐고 물었더니 아무런 탈이 없다고 말했다.

22. 다 고친 췌장암 환자 항암제로 사망

1990년 2월, 성남에서 방앗간을 경영하는 환자가 찾아왔다. 지난해 여름부터 가끔 배가 아프던 것을 참으며 지냈고, 음력설 무렵에는 쌀 10가마니를 떡으로 만드느라 부부는 계속 밤을 새우며 일했다. 너무 무리해서 그런지 참을 수 없을 만큼 배가 아파 병원에 가서 검사해 보니 췌장암이라는 진단이 나왔다. 병원에서 권하는 대로 수술을 했는데, 배를 열어 보니 암이 전체에 퍼져 있어서 그대로 덮어두고 환자한테는 수술했다고 속였다.

환자는 40살 된 남자로 키는 150센티미터, 몸무게는 45킬로그램이었는데 병원을 오가면서 7킬로그램이나 빠져 38킬로그램이 되었다. 내가 제자들과 같이 가서 보니, 복통이 심해 말도 못하고 맥은 1분에 200번이 넘게 뛰었다. 뱃가죽이 심하게 오그라들어 마치 꼽추처럼 되었고 누울 수도 없어서 새우처럼 옆으로 꼬부리고 있었다. 배를 만져 보니 배 전체가 나무 판자를 깐 것처럼 딱딱하고, 췌장 부위에는 플라스틱 관을 꽂아 췌장즙이 나오도록 해놓았다.

환자는 복통이 극심해 물어도 대답할 수 없고, 다만 배를 잡고 뒹굴 뿐이었다. 암이 너무 심하므로 치료는 불가능하지만 고통이나 덜어보자고 해서 복진에 나타난 대로 소건중탕을 주었다. 거기에 환자가 너무 쇠약하니 황기, 인삼을 각각 6그램씩 더하여 6첩을 보냈다. 그런데 놀라운 일이 나타났다. 그 맹렬하던 복통이 완전히 사라졌고, 음식도 잘 먹고, 외출도 마음대로 할 정도로 몸을 회복했다. 그래서 부인은 환자 상태를 정확하게 알고 싶어서 병원으로 가 검사를 받았다.

그런데 병원에서 엑스레이를 찍어 보더니 암이 더 넓게 퍼졌다면서 배에 꽂아놓은 플라스틱 관을 통해 아마 항암제인 듯한 가루약을 넣었다는 것이다. 그러고 나서 집에 왔는데, 환자는 아파 죽는다면서 미친 사람처럼 날뛰었고, 부인을 두들겨 패기도 했고, 부모한테도 대들며 닥치는 대로 마구 집어·던지는 등 소동을 피웠다. 아마 배 속에 무슨 극약을 넣은 것이 아닌가 하고 생각했다.

암환자 통증이 없어지면 상대적으로 엑스레이 사진에는 더 나빠진 것으로 나타난다. 이런 일이 오스까 선생한테 두 번 있었고 나한테도 두 번 있었다. 오스까 선생한테 있었던 예를 보면, 환자 상태는 점점 더 좋아지는데 사진에서는 더 나빠진 것으로 나타난다. 그런데 그 환자는 3년이 지나도 재발하지 않았다.

환자가 난리를 피운다는 소식을 듣고 제자들과 함께 갔다. 환자는 한두 시간 안에 죽을 것 같았다. 시골에서 농업용 살충제를 먹고 날뛰다가 죽어 가는 사람과 꼭 같았다. 환자 혀를 보니 가마솥 밑 검댕처럼 까맣게 타들어 가서 물기라곤 하나도 없고, 오히려 먼지가 날 정도였다. 혀를 보니 승기탕(承氣湯)을 쓰는 것이 옳겠다. 병원에서 넣은 가루약의 독성 때문에 환자가 눈앞에서 죽어 가고 있는 것이었다.

이 환자를 죽음에서 구할 수 있는 것은 감초뿐이었다. 나는 항암제 독성으로 말미암아 4일 동안 가사 상태에 있던 환자를 감초 7돈으로 살려낸 적이 있다. 감초가 들어가는 승기탕은 조위승기탕(調胃承氣湯)뿐이다.

환자 부인과 부모, 그리고 동생이 응급조치를 취할 방법이 없겠느냐고 물었다. 나는 대답했다. 죽어 가는 사람한테는 조금이라도 더 빨리 죽게 하는 약이 있을 뿐이라고. 환자 동생이 그렇다면 그 약을 빨리 만들어 달라고 해서 처방을 말해 주었다. 감초 8그램에 대황, 망초 각각 2그램이다. 동생이 급히 약을 지어 와 약탕기에 달이는 것을 보고는 제자들한테 말했다.

이 약이 목으로 넘어가면 환자는 죽을 것이다, 그러니 죽는 모습을 보기 전에 돌아가자, 하고는 돌아왔다.

그런데 환자가 그 약을 먹고는 날뛰고 뒹굴던 행동이 잠잠해졌고, 심하던 복통도 없어졌으며, 그냥 늘어져서 잠만 자고 있었다. 그것을 보고 환자 동생이 와서는 다시 처방해 달라고 했다. 나는 소건중탕에 황기, 인삼을 각각 6그램씩 넣어 주라고 했다. 그러나 환자는 4일 후에 영원히 돌아오지 못할 곳으로 떠났다.

나는 엑스레이 사진에는 더 나빠진 것으로 나타나도 소건중탕을 계속 복용했다면 환자가 살아났을 것으로 생각한다. 그러나 병원 입장에서 보면 암이 악화되어 있으니 항암제를 쓰는 것은 당연할 것이다. 문제는 환자 부인한테 있었다. 기적과 같은 효력이 있었는데도 한방은 믿지 않았고, 죽어도 병원 치료만 믿은 것이 가장 큰 문제인 것이다. 엑스레이 사진으로는 상태가 나빠진 환자가 3년이 지나도 암이 재발하지 않았다는 사실을 과연 누가 믿을 것인가.

1991년 10월 4일, 국립과학수사연구팀이 병원에서 죽은 시체 111구를 부검한 결과, 45.8퍼센트인 시체 54구가 담당 의사 오진으로 죽은 것으로 판명됐다. 이것을 보면, 엑스레이 사진에는 나빠진 것으로 나타난 환자 45.8퍼센트는 오히려 좋아진 경우가 아니겠는가.

23. 골수조직구암으로 죽을 사람을 살려내다

1984년 8월 24일, 몹시 무더울 때 있었던 일이다. 환자는 35살 된 남자로 예전엔 육상선수였으며, 머리도 천재라서 특히 수학을 잘했다고 했다. 전국주산대회에서도 1등 해 육영수 여사가 주는 상을 받은 적도 있었다.

회사에 취직해서는 밤낮을 가리지 않고 일했고, 그러다가 과로 끝에 쓰러져 일어나지 못한 것이다. 서울대학교병원에서 검사했지만 원인을 알아내지 못했다. 다시 조직검사를 했더니 골수암에 조직구암이라는 진단이 나왔다. 골수암은 치료할 가망이 있지만 조직구암은 우리나라에서 처음 발견된 것이며, 그래서 치료방법이 없다는 것이었다.

가족들은 젊은 나이에 죽기는 너무 억울하다며 할 수 있는 한 최선을 다해 달라고 병원에 부탁했다. 병원에서 할 수 있는 최선의 방법은 저독성 항암제를 입으로 먹게 하는 것이었다. 항암제를 투여하자 첫날은 의식이 약간 맑아졌다. 그런데 그다음 날 또 약을 투여하자 환자는 의식을 완전히 잃고 말았다. 그 뒤로 혼수상태가 계속되었고, 그저 알부민 주사로 생명만 연장시키고 있을 뿐이었다.

내가 병원으로 갔을 때는 8월 24일 오후로 의식을 완전히 잃고 혼수상태에 빠진 지 4일째 되는 날이었다. 환자는 한의원 원장 고종형이며, 가족으로는 부인과 어머니, 여동생, 남동생이 와 있었다. 한의원 원장이 천주교 신자라서 하나님께 약 20분간 간절하게 기도를 드렸다. 주님의 능력으로 살아나게 해주시든지, 아니면 주님의 뜻대로 편안히 가게 해 달라는 내용이었다. 지금 돌이켜 생각하니 그 기도가 영험이 있었던 것 같다.

부인은 만삭인 몸으로 남편을 간호하러 나와 있었다. 기도를 마친 후 나는 환자 옆으로 갔다. 발병한 지 1주일밖에 안 되므로 환자 체력은 좋아 보였다. 감겨 있는 환자 눈을 열어 보니 눈알이 샛노랬다. 눈뿐만 아니라 온몸이 다 샛노랬다. 또 온몸에는 땀이 줄줄 흘러내렸고 열도 활활 났다. 병상에 붙어 있는 기록에는 체온이 섭씨 39~40도이고, 항암제 때문인지 머리가 다 빠져 몇 가닥 남아 있지 않았다. 맥은 툭툭 치는 형용인데 1분에 220

번 또는 240번 정도 뛰었다. 혀는 이미 오그라들어서 나오지 않았다. 나는 속으로 이 사람은 죽은 지 오래되었구나, 다만 알부민으로 숨만 남아 있을 뿐이구나, 라고 생각하고는 환자 가족들한테 이미 끝난 것 같다고 말했다.

가족들도 이미 체념했는지 그다지 슬픈 표정을 짓지 않았지만, 제발 살려만 달라고 했다. 그때 문득 내 머리가 맑아지더니 번개처럼 어떤 느낌이 확 스쳐 갔다. 이 환자는 힘이 빠져 쓰러진 상태이니 사역탕을 몇 첩 복용하게 해 의식을 회복하고, 십전대보탕으로 조리하면 나을 것인데, 기진맥진한 상태에 있는 사람한테 독한 항암제를 썼으니 항암제 중독으로 죽게 된 것이었다. 온몸이 노랗게 된 것, 머리가 빠진 것, 이 모든 것이 항암제 때문이지 암 때문은 아니라는, 확신에 가까운 느낌이었다.

나는 가족들한테 감초 7돈을 주면서 달여서 하루에 세 번 복용시키라고 했다. 그랬더니 놀라운 일이 일어났다. 이튿날 아침 일찍 환자 동생이 나한테 달려와 말했다.

"선생님, 우리 형님이 살았습니다. 식사도 하시고 지금 신문을 보고 계십니다."

독한 항암제가 사람을 죽이고 있을 때 감초가 강한 해독 작용을 일으켜 다시 살아나게 한 것이다. 나는 곧 병원으로 달려가 키가 후리후리하게 큰 환자와 서로 껴안고 악수를 나누었다. 누가 이 기쁨을 알 수 있겠는가. 그는 환자가 아니라 멀쩡한 사람 같았다. 그다음에는 사역탕에 인삼을 더한 처방으로 몸조리를 하도록 했다. 이 약을 10일쯤 복용하고는 집 주변을 산책할 수 있었고, 택시를 타고 나한테 다녀가기도 했다. 한 달 뒤에는 거의 건강을 되찾았다. 그 무렵 부인은 첫아들을 낳았고 그 가정은 더없이 행복해 보였다.

그러나 사람 운명은 어쩔 수 없는가 보다. 환자는 내가 있는 한의원으로 오기 위해 택시를 기다리고 있었는데, 바로 그 옆에서는 고성능 분무기로 가로수에 농약을 뿌리고 있었다. 그는 그 농약 냄새가 몹시 싫었다. 누군가 택시 타는 순서를 양보해 주기를 바랐지만 아무도 그렇게 해주지 않았다. 그는 한참 동안 농약 냄새를 맡았다. 농약 냄새에 취한 뒤로 비실비실 아프더니 며칠 뒤에는 영영 돌아오지 못할 길로 떠나고 말았다. 면역력이 약한 아기들이나 허약한 사람은 농약 냄새만 맡아도 죽는 일이 있다. 이 환자도 그 농약 독을 견디지 못했던 것이다.

24. 식도암을 고친 이야기

1993년 초여름, 서울 경동시장에 있는 약국 주인 부친은 식도암으로 10년 동안 고생하고 있었다. 약국 주인은 권위 있는 암 박사만 찾아다니며 약을 썼고, 10년 동안 좋다는 약을 다 써보았다는 것이다. 어느 날 한방 서적을 전문으로 취급하는 책방에서 책을 뒤적거리다가 우연히 그를 만나 대화를 나누었는데, 아버지가 식도암으로 고생하고 있다는 얘기를 들었다. 나는 부친 병을 고치려면 이 약을 한 번 써보시오, 하며 이격탕에 십전대보탕을 합친 처방을 일러주었고, 내가 식도암을 치료한 사례도 들려주었다.

환자는 이 약을 한 달 동안 복용하고 나서 식사를 할 수 있었다. 그리고 약국 주인은 이 처방을 써서 식도암으로 고생하고 있는 다른 두 사람도 완치시켰다면서 몹시 기뻐했다. 나는 만성 식도암에 이 처방을 여러 번 활용했다. 그뿐만 아니라 십전대보탕 합 갈근탕, 십전대보탕 합 오령산, 십전대보탕 합 소시호탕 등 몸이 쇠약한 암환자한테는 십전대보탕을 활용해 좋은 성과를 얻었다.

25. 약으로 귀신을 내쫓다

1974년 정월 대보름 때 일이다. 70살 된 할아버지가 16살 된 손녀를 데리고 와서 물었다.

"선생님, 귀신 들린 병도 고칩니까?"

나는 이런 질문에는 대답할 말이 없어서 이렇게 되물었다.

"할아버지께선 귀신을 보셨습니까?"

"예, 귀신을 보지는 못했지만 소리는 분명히 들었습니다."

이렇게 말하더니 귀신 이야기를 들려주었다. 데리고 온 손녀가 어느 날 무언가에 놀랐는지 갑자기 까무러쳐서는 의식불명의 상태가 되었다. 몇 시간이 지나도 깨어나지 않자 동네 사람들이 여럿 모여서 걱정했다. 모인 사람 중에 침을 놓는 사람이 있어서 귀혈(鬼穴)에 침을 놓았더니, 문밖에서 굵은 남자 목소리로 '어이, 따가워라.' 하는 소리가 들렸다. 한 번이 아니고 침을 놓을 때마다 문밖에서 '어이, 따가워라.' 하는 소리가 계속 들렸다. 사람들이 놀라 문을 열고 밖으로 나가 보았다. 그러나 문밖에는 아무것도 없고 눈만 펄펄 내리고 있을 뿐이었다. 문을 닫고 안으로 들어와서는 다시 손녀한테 침을 놓았다. 그러자 바깥에서 '어이, 따가워라.' 하는 소리가 또 들렸다.

그 뒤로 손녀는 하늘에서 비행기 지나가는 소리만 나도 놀라 까무러치곤 했다. 하도 잘 놀라기 때문에 버스도 탈 수 없어서 나한테 오는 20리 길을 걸어서 왔던 것이다.

환자인 손녀는 하얗고 창백한 얼굴에 눈이 퀭하고 힘도 없어 보였다. 영리해 보였지만 몸은 몹시 허약했다. 복진을 해보니 배에 힘이 없고 배꼽 왼쪽에 오이처럼 생긴 긴 덩어리가 있었는데, 이것이 펄쩍펄쩍 뛰었다. 배꼽 왼쪽이 펄쩍펄쩍 뛰는 것을 좌변동계(左邊動悸)라고 한다. 이런 증상은 정신적으로나 육체적으로 억울한 일을 당한 사람, 죽을 때까지 잊을 수 없는 마음의 상처가 있는 사람. 남편한테 억울한 일을 당한 여성, 선천적으로 소극적이고 속상한 일이 조금만 있어도 밥을 굶는 사람 등에 많이 나타난다. 이런 사람은 심장이 약해서 항상 근심과 걱정이 많고, 놀라기 쉬우며, 신경이 예민하고, 겁도 많으며, 늘 우울하다. 혹 불면증이 있는 사람도 있다.

나는 억간산에 진피와 반하를 더해 10첩을 주며, 손녀는 심장이 약해서 그런 것이니 이 약을 먹고 심장이 튼튼해지면 귀신이 쫓겨날 것이라고 했다. 과연 소녀는 이 약을 복용하고 나서 혼자 버스를 타고 나한테 찾아왔다. 30첩을 복용하고 나서는 까무러치는 일도 없고 귀신 소리도 사라졌다.

26. 정신병원에서 탈출한 환자를 고친 이야기

1975년 초여름, 제천 서부시장 근처에 사는 39세 남자를 어머니가 데리고 왔다. 환자는 외아들이며 부모한테 물려받은 땅도 많았다. 일부는 남한테 소작으로 주고 나머지는 직접 농사를 지었는데, 낮에는 회사에 출근해 일하고 밤에는 들에 나가 농사일을 했다. 이렇게 여러 날을 과로한 끝에 병이 생긴 것이다.

환자는 키도 크고 뼈대도 굵어 힘센 장사 같았다. 잠시도 가만있지 않고 남의 집 부엌에 들어가 그릇 같은 것을 집어 던지고, 또 방에 들어가 장롱을 열어서는 남의 옷을 마당으로 내던지곤 한다는 것이다. 그런데 나한테는 선생님, 선생님 하며 태도가 고분고분했다. 이 환자는 발작했을 때 자기가 한 일을 다 기억하고 있었고, 그것을 나한테 말해 주었다.

평소 잠잘 때 자기는 윗목에서 자고 딸과 아내는 아랫목에서 자는데, 어느 날 자다가 일어나 앉으니 자고 있는 부인과 딸을 갑자기 죽이고 싶었다. 그래서 부엌에 있는 칼을 들고 와 자고 있는 부인 배를 찌르려고 하다가 차마 찌르지는 못하고 발로 힘껏 걷어찼다. 잠을 자다가 변을 당한 부인은 잠옷 바람으로 딸을 둘러업고는 이웃집으로 도망가 위기를 모면했다.

이튿날, 작은아버지가 이 소문을 듣고 와서는 아무래도 네가 이상해진 것 같다면서 이야기나 좀 하자고 했더니, 그는 땅바닥에 꿇어앉아 '작은아버지, 제가 잘못했습니다. 제가 낳은 것은 제가 처치해 버려야지요.'라고 말했다. 작은아버지는 이놈이 정말 큰일 낼 것 같아서 제천에 있는 정신병자 수용소에 가두어 버렸다. 이 수용소에서는 손발을 묶어 놓는 것은 물론이고 몽둥이로 때리거나 전기로 고문하기도 했다. 나는 미치지 않았으니 제발 고문하지 말라고 애원해도 제정신을 차리려면 아직 멀었다면서 더 강한 전기로 고문했던 것이다.

그는 고문을 견디지 못해 철조망을 넘어 도망친 다음 집으로 갔고, 어머니는 그를 데리고 나한테 왔던 것이다. 맥을 보니 굵고 크게 뛰었다. 배에는 복직근이 좌우 양쪽으로 힘 있게 뻗어 있었다. 억간산을 5일분 주었다. 5일 뒤에 혼자 차를 타고 와서는 그 약 맛이 참 좋은데 그런 약이라면 얼마든지 먹겠다고 했다. 그는 20일 동안 약을 더 복용하고는 완전히 정상으로 돌아왔다.

27. 상사병을 약 몇 첩으로 고쳐

예전에 정신 질환을 고쳐준 학생이 하나 있었는데, 이번에는 그의 누나가 정신이상 증세를 보여 나한테 왔다. 그녀는 혼자 짝사랑하는 남학생이 하나 있었는데, 사모하는 마음이 간절해서 자나 깨나 그 남학생 생각뿐이었다. 그래서 그 남학생을 찾아가 나는 너를 죽도록 좋아하니 한 번만 만나 달라고 애원했고, 그 남학생은 공부해야 한다면서 만남을 거절했다. 몇 번을 찾아갔지만 계속 거절당했다. 나중에는 제발 귀찮게 하지 말라며 발로 차기까지 했던 모양이다. 그 뒤로 정신이 몽롱해지고 헛소리도 했으며, 몹시 우울해하다가는 슬피 울었고, 그 남학생 이름을 부르며 밖으로 뛰쳐나가기도 했다.

증상을 관찰해 보니 얼굴이 붉었고, 윗배 중간 지점인 중완혈을 누르면 아프다고 했고, 왼쪽 배꼽 옆에도 눌러서 아픈 부위가 있었다. 이 환자는 쓴맛이 나는 음식을 매우 좋아해서 커피를 가루째 먹거나 진하게 타서 마셨다. 이런 증상에는 삼황사심탕을 쓰면 정확하게 듣는다.

삼황사심탕은 맛이 몹시 쓰다. 10첩을 주었더니 다 먹고 와서는 더 쓰게 약을 지어 달라고 했다. 그대로 약을 지어 주었더니 약이 맛있다면서 하루에 4첩씩이나 먹었던 것이다. 약을 너무 많이 먹어서 그런지 그 뒤로 방에 틀어박혀 밖으로 나오지 않았고, 또 사람 만나기도 싫다고 했다. 그래서 약을 많이 못 먹게 하면서 억간산을 몇 첩 주었더니 이런 증상이 없어졌다.

그런데 이 환자는 생리 때만 되면 근처 가게로 가 물건을 훔쳤다가 생리가 끝나면 다시 돌려주는 습관을 반복했다. 그래서 다시 한 번 복진해 보았더니 소복급결이 틀림없이 있었다. 삼황사심탕에 도핵승기탕을 합방해 10일분을 주면서 아직도 그 남학생 생각이 나느냐고 물었더니 이제는 전혀 그렇지 않다고 대답했다. 그 뒤로 이 환자는 별 탈 없이 잘 지내고 있다.

그런데 이 환자 언니도 정신이 좀 이상해 어머니가 내 어머니가 아니라고 하고, 동생도 내 동생이 아니라고 했다. 이는 환각 증상이다. 역시 삼황사심탕을 썼더니 그런 증상이 없어졌다. 황련이 들어 있는 처방은 환각 증세를 치료하는 효과가 있다. 이 집안 세 자녀를 모두 치료하느라 한동안 바쁘게 지냈다.

28. 갑자기 미친병을 고치다

1986년 가을에 있었던 일이다. 23살 된 남자가 갑자기 발광한 것을 어머니와 누이가 데리고 왔다. 무엇이든지 손에 닿는 대로 집어 던지고 아무한테나 마구 덤벼들었다. 같이 온 누이를 때리기도 하고 어머니한테도 대들었다. 그러다가 갑자기 옷을 벗어 던지고는 달음박질을 하고, 하늘을 쳐다보면서 '저 태양은 내 거다. 태양도 내 부하다.'라는 소리를 질렀다. 이렇게 뜻도 모를 소리를 마구 지르면서 이리저리 날뛰었는데, 온몸은 땀에 흠뻑 젖어 있었다.

나는 환자한테 맞을까 봐 맥도 못 짚고 있었다. 이것을 어떻게 해야 할까 하고 생각하던 중에 미친놈한테는 겁을 줘야 한다는 말이 생각났다. 그래서 소리를 질렀다.

"야, 이놈!"

"옛!"

"너, 몇 살이냐?"

"스물세 살입니다."

"나는 쉰세 살이니 네 아버지뻘이다. 지금부터 내가 하라는 대로 해야 한다. 알겠느냐?"

"예."

"그러면 여기 앉아."

이렇게 얘기했더니 의자에 앉았다.

"누워."

이번에도 시키는 대로 했다. 손바닥에는 기름 같은 땀이 줄줄 흘렀고, 맥을 보니 부약이었다. 복진을 해보니 배는 나오지 않았고 살은 단단했다. 이 환자한테는 승기탕이 옳은데, 배가 나오지 않았고 맥이 약하니 대승기탕도 소승기탕도 아니요, 조위승기탕이 가장 옳다. 조위승기탕 2첩을 주었다. 집에 갔다가 그다음 날 다시 왔는데 고분고분하며 얌전해졌다. 그날은 내가 자리에 없었고 다른 사람이 진찰했다. 맥이 부약하고 복진을 해도 아무것도 나타나지 않아서 인삼탕 2첩을 주었다.

그런데 이것을 먹고는 더 미쳐 날뛰어서 청량리정신병원에 입원시켰다. 이듬해 3월에야 퇴원했는데 심하게 날뛰는 증상은 없어졌으나 바보처럼 변해 헛소리를 계속했다. 조위승기탕을 10일분씩 3번 보냈더니 이것을 복용하고는 완치했다.

29. 간질과 정신병을 한꺼번에 고치다

1975년 4월에 있었던 일이다. 환자는 친구 딸인데 간질 증상이 심하게 왔다. 결혼한 부인으로 시집가기 전까지는 괜찮았다. 시집을 가니 남편은 수족을 못 쓰는 병신이고, 거기에다 몹시 가난해 고개를 숙여야만 들어갈 수 있는 흙집에 살고 있었다. 기어서 들어가고 기어서 나오는 집에서 매우 비참한 삶을 산 것이다. 환자는 그 무렵 27살로 젖먹이와 3살 된 아이가 있었다. 속아서 시집간 것에 불만이 많았지만, 남편을 버리고 떠나려니 남편이 너무 불쌍해 고민만 하다가 병이 생긴 것이다.

때는 봄이었다. 나물을 캐서 시장에 내다 팔아 연명하고 있었는데, 나물 바구니를 머리에 이고 시장으로 가다가 갑자기 간질이 발작한 것이다. 앞으로 엎어져 이마가 깨지기도 하고, 뒤로도 넘어져 뒤통수가 깨지기도 했다. 그래서 장사는 할 수 없었다.

그 무렵은 박정희 시절이라 새마을사업이 한창이었고, 마을 반장 주선으로 새마을사업장에 나가 일하게 되었다. 그런데 공사장 감독이 발작하는 광경을 몇 번 보더니 나오지 말라고 했던 것이다. 이제 이 부부는 먹고 살 길이 없었다. 그래서 집에 돼지 몇 마리를 길렀더니 이번에는 돼짓값이 폭락하는 바람에 손해만 보고 말았다.

이 부인을 관찰했다. 얼굴은 햇볕에 타서 까맣고 얼굴상도 찡그려져서 보기에 흉했다. 맥은 매끄러우면서 빨랐다. 배는 말랑말랑하고 배꼽 왼쪽에 오이처럼 생긴 덩어리가 팔딱팔딱 뛰고 있었다. 이것은 억간산에 진피와 반하를 더한 처방이 옳은 것이다.

지금까지 침도 맞고, 절에 가서 치성도 드리고, 기독교 장미회에서 주는 약도 열심히 먹었지만 모두 효과가 없었다. 나는 억간산에 진피와 반하를 더한 약을 10일 치 주었다. 이 약을 다 먹을 때까지 발작이 일어나지 않았다. 그래서 10일분을 다시 주었다. 이것을 다 복용하는 동안도 아무 탈이 없었다. 그런데 다시 10일 치를 주었더니, 이것을 복용할 때 정신이상 증상이 나타난 것이다.

그때는 여름철이었다. 그녀는 비가 쏟아지는 밤에 뒷산 공동묘지로 가더니 춤을 추며 노래를 불렀고, 무엇이 억울한지 통곡하기도 했다. 온몸은 피투성이와 흙투성이가 되었고, 집에 돌아와서도 고래고래 소리를 지르며 세간을 때려 부수는 것이었다. 보는 사람은 모골이 송연하지 않을 수 없었다. 그러나 남편은 팔다리를 못 쓰니 어떻게 할 수 없었다.

이런 일이 계속되자 남편은 성한 왼손으로 부인 상태를 자세하게 적어서 나한테 보냈다. 그때는 전화가 많지 않던 시절이었다. 나는 그 약을 먹이지 말라고 답장을 보냈지만 남편은 내 말을 듣지 않고 죽든지 살든지 결판이 나야 한다면서 계속 약을 먹였다. 환자가 약을 안 먹으려고 해서 10일분을 한 달 동안 먹인 것이다.

그런데 초가을이 되니 남편 편지가 오지 않는다. 아마 죽었으려니 하고 생각하고 있는데, 추석에 친정어머니가 그 집에 가 보았더니 딸은 다 나아 있더라는 것이다. 내가 가서 보니 그 어둡던 얼굴이 활짝 핀 꽃처럼 되어 있었다. 복진을 해보니 배꼽 주위에 있던 동계는 간 곳이 없었고 배도 탄력이 있었다. 그 뒤로 20년이 지났으나 이 부인은 건강하다.

30. 부잣집 외아들 간질 치료에 실패한 이야기

환자는 어느 개인병원 원장 외아들이다. 22살 된 남자로 5살 때부터 간질 발작이 있었고, 아버지는 한 알에 만 원이 넘는 비싼 알약을 17년 동안 먹이고 있었다. 그때는 쌀 한 가마니 값이 4~5천 원 할 무렵이었다.

환자는 키가 크고 얼굴은 희멀겋고, 맥은 부약 같기도 하고 부활 같기도 했다. 배 양쪽에 직근이 서 있어서 억간산을 써야 할 것으로 판단했다. 억간산에 황련 2그램, 작약 6그램을 더해 주었다. 그러나 아무런 반응이 없었다.

어느 날 감기에 걸렸는지 뒷목이 당기고 몸도 오들오들 떨린다고 했다. 맥이 부약해서 계지를 더한 용골모려탕에 갈근 12그램을 더해 1달분을 주었더니 감기도 나았고 간질 발작도 가벼워졌다. 그 약을 복용하고 나서는 사람이 완전히 달라졌다. 얼굴빛이 좋아지고 살도 쪘으며 발작도 일어나지 않았다. 환자 아버지와 어머니는 몹시 기뻐하며 내가 갈 때마다 가계수표로 10만 원씩을 줬다. 1년 뒤에 가 보았으나 발작이 일어나지 않았고, 2년 뒤에 다시 가 봤더니 전과 같은 발작이 가끔 온다고 했다. 내가 1달만 더 약을 쓰는 게 좋겠다고 했으나 환자 아버지는 약으로는 되지 않는다면서 내 제의를 거절했다.

31. 결혼식 날 간질 발작을 멈추게 했건만

1976년 무렵에 있었던 일이다. 이때도 처녀 총각이 먼저 살림을 하다가 생활에 여유가 생기면 정식으로 결혼식을 올리는 경우가 더러 있었다. 이 부부도 그런 경우였다. 남편이 장사를 잘해서 결혼식 날짜를 잡아두었는데 부인은 전부터 있던 간질 발작이 부쩍 심해졌다. 남편은 멀리 대전에서 부인을 데리고 나를 찾아왔다. 결혼식이 보름밖에 남지 않았으니 그전에 빨리 낫도록 해주십시오, 하며 간절하게 부탁했다.

환자는 키가 아주 크고 몸집도 매우 컸다. 눈은 검은자위는 적고 흰자위가 많으며, 희멀건 눈알이 빙글빙글 돌아서 인상이 무서웠다. 복진을 해보니 뱃살이 단단하고 두터웠다. 흉협고만은 없고, 심장 아래위를 누르면 아프다고 했고, 제상동계(臍上動悸, 배꼽 위가 펄떡펄떡 뛰는 증상)가 있으며 대변은 하루에 한 번씩 봤다.

나는 심장 아랫부분을 누르면 아픈 증세를 흉협고만의 한 변형으로 보고 시호를 더한 용골모려탕(龍骨牡蠣湯) 10일 치를 주었다. 환자는 이것을 복용하고 나자 허옇던 눈이 정상으로 돌아왔고 발작도 멈추었다. 그래서 아무 탈 없이 결혼식을 치를 수 있었다. 결혼식을 올리고 나서 다시 약 10일 치를 주었다. 그러나 이 약을 다 먹은 뒤에도 7~10일 간격으로 약한 발작이 왔다. 내가 약을 더 써볼 것을 권했으나 남편은 이제 그만 먹어도 되겠습니다, 차츰 좋아지고 있습니다, 라고 하면서 약을 먹이려 하지 않았. 나는 이 환자가 완치되었을 것으로 생각하지 않는다.

32. 11살 여자아이 간질을 고치다

환자는 11살 된 여자아이로 시내 어느 약국에 자주 오는 손님 딸이다. 부모는 이 아이 병을 고치려고 유명한 의사라면 모두 찾아다니며 온갖 약을 써보았으나 효과가 없었다. 어느 여름에는 산에서 100일 동안 치성을 올리기도 했다. 환자 아버지는 이 아이가 얼마나 신경질을 많이 부리는지 식구들이 견딜 수 없을 지경이며, 집에서는 마치 임금과 같다고 했다. 간질 발작은 아주 어려서부터 있었다.

아이 눈초리는 예리하고 입술은 빨갛고, 복진을 해보니 양 복직근이 희미하게 있고 뱃가죽이 얇았다. 흉협고만이 배 양쪽에 민감하게 느껴졌다. 소건중탕에 소시호탕 반량을 합하고, 땀이 많이 나오므로 황기 6그램을 더하고, 변비가 있으므로 당귀 8그램을 더했으며, 또 간질을 고칠 목적으로 법제한 용골과 모려를 6그램씩 더했다.

이 약을 20일 동안 복용하자 식욕이 좋아지고 뱃살이 단단해지고 성격이 온순해졌다. 그러나 약간 줄어들기는 했지만 간질 발작은 계속되었다. 나는 이 약을 계속 복용하게 했다. 3개월 뒤에는 키가 7센티미터나 더 커지고 엉덩이도 넓어져서 건강해졌다. 6개월 뒤에는 1달에 1번씩 가벼운 발작이 오다가 8개월 뒤에는 발작이 완전히 멎었다. 환자가 약을 복용하는 중에 심한 복통과 설사가 한 번 났다. 그래서 작약은 양을 늘리고 당귀는 빼버렸다. 이 증상은 3~4일 만에 없어졌다.

간질 환자를 치료해 보면, 맹렬한 발작은 10~30일 치료하면 그치는데, 경미한 발작은 8개월에서 1년 동안 치료해야 그친다. 이 병은 성질과 체질이 바뀌어야만 치유되는 것이며, 나이가 어릴수록 효과가 빠르고, 나이가 서른이 넘었거나 결혼한 사람은 효과가 느리게 나타난다.

33. 간질 완치하고 10년이 지나도 재발하지 않아

환자는 원주중학교에 다니는 15살 된 남학생이다. 손이 덜덜 떨리면서 '어어' 소리가 나오고, 이어서 발작이 왔다. 복진을 하고 나서 시호를 더한 용골모려탕을 반량 복용하게 했다. 손을 떠는 증상이 줄어들고 화도 내지 않는 등 경과가 좋았다. 그런데 6개월쯤 복용하고 나니 약을 먹는 것이 싫다며 먹지 않으려고 했다.

얼음과자를 많이 먹고, 땀을 많이 흘리고, 밥맛이 없어서 음식은 잘 먹지 않았다. 이런 증상에는 소건중탕을 복용해야 한다. 나는 소시호탕에 소건중탕을 합친 시건탕(柴建湯)을 주었다. 이 약을 3개월쯤 복용하고 나서는 발작도 멈추었고 손 떨림도 없어졌다. 1년 뒤에 손이 떨리는 증세가 다시 나타나 약을 20일 치 주었고, 그 이듬해에 또 20일 치를 주었더니 그것으로 완치되어 10년이 지난 지금까지도 재발하지 않고 있다.

34. 술 마시면 까무러치는 술상무를 고친 이야기

1980년대에는 술을 전문으로 마시는 직업이 있었다. 이름 하여 술상무로, 손님을 접대하는 일만 하는 회사원이다. 한 40대 남자가 술상무였는데 손님을 접대하려니 술을 마셔야 하고, 술만 마시면 까무러쳤다. 손님한테 흉한 꼴을 보일 수 없으니 좋은 방법이 없겠느냐면서 나를 찾아왔다.

전에 어떤 남자가 술만 마셨다 하면 쓰러지던 것을 삼황사심탕을 복용하게 해 그런 증상을 없앴던 일이 생각났다. 그래서 이번에도 삼황사심탕을 계속 복용하게 했다.

환자가 이 약을 복용하고는 술을 마셔도 인사불성이 되는 일은 일어나지 않았다. 술을 마시고 피를 토하는 사람도 있는데, 이럴 때도 삼황사심탕을 복용하면 피를 토하는 것이 멎는다. 토혈이나 하혈이나 붉은 피가 나오는 것에는 삼황사심탕으로 다스릴 수 있다.

02
서용진

평생 배운 의술, 베풀 수 없는 게 한이오

"호랑이는 죽어서 가죽을 남기고 사람은 죽어서 이름을 남긴다고 했어요. 우리 후손 대대로 누가 먹어도 부작용이 없고, 건강하고, 또 오래 사는 약을 만든 사람이란 이름으로 남고 싶은 게 내 욕심이라. 그런 생각으로 한평생을 바쳤는데, 이제 간신히 남한테 욕 안 먹을 만큼은 약을 만들겠다는 생각이 들어요."

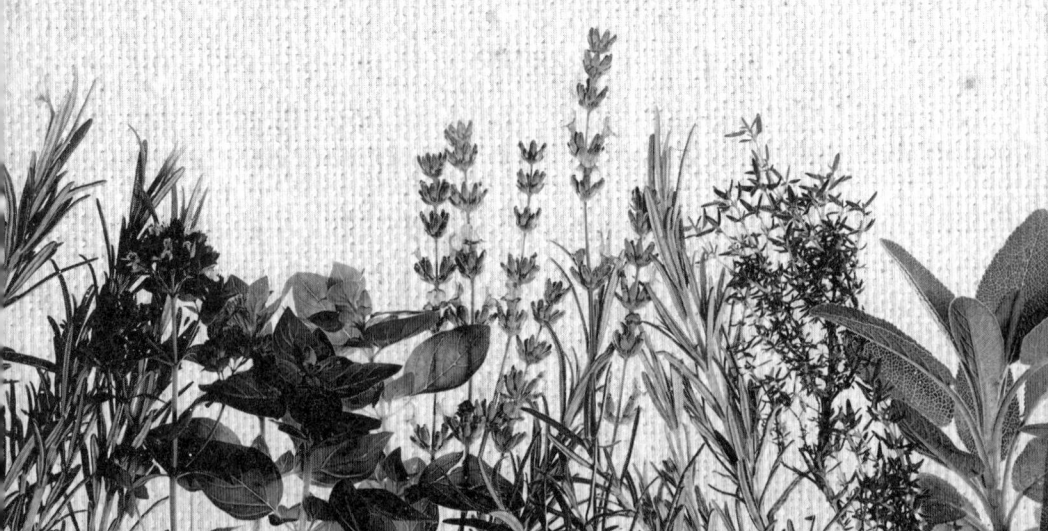

서울 성북동 산기슭, 시멘트 계단을 한참이나 밟고 올라가면 꼭대기에 한 허름한 무허가 주택이 있다. 그곳 2층에 서용진(徐容珍) 씨가 세 들어 산다. 그는 어려서부터 한의학과 민간의학을 공부해서 지금은 나름대로 일가견을 지닌 민간의사다. 비록 의사 자격증은 없지만 신의(神醫)로 추앙받던 인산 김일훈 선생을 비롯해 당대 최고의 명의들 집에서 여러 해 동안 머슴살이하면서 눈동냥과 귀동냥으로 의술을 배웠고, 또 나름대로 끊임없는 노력으로 피부병, 위장병 등에 효험이 뛰어난 약을 만들었으며, 이제는 어떤 병이든지 마음만 먹으면 고칠 수 있는 경지에 이르렀다. 또한 정력제와 경옥고를 20년 넘게 연구한 결과, 세계 최고의 정력제와 경옥고를 만들었다고 자부하고 있다.

🍃 최고의 의술 대가 세 분이 스승

　서용진은 전라남도 영암 사람이다. 영암군 서호면 쌍풍리에서 가난한 농사꾼의 5남 1녀 중 둘째 아들로 태어났다. 마을 앞에는 기암괴석이 병풍을 이룬 월출산이 우뚝 솟아 있고, 마을 뒤에는 꼭 사람이 갓을 쓰고 누운 듯한 산이 있는데, 이름을 관대봉이라 부른다. 이 월출산과 관대봉의 정기를 받아서 그런지 이 마을에서는 옛날부터 훌륭한 인물이 많이 났다. 서용진 씨도 그런 사람 가운데 하나였는지 어려서부터 총명함이 남달라 하나를 가르치면 열을 깨달았다.

"내가 다닌 초등학교가 장천초등학교인데, 1학년부터 6학년까지 반장 노릇을 하고, 공부도 6년 동안 전교에서 1등 한 사람은 그 학교가 생긴 30년 동안 나 한 사람밖에 없다고 해요. 어릴 적에는 신동이란 소리를 많이 들었습니다."

그런 그가 의술에 관심을 두게 된 것은 그 일대에서 병을 잘 고쳐 이름이 높았던 어머니 영향 때문이었다.

"어머니는 머리가 영민하고 좋은 약을 많이 알았어요. 본래 외할아버지가 약을 잘 짓는 것으로 유명했는데 그 의술을 어머니가 물려받은 거라. 어머니는 가을에 산에 올라가 좋은 약초를 많이 캐두었다가 마을에 병든 사람이 있으면 나누어주는 동네의원 노릇을 했어요. 머리가 총명해 온 동네 사람의 생년월일을 다 기억하는 것은 말할 것도 없고, 집안 내력을 그 집안사람보다 더 잘 알았어요. 또 신통력도 있어서 일본에 징용으로 끌려간 누구네 아들이 언제 돌아올 것이라든가, 아니면 거기서 죽었다든가, 이런 것을 미리 알아서 얘기해 주곤 했지요. 어머니는 자신이 돌아가실 날짜도 미리 알고 말씀하시더군요. 젊어서 과부가 되어 자식들 키우느라 고생을 많이 하신 분인데……. 그 어머니 덕분에 어려서부터 의약에 많은 관심을 두게 되었지요."

그러나 그는 본디부터 의술에 뜻을 두었던 것은 아니다. 사업가가 되겠다는 결심으로 스무 살 무렵에는 광주에 나가 광성인쇄소를 차렸다. 그때는 인쇄기가 별로 없던 시절이었으므로 잘 운영되어 몇 해 만에 돈을 많이 모았다. 성공한 사업가라는 소리를 듣기도 했으나 가까운 친구한테 돈을 빌려 주었다가 몽땅 떼이는 바람에 인쇄소는 파산하고 하루아침에 알거지가 됐다. 인쇄업이 망하고 난 뒤에 그는 의사가 될 작정으로 약방을 차렸으나 경험이 없어서 약방 운영도 신통치 않았다.

"서른두 살 때인데, 약방을 하면서 훌륭한 선생님을 만나 공부했으면 하는 마음으로 이리저리 떠돌이 생활을 하던 차에 탑골공원에서 인산 김일훈 선생님을 만났어요. 선생님을 만나기 전날 밤에, 수염이 하얀 할아버지한테 금수저 세 벌을 받아 장롱 깊숙이 넣어두는 꿈을 꾼 거라. 꿈이 하도 좋아서 오늘은 좋은 인연을 만날 수 있겠구나, 하고 탑골공원으로 갔던 거지요. 그때 선생님은 조계사 밑에 사실 때인데, 선생님을 보니 너무 좋고, 또 의술을 배우고 싶어서 그분 밑에 들어가 심부름도 하고 환자들 뜸도 떠 주고 집 안일도 돕는 등 머슴살이 노릇으로 의술을 배운 거라. 고생 참 많이 했지요. 요새 사람 같으면 그렇게 할 사람 아무도 없을 거요. 온갖 잡일을 맡아서 했는데, 마당 쓸고, 청소하고, 또 강화도에서 가져온 쑥이 한 트럭이나 되었는데 그걸 혼자 체로 치면서 먼지를 하얗게 덮어쓰기도 하고……. 그러나 눈썰미가 좀 있었던지 선생님 곁에서 많은 것을 배웠습니다. 그때 선생님은 모든 환자를 무료로 치료했기 때문에 집에는 늘 환자들이 구름처럼 몰려들었습니다."

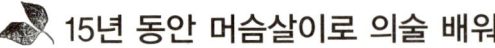 15년 동안 머슴살이로 의술 배워

인산 김일훈 선생님 집에서 3년 동안 머슴 노릇을 하며 의술을 익힌 뒤 전라남도 담양에 있는 황약국을 찾아갔다. 황약국 주인 황성환 옹은 그 당시 광주와 담양 일대에서는 못 고치는 병이 없다고 알려질 만큼 명성이 자자하던 명의였다. 그는 황성환 옹 제자가 되었는데, 말이 좋아서 제자이지 실제로는 종이나 머슴살이와 별로 다를 바가 없었다.

"대단한 분이었지요. 전국적으로 명성이 굉장했어요. 백약이 무효인 병을 잘 고친 거라. 한국전쟁 때 총알 맞아 살이 썩어 가는 사람, 나병 환자, 중풍 환자, 악성 피부병, 신경통, 치질, 위장병, 이런 거 다 고친 거요. 분위기는 인산 김일훈 선생님과 비슷했으나 그분보다 훨씬 정확하게 처방했지요. 그리고 선생님 풍채가 선풍도골이라. 내가 배우러 갔을 때 다른 제자가 하나 있었는데 나이가 40대인 그 제자보다 70살 된 선생님이 더 젊어 보였어요. 그분한테 15년 동안 집안일 거들고 농사일 도우면서 의술을 배웠지요."

황성환 옹은 어려서 부모를 잃고 남의 집 머슴살이 노릇을 하며 전국을 떠돌다가 오일제라는 스님을 만나 의술을 배웠다. 오일제 스님은 중국에서 의술을 배운 분으로 귀중한 중국 의학책을 여러 권 지니고 있었는데, 죽기 전에 황 노인한테 모두 물려주었다. 그 중국 책에는 위장병, 신경통, 관절염 등에 좋은 단방요법이 많이 적혀 있었는데 황 노인은 그 중국 의학책을 근거로 해서 자신이 연구해 명의로 이름을 얻은 것이다.

황성환 옹은 어려운 병을 간단한 약과 처방으로 쉽게 고치곤 했다. 서용진 씨는 황 옹한테 신경통, 관절염, 위장병, 종기, 피부병, 부인병 등을 간단한 단방으로 고치는 방법을 많이 배웠다. 특히 그 무렵에는 전쟁 때 다쳐 살이 썩어 들어가는 사람이 많았는데, 황 노인은 시궁창 물에 썩은 환부를 담그는 방법으로 간단하게 고쳤다.

"총에 맞아 손발이 썩으면 잘라내는 것 말고는 다른 방법이 없었어요. 그런데 우리 선생님은 그것을 희한한 방법으로 고쳤어요. 썩은 시궁창 물에 썩어 가는 부위를 한 30분씩 담그게 하는 거라. 그렇게 열 번쯤 하면 썩어 가는 부위에서 진물은 싹 빠져나오고, 새살이 돋아 나오면서 나아요. 이건 어느 책에도 없는 건데 선생님이 연구해서 알아내신 거라."

서용진 씨는 황 노인이 가장 신임하는 제자였을 뿐만 아니라 돌아가실 때까지 지극한 정성으로 가장 오랫동안 모신 제자이기도 하다.

"선생님은 아흔 살이 훨씬 넘어 돌아가셨는데 임종도 내가 지켜 드렸지요. 옛 어른 말씀에 첫째는 임금을 잘 모셔야 하고, 둘째는 스승님을 잘 모실 것이며, 셋째로 부모님을 잘 모셔야 한다는 말이 있는데, 나는 그걸 그대로 실천한 거요. 부모님을 따로 모신다는 생각으로 온갖 정성을 다했지요. 수십 명이나 되던 제자들은 선생님이 돌아가실 때 자리에 눕자 발걸음을 싹 끊어버리고는 한 사람도 문병을 오지 않았습니다. 제가 곁에서 임종을 지켜드리고 장사까지 지내드렸습니다. 그때 선생님은 저한테 유품으로 작은 함지박 하나를 주셨는데 지금까지 잘 간직하고 있지요."

의술을 배우겠다는 욕심이 많았던 그는 당대 최고 명의 두 사람한테 배운 것으로도 부족해 특이한 처방을 가진 사람이나 병을 잘 고치는 사람이 있으면 어디든 찾아가 배우려고 애썼다. 황성환 옹 밑에 있을 때, 인근에 최중현이라는 피부병과 두드러기, 산후병 등을 잘 고치는 분이 있었는데 그는 그분한테도 찾아가 제자가 되었다.

"최중현 선생님은 두드러기나 가려움증 같은 피부병에 백발백 중이라. 15년 동안 그분 가까이 있으며 두드러기와 여자들 경도불순을 고치는 처방을 배웠지요. 본래 이런 분들은 의술을 여간해서는 가르쳐주지 않아요. 내가 옆에서 극진하게 모시며, 또 제자로서 예의를 다하니까 마지못해 가르쳐주는 거지."

정력제와 경옥고 연구에 전념

그러나 서용진 씨가 거의 평생을 바쳐, 전심전력을 다 해 연구한 것은 정력제와 경옥고다. 그는 누가 먹어도 부작용이 없고 먹기도 좋으며 먹으면 정력이 좋아지는 약, 온갖 질병이 나을 뿐만 아니라 무병장수하는 약, 먹으면 힘이 나고 얼굴빛이 좋아지며 만병을 예방할 수 있는 약, 결국 사람을 신선처럼 되게 하는 완벽한 약을 만드는 것이 꿈이었다. 그래서 그는 옛 어른이 남긴 처방 중에서 이른바 신선방(神仙方)이라는 것을 깊이 연구했다.

"팽조접명단(彭祖接命丹)이라는 처방은 『본초비요』라는 책에 있어요. 팽조라는 분이 이 처방으로 약을 만들어 먹고는 8백 년을 살았다는 건데, 이 방법대로 약을 수백 번이나 만들어 봐도 효과가 신통치 않아요. 그래서 내가 완벽한 약을 만들어 보겠다, 하고 온갖 연구와 실험을 해본 거요. 그래서 나이 많은 분들 찾아다니면서 물어봤지요. 얼굴 좋아지게 하고 오래 살게 하는 데 제일 좋은 약이 뭐냐고. 그랬더니 모든 사람이 경옥고가 으뜸이라고 하는 거라. 그런데 경옥고는 제대로 만들기 어렵고, 또 약효가 완벽하다고 할 수 없어요. 그래서 내가 수십 년 동안 온갖 방법을 다해 이를 개량한 거요."

경옥고(瓊玉膏)는 여러 보약 가운데 으뜸가는 강장·강정제로 인삼, 생지황, 백복령, 꿀, 이 네 가지 재료를 써서 만든다. 『동의보감』에는 경옥고 효력에 대해 다음과 같이 적혀 있다.

'전정(塡精), 보수(補髓), 조진(調眞), 양성(養性), 반로(返老), 환동(還童)하며 백손(百損)을 보하고 백병(百病)을 제거하며, 만신(萬神)이 한 가지로 족하고 오장이 건강해지며 백발이 검어지고 빠졌던 이가 다시 나오며 달리는 말도 따라잡을 수 있다. 하루에 두세 번씩 먹으면 온종일 배고프지 않거나 목마르지 않으며, 그 밖에도 온갖 공효는 말로 다 할 수 없다. 한 제의 5분의 1을 먹으면 만병을 고치고, 10분의 1을 먹으면 몸이 피로하지 않으며, 27년을 먹으면 360살을 살고, 64년을 먹으면 500살까지 살 수 있다.'

경옥고는 제대로 만들기도 몹시 어렵고 정성도 많이 든다. 옛 책에는 좋은 재료를 구해 닭이나 개 소리가 들리지 않는 깊은 산 속에서 뽕나무 장작으로 불을 때 꼬박 3일 밤낮을 달여야 한다고 적혀있다. 『방약합편』에는 경옥고 만드는 방법이 다음과 같이 적혀 있다.

'생지황즙 16근(10킬로그램), 인삼 가루 24냥(1킬로그램), 백복령 가루 48냥(2킬로그램), 흰 꿀 10근(6킬로그램)을 고루 섞어 항아리에 넣고 기름종이 다섯 겹과 두꺼운 천 한 겹으로 항아리 입구를 단단하게 막은 다음, 이 항아리를 구리로 만든 항아리에 넣는다. 그런 다음 구리 항아리와 옹기 항아리 사이에 끓어도 넘치지 않을 만큼 물을 붓고, 뽕나무 장작으로 불을 때 3일 밤낮으로 달인다. 달이는 동안 두 항아리 사이 물이 줄어들면 뜨거운 물을 계속해 붓는다. 이렇게 해서 3일 밤낮이 지나거든 옹기 항아리를 들어내 다시 기름종이로 항아리 입구를 빈틈없이 막은 뒤 우물 안에 하룻밤 동안 달아매 둔다. 그다음 날 꺼내 다시 구리 항아리에 넣고 그 틈에 물을 부은 다음, 뽕나무 장작으로 하룻밤 동안 끓이면 경옥고가 완성된다. 완성된 경옥고는 먼저 적은 양을 떠내 천지신명께 기도드린 뒤, 하루 2~3번, 한 번에 1~2숟갈씩 따뜻한 술과 함께 복용하되 술을 못 마시는 사람은 끓인 물과 같이 복용한다. 경옥고를 만드는 동안은 닭과 개 소리가 들리지 않아야 하며, 상복 입은 사람을 보아서도 안 된다.'

경옥고는 우리 선조들의 불로장생의 선약사상(仙藥思想)이 집약된 처방으로 만들기 까다롭다. 그래서 일반 서민들은 먹을 엄두를 못 냈고, 왕실이나 고관대작 같은 귀족들만 소량씩 고아서 나누어 먹곤 했다. 우리나라 경옥고가 천하 으뜸의 명약이라는 소문이 중국과 일본에도 퍼져 중국 명나라 신종 임금은 황실 의약을 담당했던 태의원에 명령을 내려 경옥고에다 천문동(天門冬)과 지골피(地骨皮)를 각각 8냥씩 넣어 만들라고 했다. 이를 익수영진고(益壽永眞膏)라 이름 짓고 회춘의 비약(秘藥)이라 하여 왕족들만 먹게 했다.

경옥고 재료 중의 하나인 생지황은 밭에서 캐내는 즉시 즙을 내써야 하고, 닭과 개 소리가 들리지 않는 깊은 산 속에서 갖은 정성으로 만드는 등 이런 전통적인 방법으로는 대량으로 만들기 불가능하다. 요즘 제약회사에서 대량으로 만든 것들이 시중에 더러 있는데, 이런 것들은 전통적인 방법으로 만들었을 리가 없다.

경옥고는 기혈을 보하고 온몸을 튼튼하게 하는 데 매우 좋은 약이다. 인삼과 백복령은 원기와 비위를 보하고 지황은 음혈을 보하는 작용을 한다. 허약한 몸을 튼튼하게 하는 데나 머리카락이 일찍 희어지고 이빨이 흔들리며 몸이 쉬 피로해지는 증세가 있을 때 복용하면 효과가 매우 좋다. 만성 위장병이나 당뇨병, 암, 결핵 등 체력 소모가 많은 질병에 쓰면 기본 체력을 강하게 하는 데도 큰 도움이 된다.

어느 실험에 따르면, 빈혈이 생긴 동물에게 경옥고를 섞은 먹이를 줬더니 적혈구와 혈색소가 늘어나며 몸무게도 빨리 늘어난다는 결과가 나왔다. 또 추위와 산소 결핍을 이겨내는 힘이 세지고 피로해지지 않으며 피로한 몸을 빨리 회복한다는 것도 이 동물실험으로 증명되었다.

서용진 씨는 세상에서 제일가는 경옥고를 만드는 데 인생을 걸기로 하고 연구에 몰두했다. 경옥고에 미쳐 살림살이를 돌보지 않아 가족들이 밥을 먹는지 굶는지도 몰랐고, 자나 깨나 오로지 경옥고에만 매달렸다. 옛날 처방을 개량하느라고 별짓을 다 해보았다. 본래 처방에다 다른 처방을 덧붙여 보기도 하고, 재료를 이것저것 바꾸어 보기도 하고, 만드는 방법도 여러 번 바꾸어 보기도 했다.

"호랑이는 죽어서 가죽을 남기고 사람은 죽어서 이름을 남긴다고 했어요. 우리 후손 대대로 누가 먹어도 부작용이 없고, 건강하고, 또 오래 사는 약을 만든 사람이란 이름으로 남고 싶은 게 내 욕심이라. 그런 생각으로 한평생을 바쳤는데, 이제 간신히 남한테 욕 안 먹을 만큼은 약을 만들겠다는 생각이 들어요. 나는 내가 만든 경옥고를 내가 직접 먹어보는, 내 몸에다 임상 시험을 해본 거요. 내 얼굴 한번 자세히 보시오. 피부가 아기들 피부 같지 않은가. 나이가 올해 예순하나인데도 얼굴빛이 처녀처럼 곱지 않소. 좋은 약은 이처럼 얼굴빛이 좋아지고 기운이 나는 등 겉으로 표시가 나야 하는 거요."

과연 서용진 씨는 경옥고를 먹어서 그런지 나이가 예순 넘은 사람으로 보이지 않을 만큼 건강하고 살결이 아이 같으며 얼굴에서도 빛이 났다. 그는 경옥고에 해송자(잣), 하수오(何首烏), 천마(天麻), 호두, 검정깨, 파극(巴戟), 백자인(柏子仁) 등 30여 가지가 넘는 재료를 더 보태고, 제조방법도 개량해 새로운 경옥고를 만들어 냈다. 그가 만든 경옥고는 본래 경옥고보다 재료가 훨씬 많이 들고, 또 과정도 복잡해 손이 많이 가고, 정성도 곱절로 든다. 그는 먼저 모든 재료를 잘게 썰어 물로 여러 번 깨끗하게 씻은 다음, 쪄서 말리기를 아홉 번 반복한 뒤에 쓴다. 그렇게 해야 약성이 제대로 살아나고 모든 부작용이 생기지 않는다.

고된 연구와 노력 끝에 만들어 낸 경옥고는 여느 경옥고보다 맛이 좋고 윤기도 흐르며 효과도 높다. 만드는 노력이 몇 곱절 더 드는 만치 값도 조금 비싸다. 그는 자기가 만든 경옥고로 효험을 본 사람은 헤아릴 수 없을 만큼 많다며 자랑을 아끼지 않는다.

두드러기, 위장병, 관절염 치료에 자신

그는 의약에만 능한 것이 아니라 주역이나 음양오행, 관상에도 능하다. 의술을 배우다 보니 저절로 주역과 관상을 공부하게 되었다는 것이다. 환자가 찾아오면 먼저 관상을 보고 나서 약을 지어 준다. 진맥할 필요도 없이 관상을 보면 그 사람 성격이 어떤지 자라온 환경이 어땠는지 어디에 병이 있는지 체질이 어떤지를 단번에 알 수 있다는 것이다.

서용진 씨가 고칠 수 있다고 자신하는 병은 신경통, 위염, 위궤양, 신경성 위장병 등을 포함하는 모든 위장병, 두드러기나 가려움증 같은 악성 피부병, 당뇨병 등이다. 그러나 예전에는 집으로 찾아오는 환자들을 마지못해 봐 주곤 했으나 요즘은 의사면허가 없는 까닭에 말썽이 생길 것이 두려워 환자 치료는 하지 않고 다만 경옥고만 열심히 만들어 필요한 사람한테 나누어준다. 한번 먹어본 사람은 단골손님이 될 만큼 그가 만든 경옥고는 인기 있고, 그는 그것으로 간신히 생계를 꾸려 나간다. 그의 특기 몇 가지를 대략 살펴보면 다음과 같다.

신경통과 관절염에는 지네와 인동꽃을 닭 한 마리와 함께 푹 고아 먹으면 효과가 좋다. 증상이 심하면 창출, 우슬(牛膝), 황백(黃柏), 갈근(葛根), 길경, 방풍(防風), 향부자(香附子), 위령선(威靈仙), 익모초(益母草), 쑥, 지유(地楡) 등의 약재를 넣고 푹 고아서 복용한다. 이 처방은 삼묘산에 몇 가지 약재를 더한 것이다. 대개 5첩에서 10첩쯤 먹으면 웬만한 신경통은 낫는다. 관절염에는 창출을 달인 물에 위 약재를 넣고 달인다. 심한 관절염으로 15년 동안 걷지 못했을뿐더러 심한 통증에도 시달리던 사람을 지네와 인동꽃, 닭을 이용한 치료법으로 고쳐준 일이 있다. 그 환자는 관절염이 깨끗하게 나아 지금은 남대문시장에서 장사하고 있는데, 요즘도 가끔 찾아와 인사하고, 또 환자도 많이 소개해 준다.

두드러기에는 방풍, 형개(荊芥), 진범, 부평(浮萍) 등의 약초를 법제해 달여서 쓴다. 본디 그의 스승인 최중현 선생이 쓰던 처방을 그가 더 효과가 높게 개량한 것이다. 두드러기를 비롯한 가려움증, 피부염 등에 탁월한 효력이 있으며 약값도 그다지 많이 들지 않는다. 그는 이 약으로 수많은 두드러기 환자를 고쳤다. 보기를 들면, 서울 장안동에 사는 40대 남자는 30년 동안 두드러기로 고생하며 좋다는 약은 가리지 않고 다 써보았으나 별 효과를 보지 못했다. 서용진 씨 약을 먹고는 한 달도 되지 않아 깨끗하게 나아 다시는 재발하지 않았다.

그는 두드러기는 백발백중으로 고칠 수 있다고 자신한다. 지금까지 20년 동안 두드러기 환자를 치료해 왔는데, 단 한 사람만이 두 제를 먹고 나았고 다른 사람은 모두 한 제, 즉 보름치를 먹고 나았다. 20년이나 30년 묵은 병도 약 10첩이나 20첩이면 깨끗하게 낫는다는 것이다.

"웬만한 피부병은 감초하고 칡뿌리만 달여 먹어도 나아요. 나는 단방으로 어려운 병을 많이 고쳤어요. 잘 쓰면 단방이 효과가 빠르고 부작용도 없어요. 태열로 인한 두드러기 같은 건 칡뿌리에 감초를 넣고 달여 먹어도 잘 나아요."

위암을 스스로 고치다

모든 위장병에는 강원도에서 나는 백룡골(白龍骨)이라는 약초 뿌리를 쓴다. 위염, 위궤양, 위하수 등 모든 위장병에 신기한 효험이 있다. 그는 어려서부터 몸이 허약해 고생을 많이 했다. 특히 위장이 약해 잘 체하고 소화도 잘되지 않으며, 위염과 위궤양을 10년 넘게 앓았다. 위장병이 오래되어 나중에는 위암으로 진전되었다. 위장이 약하니 얼굴이 누렇고 주름도 많이 생겨 실제 나이보다 훨씬 늙어 보였고, 살도 찌지 않았다. 그는 먼저 자신의 위장병을 고치겠다는 결심으로 위장약 연구에 몰두했다. 온갖 약초를 연구하고 실험한 끝에 자신의 위암을 고쳤을 뿐만 아니라 어떤 위장병이든지 고칠 수 있는 위장약을 만들어 냈다.

그는 끊임없이 공부하고 연구하는 사람이다. 그의 집에는 온갖 잡지, 신문, 책에서 가려 뽑은 의약 문헌 등이 벽마다 가득 쌓여 있다. 한때는 인삼에 미쳐 인삼에 대한 자료를 모으기도 했고, 개구리, 도마뱀, 지네 등 동물성 약재에 대해서도 깊이 연구했다.

뛰어난 의술을 지닌 것과는 상관없이 그는 항상 가난하다. 평생 남의집살이를 벗어나지 못했고, 좋은 옷이나 좋은 음식을 먹으며 살아본 일도 없다. 그는 가난을 천직으로 여기며, 부지런히 만든 약을 남한테 퍼주는 것을 기쁨으로 여기며, 그렇게 불평하지 않고 산다. 당대 최고의 명의한테 의술을 물려받았고, 그래서 평생 의술을 갈고 다듬어 왔으나 아직 그의 의술은 빛을 보지 못하고 있고, 또 제대로 쓰일 곳을 찾지 못하고 있다. 게다가 죽을 사람을 살려주고도 늘 불안해하고 가슴 졸이며 살아왔다. 이 땅에서, 뛰어난 실력의 명의들이 면허 없는 설움에서 벗어나 마음껏 의술을 펼칠 날은 언제일까.

03
김명식

오직 실력으로 만병을 다스린다

"어째서 일본 놈이 한 말은 열심히 듣고 우리 선조가 수백 년 전에 쓴 의서는 외면하느냐. 요새 암을 고친다는 약을 만들어 냈다고 신문마다 심심하면 떠드는데, 서양의학으로는 아마 수백 년 뒤에는 모를까, 암을 단번에 고치는 약을 만들기는 불가능할 거요. 한약의 묘리를 아는 사람한테는 양약 같은 것은 약이 아닌 법이오."

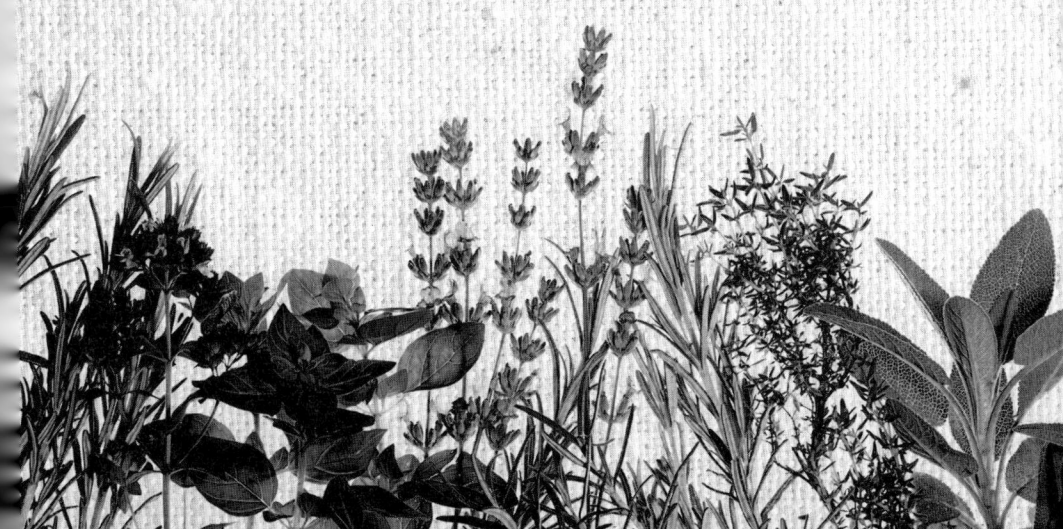

우리나라 땅 남쪽 끝의 한 자락인 전라남도 강진은 고려 청자의 오묘한 비색을 탄생시킨 찬란한 도자 문화의 고향이자 시인 영랑 김윤식이 태어난 문학의 고장이기도 하다. 강진군 칠량면 송정리 송촌마을. 야트막한 산이 마을 뒤를 둘렀고, 앞으로는 질펀한 들이 펼쳐지고 냇물이 산을 돌아 흐르는 전형적인 배산임수 마을이다. 이 남녘 땅 외진 마을 한 초라한 집에 은거하는 김명식(金明植) 옹은 어려서부터 전통의술을 공부해 신기(神技)의 경지에 이르렀으나 그 뜻을 크게 펴 보지 못하고 초야에 묻혀 사는, 이 시대 마지막 선비의 한 사람이자 숨은 명의다.

신기에 달한 의술

김 옹은 용약(用藥)의 달인이다. 침이나 뜸을 쓰지 않고 오직 약만 쓰는데도 못 고치는 병이 거의 없다. 화타, 편작이 와도 손을 쓸 수 없을 것 같은 환자도 약 몇 첩으로 고칠 만큼 신기의 의술을 지녔다.

"요즘은 서양의학이 고도로 발달한 시대라. 그런데도 대학병원 같은 데 가면 못 고치고 쫓겨난 환자가 많아요. 이를테면 폐농양 같은 거, 이걸 요새 이름으로는 폐암이라고 하는데 촌 늙은이인 내가 이런 걸 고친다면 누가 믿겠는가. 요새 첨단의학에서는 수술이 능사인 줄 알고, 또 항암제나 항생제 같은 거 많이 쓰는데, 그런 걸로 안 되는 것을 초근목피로 고치는 것이 한의학이라. 내가 병원서 포기한 폐농양 환자 여남은 명을 고쳐보니 잘 나아요. 그런가 하면 좌골신경통이다, 디스크, 관절염 이런 거 서울대학병원 같은 데서도 수술 못 한다는 사람이 간혹 소문을 듣고 오는데, 그런 것도 별로 어려운 게 아니오. 또 습관유산으로 10번 이상 유산한 여성이 있어. 이 여자는 임신하자마자 병원으로 달려가 치료를 받아도 역시 유산이 되는 거라. 이 여자 친척 되는 이가 찾아와서 좀 고쳐 달라고 부탁하기에 약을 지어 주었더니 유산이 되지 않았어. 부녀자는 아이를 낳지 못하면 그것이 일생의 한이 되는 것이라. 그렇게 해서 낳은 아들이 중학생이 되어 찾아왔는데, 그 아이가 공부를 잘해서 전교 1등이라. 이런 데서 의원으로 보람을 느끼는 것이오. 고도로 발달한 현대의학이 수술하고 인체를 해부하는 데는 전통의학보다 우월하다고 하겠으나 경험으로 병을 고치는 데는 옛사람 의술이 더 앞서는 법이오."

김 옹은 강진군 군동면에서 태어났고, 아버지는 독립운동가였다. 아버지는 학생 소요에 가담한 죄로 일본 경찰에 쫓기는 몸이 되어 그 많던 재산을 다 날렸고, 고생도 많이 했다. 그 덕분에 김 옹은 정규교육이라곤 받은 적이 없고 서당에서 2년쯤 한문을 공부한 게 전부다. 그런 다음에 의원이 되기로 결심하고, 그 일대에서 명의로 이름 높던 최동열이라는 분을 스승으로 모시고 의술을 배웠다. 최동열 선생은 옛 의서를 체계적으로 깊이 있게 공부한 분으로 그의 외숙이다.

외숙한테 의술을 배우다

"최동열이라는 분은 이름난 학자 집안에서 났고, 구시대의 의서를 체계적으로 공부한 사람이라. 그분이 의서를 공부한 데에는 사연이 있어요. 그 양반이 열서너 살 무렵이었을 거요. 어렸을 적에 소아마비에 걸렸는데 외조부는 이 병을 고치려고 유명한 의원은 모두 가마로 모시고 와서 치료하게 했어요. 침을 잘 놓는다고 유명한 사람이 있으면 침 몇 방으로 고칠 것 같은 기대로 모셔 와 침을 맞았는데, 두 달을 맞아도 조금도 효과가 없어. 그 밖에도 온갖 좋다는 것을 다 써봤으나 백약이 무효라. 그런데 외조부 집 사랑채에는 지나가는 과객이나 온 사방에서 온 식객들이 가득했는데, 그런 식객 중에 장흥 관산에서 온 젊은 사람이 하나 있는데, 이 사람은 늘 한쪽 구석에서 바둑만 두고 있는 거라. 외조부는 자나 깨나 하나밖에 없는 외동아들 병신 면하는 방법 없나, 선몽(先夢)이라도 봤으면, 하고 근심이 태산 같고. 그런데 이 관산에서 온 젊은이가 의서를 많이 읽었다는 소문을 들은 거라. 그래서 아들을 한 번 보이고 화제(和劑)를 내 달라고 부탁했어. 그리고 의술을 제대로 배운 이는 묻기 전에는 죽어 가는 사람이 옆에 있어도 말을 해주지 않는 것이 원칙이라. 병과 약의 세계는 깊디깊은데 단견으로 판단해서는 안 되는 것이지. 의술이라는 것이 까딱 잘못하면 사람을 잡는 것이 아넌가. 외조부가 이 젊은이한테 화제를 내 달라고 부탁하니 그 병에는 이 처방을 두 제 먹이면 나을 것이오, 하고 순순히 화제를 써줬어요. 그런 다음에 젊은이가 부탁하기를 두 제를 먹고 나서 소아마비가 풀리면 환도혈에다 외대가리마늘(통마늘)을 다져서 붙이고 청포(靑布, 쪽물로 염색한 천)를 덮은 다음, 그 위에 쑥으로 뜸을 열댓 장 떠야 종기가 나지 않을 것이오, 하는 거라. 그런데 이 젊은이 말이 평생을 글 읽은 외조부한테는 미덥잖게 들렸던 모양이오. 평생 의술을 공부한 의원이 지어 준 약도 효과가 없었는데 그깟 몽학(蒙學) 선생이 써준 화제로 낫겠나, 하고는 처방을 무시해 버린 거지. 물론 그 젊은이한테는 고맙다며 정중히 인사하고, 그 처방은 서랍 속에 넣어두었어요. 그러고 한 달이 지나니 봄이라. 얼음이 풀리고 풀잎이 파릇파릇 돋아나는데, 아들을 서당에 보내려니까 이제 병이 더 깊어져 앉지도 서지도 못하게 되었으니 기가 막힐 노릇이라. 아이는 머리가 좋아 공부에는 막히는 것이 없는데도. 시일은 가고, 병을 고칠 방법은 없으니 답답하기가 이를 데 없어. 어느 날 마루에 앉아 있으니 문득 그 젊은이가 준 화제가 생각났어. 다른 건 다 해봤지만 그건 해보지 않았으니 한번 하기로 작정했소. 그래서 그 화제대로 약을 한 제 지어서 먹이니 거짓말같이 효과가 나서 거의 다 나아버렸어요. 다시 한 제를 더 먹이니 완전히 나아 멀쩡한 사람이 됐어요. 정말 꿈같은 일이 아닌가. 그러나 마늘을 다져 놓고 뜸을 떠야 한다는 대목은 자세히 듣지 않아서 뜸을 뜨지 않았어요. 아들이 낫자 화제를 준 젊은이한테 보은해야겠다며 명주 한 필과 한산 모시 한 필을 사서는 외조부 내외가 관산으로 갔어. 한 삼십 리쯤 되는 거리인데, 가다가 보니 길옆에 있는 산에서 장례를 치르고 있어요. 그냥 지나가려다가 누가 돌아가셨기에 장례를 치르느냐고 한번 물어봤어. 그랬더니 젊은 사람이 죽어서 안 됐다며 이름을 말하는데, 죽은 사람이 바로 그 화제를 준 젊은이라. 어이가 없어서 장례를 마친 그 집으로 찾아가 감사 표시를 하고 왔어요. 그런 뒤 과연 그 젊은이가 예언한 대로 환도혈 부위가 바가지를 엎어놓은 것처럼 붓고 열이 나더니 종기가 크게 났어요. 병문안 온 사람이 차라리 병신으로 살았으면 더 나을 것을 이제 종기로 죽게 되었다고 할 만큼 크게 났는데, 아무튼 그것은 파종(破腫)해서 고름을 빼고 나니 완전히 나았어요. 그렇게 아들의 소아마비를 고치고 나서 생각해 보니 화제를 준 젊은이가 그렇게 고마울 수가 없고, 그 은인은 이미 죽고 없어. 그래서 아들을 불러놓고 이야기했어요. 경서(經書)를 읽고 학문하는 것은 몽학 선생에 불과하지 아니하느냐, 그런 것보다 훌륭한 의원을 만나 의서를 읽고 의술을 배워서 어려운 병으로 신음하는 사람을 구하는 것이 더 가치 있는 일이니, 너는 훌륭한 스승을 찾아 의술을 배워라, 병신이 되었던 너를 구해 준 의술이 가장 훌륭한 학문이 아니겠느냐, 이보다 더 나은 학문이 어디 있겠느냐, 그렇게 설득해서 외숙이 의학을 공부하기로 한 거라. 그러나 의서를 제대로 공부한 이가 그때는 드물어서 6~7년 동안 이름난 의원을 찾아다니며 공부했어요. 그리고 의술이라는 것은 글만 읽는다고 되는 것이 아니라 실제 경험을 쌓아야 되는 것이라. 의서에는 달통했지만 경험할 기회가 많이 없어요. 그렇다고 요새 사람처럼 내가 공부를 많이 했다며 자랑하고 다닐 수도 없고. 그래서 시골에서 농사를 백 마지기쯤 지으면서 의학에는 별 흥미를 못 두고 살았어요. 그러다가 상처(喪妻)하고 집안도 파산하자 약장(藥欌)만 달랑 들고 서울로 갔다가 지방으로 갔다가 하며 떠돌이 의원 노릇을 몇 년 했어요. 그러다가 결국 강진군 병영면에 와서 개업했어. 거기서 병 잘 고치고 돈도 잘 번다는 소문이 사방에 났지만, 실제로는 경제적으로 어려워 고생을 많이 했어요. 그 이유가 뭐냐 하면, 의원들은 보통 싸구려 미삼(尾蔘)을 사서 쓰는데, 이분은 개성인삼 중에서도 최고 상품을 주문해서 쓰니, 약 팔아서 돈 벌어도 늘 적자라. 약값이 10만 원이면 인삼값이 9만 원이니 뭐가 되겠는가. 이곳에서 마포(麻布)를 사서 배에 실어 개성으로 보내고, 그 돈으로 인삼을 수십 편씩 주문해서 약 짓는 일을 평생 했어요. 또 어려운 환자가 있으면 돈 안 받고 고쳐주기도 하고, 남들이 못 고치는 병은 깊이 연구해서 꼭 고쳐주었고. 이런 것이 이분의 음덕이라. 이분은 평생을 굶고 살다가 순천에서 돌아가셨어요. 나는 이 선생님 밑에서 7~8년 배웠어요. 『동의보감』, 『방약합편』, 『의학입문』 같은 의서 공부를 충실히 했어요. 좋은 의서가 많지만 의술의 이치를 배우려면 『의학입문』을 많이 봐야 하는 거라."

명의와 실력대결

김 옹은 스승한테 의술을 배운 뒤, 23살에 약방을 열고 의원 노릇을 시작했다. 그 무렵은 현대의학이 발달하지 않았던 시절이라 요즘 같으면 종합병원이나 대학병원에 갈 환자들이 모두 의원한테 몰렸고, 시골 한 귀퉁이에 살더라도 병을 잘 고친다는 소문만 나면 문전성시를 이루기 마련이었다. 그러나 그는 의술에는 자신이 있었지만 나이가 젊었던 탓인지 찾아오는 환자가 많지 않았다. 그렇다고 해서 내가 이러이러한 병을 잘 고치니 나한테 오시오, 하고 선전할 수도 없는 노릇이었다.

"내가 젊었을 적에 요 너머 강진군 대구면에 방성진이라고 하는 유명한 의원이 살았어요. 백발이 성성한 노인이었는데 그 집은 항상 손님으로 문전성시를 이뤘어요. 방약국이라고 하면 인근에서 모르는 사람이 없었어. 그 양반 실력이 얼마나 높은가 하고 내가 세 번을 겨룬 일이 있으니, 그 얘기를 좀 하겠소이다. 마침 그때 한 정신병 환자가 방약국을 찾아왔어. 환자는 시집온 지 얼마 안 되는 새댁인데 갑자기 정신이 이상해졌어. 울다가 웃다가 소리를 지르고 알아듣지도 못할 소리를 중얼거린다는 거야. 시댁에서는 병원이나 의원한테 가지 않고 먼저 무당한테 가서 굿을 했어요. 굿을 한 번 하면 나락 한 섬 값이 드는데, 굿을 수십 번 해도 효력이 없어요. 그래서 방약국에 가서 약을 지어 먹었는데, 두 달, 석 달, 아니 6개월을 먹어도 아무 효과가 안 나는 거라. 그래서 그 새댁이 세간살이를 못 해서 영 못 쓰게 되었다는 소문이 났어요. 그때 나는 시골에서 간판도 없이 약방하고 있었는데 그 미친 새댁을 한번 치료해 보지 않겠느냐며 문의가 들어왔어요. '환자가 나한테 오면 한번 해보겠소.' 하고는 20여 리 떨어져 있는 그 환자 마을에 가서 소문을 들어 봤어. 미친 사람을 고치려면 그 발병 동기를 구체적으로 알아야 하는 거라. 며칠 뒤에 환자 시숙이 새댁을 부축하고 왔어. 발에

다 뜸을 얼마나 떴는지 걸음을 못 걸어요. 고래고래 소리를 지르고 노래를 부르며 난리를 치니 사람이 곁에 가지도 못할 지경이라. 시숙한테 발병할 때 상태가 어땠는지를 상세히 물어봤소. 그때가 여름 장마철인데, 비 온 뒤에 새댁이 마을 아낙 네댓 명과 같이 산에 도라지를 캐러 갔어요. 서로 흩어져서 도라지를 캐다가 풀 속에서 산손님이 죽어 반쯤 썩은 시체를 발견한 거요. 그때는 빨치산 잔당이 산에서 살다가 굶어 죽거나 총을 맞아 죽은 경우가 더러 있었어요. 남자라도 그걸 보면 놀라 자빠질 일인 데 갓 시집온 새댁은 얼마나 놀랐겠소. 소리를 지르며 혼비백산해 도망을 쳤소. 물론 그 시체는 가까이 있던 이들이 흙과 돌 같은 것으로 대강 덮어주었소. 그런데 3~4일 지난 뒤부터 새댁이 좀 이상해졌소. 물동이 이고 친정 간다며 집을 나서는가 하면, 반짇고리를 들고 물 길으러 간다고 하고, 혼자 깔깔 웃다가 노래를 부르기도 하니 시댁에서는 얼마나 고민이 많았겠어요. 그 무렵만 해도 무속이 성하던 시절이라 무당과 점쟁이가 시키는 대로 별짓을 다 했소. 어느 점쟁이한테 물으니 그 시체에 옷을 입히고 관에 넣어 좋은 자리에 묻어 주면 나을 거라고 해서 그렇게 해주었고, 그렇게 해도 안 나으니까 딴 데 가서 물으니 그 시체를 도로 파내 본디 있던 대로 해주라고 해서 또 그렇게 해줘도 소용없고. 그래서 방약국에서 약을 6개월 먹다가 나한테 왔는데, 농촌에서 많지도 않은 살림이 소 팔고 논 팔고 해서 쪽박 차게 된 처지라. 내가 원인을 정확히 파악하고, 약을 두 제 지어 주며 이 약 한 제를 먹으면 정신병이 나을 것이나 두 제를 먹어야 재발하지 않을 거라고 했소. 그때 약 한 제 값이 쌀 한 섬 값이었소. 그런데 돈이 없으니 중간에서 나한테 환자를 소개한 이가 한 달 뒤에 약값은 반드시 갚겠다, 자기가 보증할 터이니 외상으로 달라고 간청해요. 그래서 그렇게 하라면서 약을 주어 보냈소. 그러고 나서 2주 뒤에 집안 아주머니가 장에 갔다가 그 새댁네 사람을 만났는데, 약값을 받아왔어요. 한 달 뒤에 갚기로 한 것을 보름 만에 갚은 것이라. 그 새댁이 나았는지 궁금해서 사람을 불러 한 번 가보라고 했더니 가보고 와서는 그 새댁이 다 나아서 멀쩡하더래요. 그런데 약을 먹으면서 문제가 좀 있었어요. 약에 인삼이 들어 있으니, 시어머니가 그걸 보고는 미친병에 인삼이 든 약을 먹으면 열이 올라 더 해롭다는 말을 어디서 들었던지 인삼을 빼버리고 먹인 거라. 이걸 안 남편이 어머니한테 '이 사람은 내 일생의 동반자로 같이 살 사람이고, 아무려면 의원이 해로운 것을 줄 리가 있겠습니까? 이 일에는 어머니가 참견하지 마시오.' 하고 우기며 약을 그대로 먹였어요. 처음에 인삼을 빼고 먹이긴 했지만 효과는 있었던 모양이오. 새댁은 약 한 제를 더 먹고 그 뒤로는 일절 탈이 생기지 않았소. 그 일로 나는 방성진 선생 의술이 어느 정도인지를 나름대로 파악했소. 두 번째로 실력을 서로 겨룬 것은 암환자였소. 그때는 지금처럼 많지 않아도 암환자가 드물게 있기는 했소이다. 우리 동네에서 암환자가 생겼는데 나이가 50이 넘은 사람이라. 옛 의서에 보면 50이 넘어서 발병한 암은 고치지 못한다고 했어요. 나름대로 쓸 처방이 없던 것은 아니었지만 일부러 방약국에 보냈어요. 방약국에서 지어 온 약을 좀 보자고 해서 보니, 내가 생각하고 있던 것과는 달라. 허방을 짚은 거지. 이분이 입으로만 명의로군, 하고 혼자 생각할 수밖에. 그래서 환자는 날이 갈수록 병이 더 심해지고 음식도 못 먹으니 온갖 좋다는 짓은 다 해요. 그때 포도당이 최고 약이라며 포도당 주사를 놓으러 다니는 이가 있었는데, 그 주사도 열심히 맞았고, 또 똥을 빼내야 한다면서 비눗물을 풀어서 먹이기도 하고, 시집간 딸은 사위와 같이 와서 서울에 있는 큰 병원에 가야 한다며 울고 있고요. 내가 환자 사위를 불러 얘기했어요. '세상에서 생명과 재산은 둘 다 소중한 것이네. 그런데 보아하니 생명과 재산 둘 다 잃게 생겼네. 그러나 잘만 하면 하나는 건질 수 있을 걸세. 옛말에 죽을병에는 약이 없다고 하였네. 자네 장인 병은 위암인데 백약이 무효라, 문제는 고치느냐 못 고치느냐가 아니라 사람이 제 명을 아는 것이라네. 자네 장인은 목숨이 며칠 남지 않았어. 지금 약을 쓰면 고칠 수는 없으나 사는 동안 고통 없이 지낼 수는 있을 것이네. 지금 서울 있는 큰 병원 가서 수술한다고 해서 살 수 있을 것 같은가? 아마 낫기는커녕 이틀이면 집안이 망해서 거지가 될 걸세. 환자한테 딸린 가족이 많지 않은가. 늙은 노모도 계시고, 아들딸도 넷이나 되지 않은가. 사람 잃고 집안 망하지 말고 내 말을 듣게나.' 이렇게 설득해서 약 한 제 지어 주었소. 과연 환자는 그 약 먹고 별 고통 없이 지내다가 며칠 뒤에 조용히 세상을 떠났소. 이처럼 나는 약방을 하면서 좋은 자료와 경험을 축적해 왔소. 농촌에서는 소문이 빨라요. 내 약을 지어 간 이가 나았는지 안 나았는지 금방 소문이 퍼져요. 내 약을 먹은 사람이 몇 퍼센트나 효험을 봤는지 금방 알게 되는 것이라."

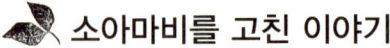 **소아마비를 고친 이야기**

"세 번째 방약국과 실력을 겨룬 것은 소아마비 환자였소. 내 셋째 매제의 딸과 친하게 지내고, 또 동갑인 열다섯 살 먹은 아이가 있는데, 그 어머니가 계모라. 이 계집아이가 언제부터인가 걸음을 못 걷고 업혀서 학교에 가더라고 해요. 그 무렵 나는 농사일을 안 배워서 못 하고 한가롭게 유유자적하며 글이나 읽고 있어서 병 치료에 대해 연구할 시간이 많았소. 그 계집아이가 다리를 못 쓰고 있어서 너 어디 아프냐고 물으니 아픈 데는 없다고 해요. 그런데 그 집에서는 방약국에 약 지으러 간다고 그래. 그래서 가서 약 지어 온 것을 봤어. 한 제 먹으면 나을 것이라고 했다는데, 내가 보니 얼토당토않은 약이라. 그러나 먹게 둘 수밖에 없어요. 그 사람들이 나한테 먼저 묻지 않았는데, 천박하게 자청해서 고쳐주겠다고 할 수는 없지 않겠소. 그러니 가만히 앉아서 기다리고 있는 게 나은 거요. 그런데 방약국에서 지어 온 약을 아무리 먹어도 낫지는 않고 오히려 더 심해졌소. 그래서 부모는 약으로는 안 되겠다 싶어 침놓는 이한테 가서 침을 맞았어요. 나는 침을 크게 중요하게 여기지 않는 사람이라. 침을 맹신하는 것도 큰일이오. 바지게에 사람을 지고 다니면서 한 달 넘게 침을 맞았지만 소용이 없어. 만약 침으로 고친다면 내가 침 공부를 다시 하겠다는 작정으로 관찰하고 있었는데, 역시 효력이 전혀 없어요. 내가 마을 밖에 나가려면 그 집 대문 앞을 지나가야 하는데, 어느 날 지나다가 보니 온 식구가 밥상을 가운데 놓고 울고 있어. 못 봤으면 그냥 가겠지만 보고는 그냥 갈 수 없고,

또 식구들이 울고 있는 방 안으로 들어갈 수도 없어서 마구간으로 들어갔소. 그랬더니 환자 아버지가 나와서 방으로 들어오라고 해요. '집안에 불편한 일이 있는 모양이지요. 진짓상을 차려놓고 들지 않고 울고 있기에 그냥 지나칠 수 없어서 들어왔소이다.' 하고 말했더니 집안 사정을 얘기해요. 약을 먹어도 낫지 않고 침을 맞아도 낫지 않아서 어제 강진읍에 있는 병원에 갔다 왔는데, 그 원장이 이 병은 돈이 산더미같이 있어도 못 고치는 병이다, 미국에서도 못 고치는 병이니 포기하라고 했다는 거요. 그 말을 듣기 전까지는 어디 용한 의원을 만나면 나을 거라는 희망이라도 있었지만 그 말을 듣고 나니 아무 희망이 없어져서 신세 한탄하고 있는 중이라는 거였소. 병신 자식을 계모 밑에서 키우려니 그 자식이 얼마나 불쌍하겠소. 내가 아버지한테 물었소. '다른 사람 같으면 집안에 우환이 생기면 굿도 하고 조상 무덤을 이장하기도 하는데 그런 것은 안 하오?' 그랬더니 우리는 그런 일은 안 한다고 해요. 그래서 '방성진 선생 말고 병을 더 잘 고치는 선생이 있다는 얘기는 못 들었소?' 하고 물었더니 들은 적이 없다는 거라. 그래서 뛰어난 의원이지만 나이도 젊고 이름도 없으며 행색이 초라해 세상에 드러나지 않은 사람도 있지 않겠느냐, 만약에 그런 사람이 있다면 그분한테 약을 지어 먹겠소, 하고 물었소. 아버지가 대답하기를 그런 이가 있다면 부탁해 보겠으나 숨어 있는 이를 어찌 찾아낼 수 있겠소, 나는 바깥출입을 많이 하지 않으니 선생께서 좀 추천해 주시오, 라고 말해요. 그러나 그때 내가 당신 딸아이 병을 고칠 수 있다고 입을 열면 어떻게 되겠소. 아픈 사람한테 약 팔아 돈이나 받아먹으려는 수작이라고 생각하지 않겠소. 그래서 어떻게 얘기할까 하고 망설이고 있는데, 밖에서 딸그락거리는 소리가 나서 내다보니 그 아이가 변소 가면서 나는 목발 소리였소. 그런데 그 아이 몰골은 차마 눈으로 못 볼 형상이었소. 옷은 남루하고, 머리칼은 헝클어지고, 온몸은 작대기처럼 말라 완전히 귀신 형상이라. 그걸 보고는 내가 더 이상 겸양지심을 보일 때가 아니다, 나중에 뺨 맞는 일이 있더라도 약을 먹도록 해야겠다, 하는 마음으로 말을 꺼냈소. '나한테 소아마비를 고칠 수 있는 처방이 있으나 나는 경험이 적고 나이도 젊으니 꼭 권하기는 어렵소. 또 댁의 형편이 어려운 것을 내가 잘 아니까 약값을 반만 받고 반은 내가 부담하는 것으로 해서 약을 써보는 것이 어떻겠소.' 이런 말을 하고 있는데 옆방에서 아이 계모가 듣고 있었던지 문을 드르륵 열면서 들어와 의원 선생님, 그러잖아도 선생님한테 약을 지어 달라고 부탁하려던 참이었소, 돈은 우리가 다 낼 테니 제발 약을 좀 지어 주시오, 하는 거라. 내가 약을 무료로 지어줄 수도 있었지만 반값이라도 내라고 한 것은 공짜로 약을 주면 약을 소홀하게 먹을 것 같아서 한 말이었소이다. 그래서 약을 한 제 지어 주었는데, 참으로 탄복할 일이 벌어졌소. 약을 주고 엿새 뒤에 그 집에 들렀더니 부모는 없고 계집아이만 있어요. 약을 잘 먹느냐고 물었더니 잘 먹는다고 해요. 약이 얼마나 남았느냐고 물으니 두세 첩 남았다고 그러고요. 아픈 데는 없느냐고 물으니 어저께부터 잠을 못 잔다, 척추뼈 부위와 오금이 얼마나 가려운지 잠을 잘 수가 없다는 거라. 가려운 데를 한 번 보자며 옷을 걷어 보니, 얼마나 피가 나도록 긁었는지 큰 딱지가 여러 개 생겼어요. 옳다, 이제 되었구나, 틀림없이 나을 거라는 확신이 섰어요. 며칠 뒤에 다시 약을 지어 먹이고 나서는 방 안에 줄을 매어 두고, 절룩거리더라도 그 줄을 잡고 걷는 연습을 하도록 했어요. 그러고 나서 한 달쯤 지났소. 방 안에 있는데 내 조카가 '수녀가 왔어요.' 하고 소리를 질러. 수녀는 그 계집아이 이름이라. 무슨 소리냐, 수녀가 어떻게 여기 올 수 있느냐, 했더니 틀림없이 왔다는 거라. 들어오라고 하니 그 아이가 들어왔어요. 한 번 걸어보라고 했더니 아주 반듯하게 걸어요. 이제는 달음박질해도 안 넘어진다는 거라. 아무도 안 보는 길에서 실컷 뛰어 봤는데, 옛날과 똑같이 뛸 수 있다는 거였소. 그래서 환도혈에 외대가리마늘을 다져서 소금과 섞어 깔고, 청포 조각을 덮은 다음, 뜸을 뜨게 했소. 그 아이는 그날 저녁부터 시집갈 때까지 우리 집에 살다시피 하면서 가깝게 지냈소."

정신병, 나병, 간질, 불임증, 폐암 치료에 자신

김 옹은 50년 동안 환자를 보면서 수많은 난치병을 고쳤다. 그는 다음에 적은 질병을 고치는 데는 자신 있다고 말한다. 불임증과 습관유산, 디스크, 좌골신경통, 목디스크, 축농증을 비롯한 여러 가지 콧병, 탈모증, 간질, 정신병과 심장 질환, 폐농증(폐암), 현훈과 두통, 악성 무릎관절염, 성기능장애, 나병, 소아마비, 위궤양, 위암, 주근깨, 기미, 해수(기침), 중풍, 반신불수, 백설풍 등이다.

김 옹은 세상 어떤 의술로도 치료가 어려운 질병을 자신 있게 고칠 수 있다고 선언한다. 그의 놀라운 의술에 경의를 표하지 않을 수 없다. 그리고 특별히 나병 치료법을 공개했다.

"나병을 고치는 방법은 옛 의학책에 정확하게 적혀 있어요. 이걸 내가 일제강점기 때 공부해서 알아냈어요. 내가 경험해 보니, 옛 의서에 적힌 것은 거짓이 없어요. 내가 나병을 고치는 비방을 어디에다 전했는가 하면, 30년 전에 『전국한약업사비방집』이라는 책이 있었는데, 거기에 위암과 나병을 고치는 비방을 전했어요. 그런데 기록이 잘못되어 있어서 시정하려고 해도 시정할 방법이 없어요. 일제강점기 때는 나병에 대풍자유라는, 열대 지방에서 나는 대풍자 열매 기름을 주약으로 썼는데, 그것으로는 되지 않아. 나병에는 현삼(玄蔘), 지각(枳殼), 백지(白芷) 각 2냥, 적작약(赤芍藥), 금은화(金銀花) 각 1냥, 화마인(火麻仁), 백질려(白蒺藜), 대풍자 각 1근, 독활(獨活) 2돈, 천오(川烏) 1개, 북방풍(北防風) 10냥을 써요. 북방풍은 우리나라 바닷가에서 자라는 해방풍이 옳아요. 이상의 모든 약재를 부드럽게 가루를 낸 다음 백화사(白花蛇)라고 있어요, 우리나라에는 없고 중국 더운 지방에 사는 뱀인데, 이 백화사 머리와 꼬리를 떼어낸 것 12냥을 뜨거운 술에 2~3일 동안 담가요. 뜨거운 술에 담그는 것은, 이놈은 성질이 찬 놈이라서 찬 성질을 없애려고 하는 거라. 그다음에 뼈를 제거하고 증기로 한 번 푹 쪄서 말린 다음 가루를 내요. 그리고 나서 위의 것을 모두 꿀로 알약을 짓고, 하루 세 번 밥 먹고 나서 복용하되, 하루에 4전씩 차 달인 물로 복용하라고 했소. 그런데 『전국한약업사비방집』에는 백화사가 구렁이로 잘못 기재되어 있어요. 반드시 낫겠다는 숭고한 믿음으로 약을 만들어 복용하면 낫는 거라. 나병이라면 모두 천질(天疾)로 여기고 아예 치료를 포기하지만, 이건 나를 가르친 스승이 직접 나환자를 고쳐 보고 확인한 것이오. 『경험신방(經驗神方)』이라는 의서에 실려 있는 처방이고, 이런 처방은 함부로 나온 것이 아니라 의서를 많이 읽은 이들의 경험과 직관으로 알아낸 것이 아니겠소. 옛사람들은 과학적인 데이터를 얻는 데는 요즘 사람들보다 부족했겠지만 탐구력은 요즘 사람들보다 우수했어요. 나병에는 건성나병, 진성나병, 버짐과 비슷한 반나병, 이렇게 세 가지가 있는데, 이 모든 나병에 이보다 더 나은 약은 없어요. 아마 1~2년 복용해야 할 거요. 전국 곳곳에 나환자촌이 있으니 나병으로 고생하는 사람이 얼마나 많은가. 기회가 오면 나환자 전문병원 같은 곳에 문헌을 공개할 작정이오."

말기 위암을 염소젖으로 고친 사연

김 옹이 난치병자를 고친 이야기는 몇 밤을 새우며 들어도 끝이 없었다. 이번에는 위암 환자에게 염소젖을 먹여 고쳤다는, 전설 같은 이야기를 한번 들어보자.

"우리 처남 가운데 하나가 장흥군 대덕읍에 있는 대덕초등학교 교장이오. 교장으로 있으면서 여러 가지 섭외할 일로 술을 많이 먹어서 그런지 위암에 걸려 꼭 죽게 되었어. 일제강점기 때 주정을 실은 배가 난파해 주정을 담은 통이 바다에 떠돌아다닌 적이 있소. 그 주정을 건져 그릇으로 퍼먹은 사람이 많았는데, 그런 사람 모두 위장병에 걸렸소이다. 처음에는 위염, 위궤양이다가 나중에는 암으로 진전되어 죽은 사람이 많았어요. 암이라면 보통 사람이 못 고치는 병으로 여기지만 내가 늘 권장하는 단방약이 있어요. 그게 다른 것이 아니고 염소젖이라. 염소젖을 100도로 끓이지 말고 손가락을 넣어서 데지 않을 정도로, 그러니까 80도쯤으로 데워서 먹으면 낫는다고 처남한테 그렇게 얘기해도 듣지를 않아요. 산중에 숨어 사는 사람 말이라고 무시하는 거라. 병은 들었고, 공부시킬 자녀는 많고, 그래서 살림이 더 옹색해졌다고 해서 한 번 가봤어요. 그런데 좋다는 약은 다 구해 먹는지 약국보다 약이 더 많아요. 몇 번이나 염소젖을 먹으면 좋을 거라고 말해도 남을 멸시하는 버릇이 있어서 안 들어요. 안 들으니 어쩔 수 없어서 그대로 뒀어요. 그런데 어느 날 집사람이 들어오더니 오라비가 곧 죽게 되었다면서 탄식해요. 이제 먹기만 하면 토하고, 물 한 모금도 마시지 못한다는 거라. 내가 그 사람 죽으면 약이 없어서 죽은 것이 아니라 괘씸병으로 죽은 거라고 비문에 쓰라고 했더니, 그게 무슨 말이냐며 집사람이 따져요. 그래서 내가 그 사람한테 병 고치는 방법을 가르쳐줬다가 멸시당한 얘기를 했소. 꼭 뺨을 맞아야 멸시당한 것이 아니라 신중히 생각해서 하는 말을 무시하는 것도 뺨을 맞은 것과 같은 게 아닌가. 집사람이 그럼 어떻게 하면 오라비가 사느냐고 묻기에 염소젖을 먹으면 살아난다고 말했어요. 위암에 염소젖을 먹으면 낫는다고 하면 세상이 웃을 것이지만, 그것이 틀림없는 약이오. 집사람이 그 소리를 듣고는 차편도 없는 30리를 걸어서 간다며 나서는 거였소. 구실도 근사해요. 오라비가 죽어 초상나면 장사지낼 준비를 해야 한다는 거라. 그런데 집사람이 오빠 집에 가더니 사흘이 지나도 오지를 않아요. 아마 오라비가 죽어서 초상을 치르고 오는 모양이라고 생각하고 있는데 나흘째 되는 날 돌아왔어요. 장사를 잘 지냈는가 하고 물으니, 염소젖이 참 좋은 약이다, 그렇게 좋은 줄 몰랐다는 소리부터 해요. 그리고 그간 있었던 얘기를 들어봤어요. 집사람이 재를 넘어 오라비가 사는 마을에 들어서니 마침 올케가 학교 운동장에 있어요. 어째서 여기 있느냐고 물으니 남편이 오늘 안으로 죽게 생겼는데, 차마 볼 수가 없어서 밖에 나왔다는 거였소. 그래서 집사람이 '올케, 우리 남편이 좋은 약을 가르쳐줬는데, 그 병에는 염소젖을 먹으면 산다고 합디다.'라고 말했더니 올케가 하는 말이 그까짓 게 무슨 대수냐, 지금까지 온갖 좋다는 약을 다 먹어도 효력이 없었는데, 하고는 임종이나 지켜보자면서 집으로 들어갔어요. 환자는 눈이 희멀건 해서 사람도 못 알아보고, 불러도 대답이 없어. 간신히 숨만 헐떡헐떡 몰아쉴 뿐이라. 집사람이 지금이라도 염소젖을 구해서 한 번 먹여보자고 우겨서 젖 나오는 염소를 몇 군데 수배했어요. 마침 큰아들이 교육대학을 졸업하고 관산초등학교 선생으로 있는데, 학생 가운데 염소 키우는 집이 없느냐고 물으니 마침 용산마을 뒤에 염소를 많이 키우는 목장이 있다고 해요. 그래서 급히 거기로 달려가 염소젖을 구해다가 데워서 환자한테 떠먹였어. 그런데 환자가 숨넘어가기 직전이라 목구멍에서 넘어가지를 않아요. 두 숟가락을 먹이는 데도 한참이나 걸렸어. 밤새도록 조금씩 떠먹이고, 그다음 날 아침에도 먹이니, 아, 환자가 정신을 차렸어요. 염소젖을 몇 순갈씩 간신히 넘기다가 사나흘 뒤에는 반 컵씩 마시고 밥도 조금씩 먹는다는 거라. 그 뒤로 이 환자는 이걸 먹고 완전히 나았소. 염소를 한 마리 사다가 젖을 받아서 먹고, 나중에 그 염소가 새끼를 낳아서 새끼가 어미만큼 자랐는데, 처남이 그 염소를 등에 업고 은혜를 갚는다며 내 회갑잔치 때 찾아왔어요. 처남은 자녀가 9남매라. 그 뒤로 20년을 더 살다가 작년에 돌아갔소. 염소젖은 체한 데를 뚫어준다는 말이 의서에도 있어요. 그런데 이것이 위암에도 효력이 있다는 것을 어떻게 확인하느냐, 그 확인하는 방법이 어려운 것이오. 이것을 처음 발견한 이가 우리 외숙이라. 외숙이 강진군 병영면에 계실 때 마침 제사가 있어서 어머니가 왔어요. 내가 스승 밑에 있을 때인데, 진리를 발견하려면 반드시 천우신조가 있어야 하는 게 아니겠소. 어머니가 제사 지내러 와보니 둘째 조카가 위암으로 죽어 가고 있는 거라. 둘째 조카는 장사하다가 실패하고 노름에도 빠지는 등 고생을 많이 해서 위암에 걸린 게요. 약이 없으니 앵속각(罌粟殼, 양귀비 줄기를 말린 것으로 통증을 멎게 하는 작용)을 달여 먹이며 통증이나 덜어줄 뿐이었소. 어머니는 조카가 죽어 가는 것을 보고는 제사도 못 지냈고, 그렇다고 거기 눌러앉아 있을 수도 없어서 집으로 돌아오려고 길을 나섰소. 그런데 10리 넘게 산길을 걸어 집으로 돌아오던 네거리에서, 어머니가 가려는 길이 아닌 다른 쪽에서 갓 쓰고 도포 차림인 두 노인네가 도란도란 얘기하며 오는 것을 만났소. 좁은 길이라 몸이 부딪힐까 봐 지나가기를 기다렸다가 가려는데, 두 노인네는 네거리에서 어머니가 갈 길로 방향을 바꾸더니 앞장서서 가는 것이 아니겠소. 어머니는 마음이 급했지만 노인들을 앞질러 갈 수 없어서 말소리가 들릴 정도의 거리를 두고 뒤따라가게 되었소이다. 그런데 그때 노인들이 하던 이야기 중에 염소젖이 체한 데는 그만이라는 말을 어머니가 언뜻 들은 거라. 그때까지만 해도 위암이라는 병명이 없었고, 어머니는 조카 병이 체증이라고만 여겼던 게요. 어머니가 염치없이 노인네들한테 바짝 따라붙으며 물었소. 어르신네, 염소젖이 체증에 그렇게 좋은 약입니까, 하고 물으니 그렇다고 해요. 그래서 우리 조카가 체증으로 곧 죽게 된 것을 보고 왔다고 하니까, 그렇다면 지금이라도 한 번 먹여 보라고 그러는 거라. 어머니는 10리 길을 도로 돌아와서 외숙한테 체증에는 염소젖을 먹으면 낫는다더라, 그걸 한 번 먹여보자고 했어요. 외숙은 이름 있는 의원인데 그 말을 믿을 리가 있겠소? 그러나 어머니가 일부러 먼 길을 돌아와서 이야기하니 마지못해 한 번 써보기로 했어요. 급히 수소문해 보니 마침 근처에 염소 키우는 이가 있어. 자전거를 타고 가서 염소젖을 구해다가 따뜻하게 데워 환자한테 떠먹였어요. 환자는 이미 의식이 없고, 손발에 경련을 일으키며 숨이 넘어가는 중이었소. 목구멍에서 넘어가지를 않아 반 컵을 먹이는 데 한나절이나 걸렸소. 신음도 못 내고 손발을 바르르 떨던 환자가 오후가 되니 경련이 멈췄어요. 그날에는 한 홉을 먹이고 이튿날에도 한 홉을 먹였더니 일어나서 말을 해요. 젖이 나오는 염소를 한 마리 사서 젖을 계속 먹이니 얼마 안 가서 나아버렸어. 염소젖이라는 것이 이렇게 신기한 효험이 있는 거요. 그러나 염소젖을 먹일 때 부패한 것을 먹이면 안 돼요. 전에 어떤 이가 신문 한쪽을 찢어 들고 헐레벌떡 나한테 뛰어왔어요. 일본에 있는 어느 유명한 교수가 염소젖에 항암물질이 있다고 신문에 발표했다는 거라. 그래서 내가 그 사람한테 그랬소. '어째서 일본 놈이 한 말은 열심히 듣고 우리 선조가 수백 년 전에 쓴 의서는 외면하느냐. 요새 암을 고친다는 약을 만들어 냈다고 신문마다 심심하면 떠드는데, 서양의학으로는 아마 수백 년 뒤에는 모를까, 암을 단번에 고치는 약을 만들기는 불가능할 거요.'
한번은 친구 부인이 위암으로 서울대학병원에 입원했어요. 내 말을 잘못 알아들었는지 목장에 가서 우유를 가져와 끓여 먹어요. 염소는 산에다 방목해 키우므로 순수한 자연식을 한다고 할 수 있으나 요즘 소가 먹는 사료에는 다른 것이 많이 들었어. 요즘 우유는 우유라고 할 수가 없고 독약이나 마찬가지요. 염소젖도 완전히 끓이면 항암 성분이 파괴되어 버리므로 80도 정도로만 데워서 살균해야 하는 거라. 이 부인한테 다시 염소젖을 구해 한 병을 먹이니 토하던 증세가 없어졌어. 며칠 먹으니 몸이 꽤 호전됐는데, 냉장고에 넣어 두었던 것이 부패한 줄도 모르고 먹어서 죽을 고생을 했어요. 냉장고란 것이 장식품일 뿐이지 음식을 신선하게 보관하는 데는 별 쓸모가 없는 물건이오. 냉장고가 온갖 세균의 온상 아닌가? 이 부인이 염소젖을 먹고 위암이 나은 뒤로는 냉장고 없이 살았소. 위암 환자가 염소젖을 먹고 나았다고 하면 누가 믿겠소. 결국 자기 체험이 있어야만 믿게 되는 것이라. 그 뒤에 이런 일도 있었소. 어떤 사람이 위암에 걸려 나를 찾아왔기에 염소젖을 먹으라고 일러 줬더니 그것을 먹고 나았어요. 그런데 이 사람한테 어떻게 해서 암을 고쳤느냐고 물으면, 발바닥에 부적을 붙여서 나았다고 그래요. 이처럼 자기가 분명히 경험하고도 못 믿어서 엉뚱한 소리를 하는 사람도 있는 거요. 이 방법으로 많은 사람을 고쳐줬어요. 그러나 이런 의술을 나 스스로 자랑할 수 없으니, 염소젖은 어디에 쓰는 거냐고 누가 물으면 그냥 체증에 좋은 것이라고 해버려요."

성불구자를 고쳐 사위 삼은 이야기

김 옹의 치료 일화 중에는 도저히 믿기지 않는 이야기가 적지 않다. 이번에는 성불구자를 고쳐 사위로 삼았다는 이야기를 옮겨 적는다.

"요즘 비아그라인가 하는 약이 발기부전을 치료하는 약이라고 세계적으로 난리인 모양인데, 이런 것을 오래 복용하면 신정(腎精)이 고갈되어 결국 온갖 잡병에 걸려서 죽게 돼 있어요. 전에 나한테 성 기능이 불구인 사람이 와서 고치는 방법이 없느냐고 물어요. 자기가 그렇다는 얘기는 못 하고 친구가 그렇다면서 좋은 방법이 없겠느냐는 거라. 이 사람은 초등학교 생물 선생을 하다가 공부를 더 해서 고등학교 원예 선생이 된 사람인데, 결혼을 해야 하는데 발기가 되지 않으니 자살할 마음밖에 없다는 거라. 약을 써서 고칠 수 있겠느냐고 묻기에 고칠 수 있다고 했더니 약을 지어 달라고 해요. 그리고 값이 얼마냐고 묻기에 아직 만들어 보지 않아서 모르겠지만 10만 원은 들어야 할 거라고 했소. 그런데 만들다 보니 10만 원으로는 부족해. 그래서 20만 원은 되어야겠다고 했더니, 그렇게 하자고 해요. 약을 다 만들고 보니 30만 원이 들었어. 약값이 30만 원이나 들었다고 하니, 어째서 약값이 왔다 갔다 하느냐면서 먹지 않겠다고 하는 거라. 만약 병을 고치면 재산의 반이라도 줄 수 있으나 약값이 왔다 갔다 하니 어떻게 믿을 수 있겠느냐는 거였소. 그런데 그때 스승인 최 선생님한테 혼인할 나이가 된 딸이 하나 있었소. 스승이 말하기를, 우리 말을 믿지 못하겠다고 하니 내 딸을 당신한테 주겠소, 딸을 고자한테 주려는 아비가 어디 있겠소, 하고는 믿고 먹으라고 했소. 이렇게 딸을 주겠다는 약속을 하고 약을 먹게 했어요. 이 사람은 약을 두 달 먹고 성 기능이 완전히 정상으로 돌아왔어요. 성불구자가 회양이 된 거지. 그래서 이 사람이 최 선생 딸과 결혼해서 아들딸 여럿 낳고 지금까지 잘 살고 있소. 그 뒤로 성 기능이 없는 사람이나 양기가 쇠약한 사람한테 약을 여러 번 써 봤는데 다 좋은 효력이 있었소. 서울에서 자살하겠다고 온 사람을 고친 적도 있고. 무릇 한 가지 병을 치료하는 데 확신을 가지려면 적어도 백 번은 심오한 실험을 해야 하는 거라. 이 약은 성불구자뿐만 아니라 건강한 사람이나 신장 기능이 약한 사람한테도 좋은 것이오. 신장 기능이 강해지면 면역력도 강해져서 어떤 병도 침범하지 못해요. 건강식품으로 개발해도 좋을 거요. 비아그라 같은 것과는 근본적으로 다른 약이라. 한약의 묘리를 아는 사람한테는 양약 같은 것은 약이 아닌 법이오."

아이 못 낳는 여자, 아이 낳게 해준 이야기

김 옹은 특히 여성의 불임증을 잘 고치는 것으로 유명하다. 여성의 생리불순, 냉증, 대하 등 여성 질환을 고치는 데 능할 뿐만 아니라 딸만 낳고 아들을 못 낳는 여성한테 아들을 낳게 해준 적도 많다.

"나이가 37살 된 여자가 결혼한 지 15년이나 되어도 자식이 없다며 그 시아버지가 찾아왔소. 며느리는 바닷가에서 낙지낚시를 해서 돈을 버는데, 돈은 많이 벌었으나 자식이 없는 것이 한이라. 동생한테는 아들이 셋이나 있어서 그중에 하나를 양자로 주라고 했으나 주지는 않고 얘들 기저귀 같은 거나 빨아 달라며 맡겨서 속이 상해 견딜 수가 없다는 거였소. 남편이 몇 살이냐고 물었더니 36살이라고 해요. 약을 써봤느냐고 물으니 지금까지 몇백 제는 먹었다고 해요. 형제들이 많아 서울, 부산 등지에 흩어져 있는데 다들 돈이 많고, 또 낙지를 잡아서 큰 벌이를 하기 때문에 약값은 별문제가 아니라는 거라. 그렇다면 내가 산부인과 의사는 아니지만 데리고 오면 몇 가지 진단해서 약을 한번 지어 보겠소, 했더니 며칠 뒤에 시아버지가 며느리를 데리고 왔어요. 내가 그 부인한테 지금 이런 형편에 서로 내외할 것도 아니고, 병을 고치려는 것이니 부인의 생리 상태를 좀 자세히 얘기해 달라고 했더니 대뜸 '나, 병 없어라우.'라고 해요. 그래서 생리하기 전에 생리통이 있느냐고 물으니 없다고 하고, 그 밖에 여러 가지를 물었으나 하나도 이상이 없다는 거라. 나는 틀림없이 이 부인한테 문제가 있을 거라고 판단하고, 시아버지가 곁에 있으니 쑥스러워 대답을 못 하는 것 같아서 시아버지를 잠시 밖에 나가라고 한 다음 다시 물었소. 여러 가지를 묻다가 생리가 혹시 뭉클하게 덩어리져 나오지 않느냐고 물었더니 그렇다고 해요. 속으로 옳다, 알았다, 하고는 왜 그런 증상을 지금까지 말하지 않았느냐고 물으니 자기는 모든 여자가 다 그런 줄 알았다는 거라. 내가 약을 한 제 지어 주면서 이것 먹고 낫지 않으면 한 제를 더 먹으라고 했더니 '그까짓 것 먹으면 된다우?' 하며 쌀쌀맞게 대답해요. 그래도 그 약을 먹기는 했던 모양인지 얼마 뒤에 전화가 왔소. 생리 상태가 좋아졌으니 꼭 한 제를 더 지어 달라는 거라. 그 냉혹하기 이를 데 없던 부인이 상냥하게 전화하면서 한 제를 더 지어 달라는 소리를 다섯 번이나 반복하는 거였소. 약 한 제를 더 지어서 보냈더니, 얼마 뒤에 부인은 뜬금없이 왜 먼저와 같은 약을 지어 달랬더니 다른 약을 지어서 보냈느냐며 항의 전화를 했어. 그 약을 먹으면서부터 음식을 보기만 하면 속이 뒤집히고 구역질이 난다는 거라. 나는 속으로 짐작되는 것이 있어서 그러면 그 약을 더 먹지 말라며 좋은 말로 달랬어요. 그러고 나서 그다음 달에 그 부인한테 전화가 왔는데, 이번에는 생리가 나오지 않는다며 야단이라. 자연법칙은 이렇게 정확하고 엄숙한 거요. 부인은 이미 그때 임신하고 있었던 거요. 그런데 임신해 본 경험이 없으니 몰랐던 것이라. 생리가 안 나오는 것은 임신했기 때문에 그렇다고 대답했더니 그럴 리가 없다는 거라. 이 부인은 열 달을 채우고 나서 아들을 낳았어요. 나는 소문만 듣고 가보지 못했는데, 어느 날 장에 갔다가 오는 버스 안에서 아기를 업은 어떤 여자가 와서 반갑게 인사해요. 내가 보기엔 통 모르는 사람이라. 이 여자가 인사하고 나서는, 이걸 좀 보시오, 하며 포대기를 걷어서 업고 있는 아기를 보여줘요. 내가 '이쁘게 생겼소.' 했더니 내 귀에다 대고 '머스마요, 머스마' 하는 거라. 그때까지 나는 이 여자가 누구인지 짐작 못 하고 혹시 정신이 이상해진 여자가 아닌가 하고 여겼소. 버스가 덕동 마을 앞에 서자 전에 생리가 덩어리져 나오던 것을 고친 여자가 이 마을에 산다는 생각이 문득 떠올랐소. 아기를 업은 여자가 나한테 인사하고 차에서 내리려고 할 때에야 나는 그 여자가 누군지를 깨닫고 소리를 질러 불렀소. 그 뒤로 그 부인은 아들을 또 낳아서 지금은 고등학생이 되었소이다."

정신병 환자 70퍼센트는 약으로 치유 가능

김 옹은 정신병 환자를 치료한 경험이 많다. 정신병자를 100퍼센트 다스릴 수는 없지만 70퍼센트쯤은 약을 써서 고칠 수 있다고 말한다.

"정신병은 종류가 수십 가지나 돼요. 혼자서 씩씩 웃고 침 뱉는 것은 미칠 전(癲) 자를 써서 전이라고 하고, 낮에는 멀쩡하다가 밤에만 발작하는 것에는 호랑이 발톱을 태워 연기를 머리에 쐬면 낫는다고 했어요. 또 칼 들고 죽이겠다며 덤비는 것도 있고, 자기 성기를 갖고 장난하는 것도 있는데, 이런 것은 화전(花癲)이라고 해서 치료가 좀 어렵소. 나는 맥은 보지 않고 얼굴빛이나 음성, 그리고 증상을 자세하게 물어서 원인을 정확하게 파악한 다음 약을 쓰는데, 정신병자 상당수를 고칠 자신이 있어요. 내가 청량리 뇌병원에 가보고 그 원장님한테 편지를 쓰기도 했는데, 정신병원에서는 그 병이 어떤 원인에서 온 것인지 그 가닥을 정확하게 잡아내지 못해요. 그러니 치병(治病)을 못 하는 거지. 내가 판단하기에는 정신병원에 입원한 사람 50퍼센트 이상을 약으로 고칠 수 있어요. 예전에 광주에 연구소를 차렸을 때 일인데, 정신병원 원장 아들이 고등학교에 다니는데 정신병이라. 병원 약을 먹이며 치료해도 안 돼서 서울에 있는 정신병원에 입원했어요. 정신병원에서도 몇 달 치료하다가 내보냈는데, 이 학생이 나한테 약을 간접적으로 받아먹고는 나았어요. 그러고 나서 얼마 뒤에 이 학생 아버지가 나를 찾아와서는, 우리 선조가 서울에 산 적이 없느냐고 물어요. 그런 일은 없다고 했더니 전에 서울에 있는 정신병원에서 근무할 때 어떤 정신병 환자를 치료하다가 낫지를 않아서 내보낸 적이 있다고 해요. 그런 일이 있고 2년 뒤에 우연히 그 환자를 만났는데 정신병이 말짱하게 나아 고기장사를 하고 있더랍니다. 그래서 어떻게 병을 고쳤냐고 물으니 서울 한약방에서 어떤 노인이 지어 주는 가루약을 먹고 나았다는 거라. 이 말을 듣고 정신병원 원장은 그 노인이 어디 사는지 물어서 찾아갔어요. 그러나 노인은 이미 죽었고, 자녀들은 전라도 어느 산골로 이사를 갔다는데, 도저히 찾을 수 없었다는 거라. 그래서 내가 그 노인 가족이나 친척이 아닌가 하고 여겼다는 거였소. 그리고 정신병원 원장은 나한테 자기 아들 병을 고쳤으니 자기네 병원에 있는 환자도 좀 봐 달라고 간절히 부탁했지만 안 갔어요. 그런데 휩쓸렸다가는 처방만 빼앗기고 마는 것 아닌가. 나는 정신병을 치료한 경험이 많아요. 일본 육군병원에서 뇌수술을 여러 번 한 사람도 약을 써서 고쳤고, 3~4살 때 시작된 병을 20살이 넘어서 고치기도 했어요. 고쳐만 주면 논을 백 두락이나 주겠다고 광고 낸 환자를 고치기도 했는데, 주겠다는 논은 받지 않았어요. 그러나 요즘은 환자들을 모두 큰 병원으로 보내요. 나 같은 사람은 시골에 소외되어 있으니, 어쩌다가 소문 듣고 찾아오는 사람이 하나둘 있을 뿐이라."

김 옹이 쓰는 정신병 치료약은 모두 식물성 약재다. 먼저 진단을 정확하게 한 다음 증상에 맞게 약을 짓고, 대개 2~3제 복용하면 낫는다. 몹시 심하게 갑자기 발광한 사람은 효과가 빨라 2~3일이면 낫고, 증상이 심하지 않으면서 오래된 사람은 효력이 느리게 나타난다.

김 옹은 간질을 고치는 데도 자신 있다. 기독교단체인 장미회에서 주는, 영국인가 독일에서 온 간질 치료약을 수십 년 먹어도 별 효력이 없던 환자를 여럿 완치한 경험이 있다. 한때는 광주에서 간질과 정신병을 전문으로 치료하는 연구소를 운영하면서 간질과 정신병자를 무료로 고쳐주기도 했다.

"간질은 풍(風)의 한 종류라. 단순히 풍이라고 하면 의미가 모호한데, 이건 사악한 기운이라. 풍은 잠잘 때 사람 몸속으로 들어와 장부를 병들게 하는데, 그것이 뇌로 가면 간질이 되는 거요."

이 밖에 중풍이나 반신불수 같은 병도 고친 경험이 많다. 일본에서 중풍 환자가 소문 듣고 찾아온 적도 있고, 강원도나 경상도 같은 데서 찾아오는 일도 있으며, 경희대학병원 같은 데서 환자를 보내 치료해 준 일도 있다. 중풍은 발병하고 3~4개월 전이면 치료가 어렵지 않지만 오래 지날수록 고치기 어렵다.

골수암을 고쳐주고 큰절을 받다

이번에는 뼛속이 곪아 고름이 나오는 악성 골수암 환자를 고친 이야기를 그대로 옮겨 적는다.

"광주에서 칠량으로 이사 온 한 젊은이가 있었는데 인쇄소에 고급 용지를 공급하는 장사꾼이라. 이 사람이 빙장어른이 아프니 좀 봐 달라고 하기에 가봤어요. 가서 보니 요때기를 깔고 자리에 누워 있는데 바싹 마른 몰골이 참혹해요. 진단해 보니 장질부사를 오랫동안 못 다스려서 그렇게 된 것이라. 약을 한 제 지어 주었더니 먹고 금방 나았어요. 그러고 나서 한참 뒤에 누가 찾아와서 인사하는데 바로 그 젊은이라. 빙장어른을 고쳐줘서 고맙다는 거라. 그 뒤로 이 젊은이는 더러 전화해서 처방도 묻고 환자를 소개해 주기도 했어요. 어느 날 이 젊은이가 전라남도 영광에 가면 좌골신경통으로 다리도 아프고 허리도 아파서 걸음을 못 걷는 환자가 하나 있는데, 고칠 수 있겠느냐고 물어요. 그렇다면 한번 와보라고 했어요. 이 젊은이가 차에 짐을 싣고 가다 보니 어떤 여자가 찻길을 걸어가다가 열 발자국도 못 가서 주저앉고, 다시 일어나 대여섯 발자국 가다가 주저앉는 모습이 안타까웠던 모양이라. 차에서 내려 그 아주머니한테 물었어. 다리가 많이 아픈 모양이지요, 하니 그렇다는 거라. 그러면 내가 아는 선생님 중에 어려운 병을 귀신같이 고치는 분이 있는데, 그 선생님한테 아주머니 병을 고칠 수 있는지 한번 물어보고 연락해 주겠소, 하고는 그 여자 연락처를 받아 놓고 나한테 전화했던 거요. 그 여자는 나한테 오겠다고 해놓고는 여러 날이 지났지만 오지 않았어요. 한참 뒤에 이 젊은이가 찻길에서 그 여자를 다시 만났어. 왜 선생님한테 안 갔느냐고 물으니 내가 길도 모르고 몸도 불편한데 어떻게 갈 수 있겠느냐, 차라리 그냥 앓다가 죽겠소, 하더라는 거라. 이 젊은이가 그렇다면 다음 일요일에 마침 내가 그쪽으로 가야 할 일이 있으니 그때 내 차로 같이 갑시다, 하고 약속했어요. 그래서 다음 일요일에 8톤 트럭에 환자를 태우고 나한테 왔어요. 환자는 허리와 다리가 아프고 걸음을 못 걷는다고 해서 좌골신경통약을 지으려고 하다가 뭔가 좀 이상해서, '내가 보기엔 좌골신경통이 아닌 것 같은데 어디가 아프오.' 하고 물었어. 다리를 보니 뼈와 가죽만 남았고 혼자서는 일어나지도 못해요. 그랬더니 이 여자가 하는 말이 댁이 정말 알기는 아는 것 같소, 나는 영광에 사는데 병을 고치려고 여기 온 것이 아니요, 골수암으로 서울대병원에서 한 달 뒤에 수술받기로 약속했는데 내가 죽으면 죽었지 수술은 안 받겠다고 버티다가 답답해서 한번 와본 것이오, 라고 해요. 내가 약을 한 제 지어 줄 테니 먹어보라고 권하면서 한 제만 먹고 나으면 다행이지만 먹어도 낫지 않으면 한 제를 더 먹어야 한다면서 재룟값만 받고 약을 줬어요. 그런데 골수암에는 효과가 좌골신경통보다 훨씬 빨라. 열흘도 안 되어 거의 다 나아버렸어요. 열흘 뒤에 이 환자가 다리를 못 쓰는 환자와 절뚝거리는 환자 대여섯 명을 데리고 와서는 산중에 이런 명의가 계신 줄은 몰랐다면서 큰절을 몇 번이나 해요. 그전에는 혼자 일어나지도 못했는데 이제는 밥 짓고 빨래하고 군불 때는 일을 혼자 다 한다는 거라. 그래서 약을 한 제 더 지어 주었는데 그거 먹은 뒤론 소식이 없어. 약을 한 제 더 먹어야 마음을 놓을 수 있을 텐데. 그러다가 한참 뒤에 뜬금없이 전화가 왔어요. 약을 한 제 더 먹어야 되는데 왜 안 먹소, 했더니 아픈 데도 없고 돈도 없어 못 갔다고 해요. 그럼 무슨 일로 전화했느냐고 물었더니 아기가 간질을 하는데 고칠 수 있는지 물어

보려고 전화했다는 거라. 좋은 약이 있다고 했더니 그다음 날 바로 찾아왔어요. 물론 아기 간질도 약 먹고 나았소이다."

광주에서 제약회사를 운영하기도

김 옹은 놀라운 의술을 지닌 채 시골에서 숨어 지내기만 했던 것은 아니다. 한때는 자신의 의술로 많은 사람을 구료하겠다는 포부로 광주에 나가 동의제약이라는 제약회사를 운영한 적도 있다. 제약회사를 차린 다음 '옥영(玉英)'이라는 피부미백제를 개발해 상당한 호응을 얻었으나 유통 과정에서 문제가 생기고, 또 자금조달 능력이 부족해 문을 닫을 수밖에 없었다.

"20년쯤 전에 광주서 약방을 운영하다가 제약회사를 설립해 피부미백제를 개발한 적이 있어요. 제약회사를 하면서 31사단 앞에서 동양의학연구소라는 것도 운영했어요. 여기서는 간질이나 소아마비, 정신병을 주로 치료했는데, 합법적으로 운영할 방법이 없어서 간판을 동양의학연구소라고 한 것이었소. 광주에서 큰 여관을 운영하는 작천 사람 하나가 하숙집을 하나 사서 사업 반, 자선사업 반으로 정신병자를 한번 치료해 보자고 해서 시작한 것이오. 나는 전문의가 아니니 병원이라는 간판을 걸 수 없고, 정신병을 확실히 고치기만 하면 치외법권이 가능하지 않겠느냐, 환자를 고치기만 한다면 내가 감옥에 가더라도 병을 고친 사람들이 나를 구명하려고 애쓰지 않겠느냐, 하는 생각으로 시작했는데 막상 시작해 놓고 보니 자금도 많이 들고 법적 제한이 너무 많아. 정신병요양소라고도 못 하고 동양의학연구소라고만 간판을 걸었어요. 그런 다음에 정신병과 간질을 무료로 고친다는 전단을 만들어서 마구 뿌렸소. 운영비를 벌려고 한 것인데 환자를 무료로 고쳐준다고 했으니 돈을 받을 수도 없고. 재룟값은 많이 들어갔는데 돈은 한 푼도 못 벌었어요. 그러나 그 덕분에 정신병과 소아마비 환자는 여럿 고쳤지. 제약회사에서는 '옥영'이라는 피부미백제를 만들었는데 이것도 실패로 끝났어요. 수십 가지 생약 재료를 가루 내 물에 타서 피부에 바르는 약인데, 물에 타서 바르는 절차가 복잡하고, 또 한약 냄새가 났어요. 여자들이 화장대 앞에 두고 사용하게 하려면 화장품처럼 세련되어야 했는데, 치약처럼 짜서 물에 개 얼굴에 바르도록 했고, 또 화학 작용 같은 연구도 없이 그냥 튜브에 넣어 포장한 거죠. 문제는 거기에 있었소. 주근깨, 기미가 없어진다고 선전하니 수요는 폭발적인데 튜브 포장이 문제였소. 그 속에는 녹두, 찹쌀 같은 식물성 재료가 들어 있는데, 방부제 같은 것을 넣지 않으니 얼마 지나지 않아 그 속에서 발효해 가스가 생겨 펑펑 터지고, 또 안에서 썩어버리기도 한 거라. 막대한 양이 팔려 나갔다가 몽땅 반품이 들어오니, 이거 난리가 난 거요. 제품을 다시 만들어 포장하려니 그럴 돈은 없고, 차라리 물에 개서 바르도록 가루로 내보냈더라면 그런 일이 없었을 텐데. 쇠뿔을 바로잡으려다가 소를 잡는다고, 그런 경우를 당한 거요. 결국 사업은 완전히 망하고 빚더미에 올라앉아 고생 많이 했소. 극도의 좌절을 겪었지요. 그 덕분에 자식들 대학 보낼 나이가 되었으나 대학도 못 보내고, 딸은 중학교밖에 못 보냈소. 식자우환이라고, 그때는 끼니를 제대로 못 먹을 만큼 살림이 힘들었소. 그 일로 나는 사업해서 돈 많이 벌어 사회에 공헌할 사람은 못 된다는 것을 절실하게 깨달았소."

🍃 미국인 의사 커딩턴과의 인연

"그렇게 좌절을 겪고 나서 동양의학연구소 일에만 힘을 쏟고 있었소. 그러던 어느 날 환자 치료에 시달리고 있을 때, 전보가 하나 와서 날 보고 빨리 오라는 거야. 보낸 사람은 잘 아는 교수라. 전에 이 사람 아들이 갑자기 미쳐서 얼마나 광폭하게 날뛰었는지, 뒤주에 가둬 문을 잠가도 탈출하고, 전봇대에 올라가 전깃줄을 뜯어 별 짓을 다 하고, 사단본부에 들어가 무기고를 털기도 했어요. 아들이 또 사고 쳐서 날 부른 것인가 하고 약속 장소로 갔어요. 가서 보니 그 문제가 아니었소. 전에 어떤 정신병에 걸린 미국 여자를 고쳐준 일이 있어요. 이 환자는 오후만 되면 승용차를 타고 나타나서 약을 받아가곤 했지요. 그 여자를 무료로 고쳐주었는데, 그 여자를 담당했던 미국인 의사가 나를 보자고 한다는 거라. 그 사람이 나를 보고는 깍듯하게 인사하며 사진을 찍어. 이게 어찌 된 건지 줄가리가 서지 않아 어리둥절하고 있는데 차를 타고 어디론가 가자고 해요. 어디로 가는가를 봤더니 광주기독병원 내과로 갔는데, 거기서 그 병원 원장인, 미국 이름으로는 커딩턴(H.A. Codington)이고 우리말로는 고허번이라는 사람을 소개해줘서 이 사람과 얘기를 나눴어요. 고허번이 내게 지금까지 선생님은 많은 환자를 무료로 고쳤는데 그 돈이 어디서 나왔는지를 물어요. 내가 대답하기를 당신네 나라에는 사회복지시설과 자선단체 같은 곳이 많아서 정신병자를 격리해 치료할 수 있지만 우리나라에는 그런 것이 아직 없다. 정신병은 가장 위험한 성격이라서 환자가 불시에 살인을 저지를 수도 있다. 우리나라도 사회복지단체 같은 데서 이런 환자를 수용해 돌봐줘야 하겠으나 대부분 그냥 방치하고 있는 것이 지금 실정이다. 나는 배우지 못한 사람이고 돈도 없으나 이 짓 하느라고 논밭 팔고 소 팔아서 식구들이 다 굶어 죽게 생겼다. 하지만 정신병자를 내 의술로 확실히 고칠 수 있다는 확신이 있다. 그래서 우선 내 힘으로 이 사람들을 고쳐서 이런 의술이 있다는 것을 널리 알리고, 또 뜻있는 독지가가 많이 돕기를 기다리고 있다, 하고 대답했어요. 그랬더니 고허번 씨가 당신 뜻은 정말 훌륭하다면서 우리 같이 힘을 합쳐 당신 뜻이 이루어지도록 노력하자며 악수를 청해요. 우리는 금방 십년지기처럼 친해졌어요. 이제 내 의술을 제대로 펼칠 기회가 온 것으로 생각했소. 그런데 그게 잘못되었소. 기독교단체에서 갑자기 고허번한테 휴양명령을 내린 거요. 그 단체에서는 사람이 보통 한곳에서 5년 일하면 1년 동안 휴양명령을 내려 푹 쉬게 한 다음 다른 곳으로 보내는데, 마침 고허번한테 휴양명령을 내렸던 것이오. 휴양명령이 내려지면 면회도 없고 연락도 불가능해요. 이래서 같이 하려던 일을 추진할 수 없게 되었소. 설상가상으로, 고허번이 운영하던 병원 밑에서 정신병원을 운영하던 김재권이라는 사람이 있었소. 이 사람은 환자한테 약값을 비싸게 받고 있었으나 나는 무료로 고쳐주고 있었으니 이 사람이 나를 좋지 않게 생각하고 있었어요. 그러던 중에 김재권이가 정신병에 걸린 교회 장로 딸을 자기네 병원에 입원시켜 오랫동안 치료했으나 낫지 않아 퇴원시켰소. 나는 밑져봐야 본전이라 생각하고 약을 한 제 지어 주었더니, 그 환자가 나아버렸어. 이것 때문에 김재권이가 앙심을 품고 나를 무면허의료행위로 경찰에 고발한 거요. 그래서 나는 법정에 나가 동양의학연구소 문을 닫고, 또 의료행위를 하지 않겠다고 했소. 그때 고허번이 법정에 나와서 '제발, 이 사람한테 벌을 주지 말아 주시오, 이 사람은 많은 사람의 목숨을 구한 사람입니다, 이 사람을 내가 미국으로 데려가서 의료행위를 할 수 있게 하겠습니다.' 하고 간청했지만 그 간청을 무시하고, 판사는 국민의 법을 지키는 사람이라며 나한테 벌금 2천만 원을 판결했소이다. 나는 이런 일이 있었던 뒤로 진실이 빛을 보기는커녕 핍박을 받을 수밖에 없는 현실에 크게 좌절했고, 그래서 산골로 숨어버리기로 작정한 것이오. 수십억을 들여도 못 고치는 병을 돈 몇 푼 들이지 않고 고칠 능력이 있는데, 알아주는 이도 없고 쓰일 곳도 없다면 무슨 소용이 있겠소. 세브란스병원에서 소아마비 환자 수백 명을 치료하고 있으나 한 사람도 고친 일이 없어요. 그런데 내가 치료하면 거의 전부를 고칠 수 있으니, 우리 전통의학의 힘이 얼마나 우수한가요. 그리고 세브란스병원에 몇 억씩 희사하는 이는 있어도 나 같은 사람한테는 100만 원도 주겠다는 사람이 없어. 아는 것이 도리어 병이라, 뜻을 이루지 못하니 헛되이 방황할 수밖에."

신기의 의술 펼칠 수 없는 것이 평생의 한

김 옹은 지금 낮게 엎드려 한가롭게 농사나 지으면서 때를 기다리고 있다. 김 옹의 나이 벌써 일흔넷. 원대한 뜻을 펼쳐보지 못하고 은거한 지 20여 년. 어느 사이엔가 머리칼은 눈처럼 희어 버렸다. 평생을 갈고 닦은 의술을 크게 써볼 수 없으니 그것이 못내 아쉽다. 숨이 넘어가는 사람을 살려내는 의술을 지녔어도 알아주는 사람이 없고, 또 펼쳐 보일 수도 없으니 평생 집념으로 닦은 의술은 무용지물일 뿐이었다.

의술을 물려받겠다는 제자도 없다. 서양의학이 판치는 시대에 누가 어렵고 곰팡내 나는 한의학을 배우려 하겠는가. 자식한테 의술을 전하려 했으나 그것도 여의치 않다. 평생 경험한 것을 글 몇 줄로 요약할 수 있는 것도 아니요, 한두 해 가르쳐서 전할 수 있는 것도 아니기 때문이다. 타고난 재능을 갖추고 있어야 하고, 몇십 년 동안 의학을 공부해야 하며, 또 수십 년의 경험이 쌓여야만 명의 한 사람이 탄생하는 것 아니겠는가.

조상들의 수천 년 혼이 밴 인술을 혼자 힘으로 버티고 왔지만, 이제 그 맥이 끊어질 판이다. 뼈를 깎는 아픔으로 갈고닦아 온 신기(神技)의 의술이 영원히 사라질 절체절명의 위기에 처해 있다. 겨레의 혼이 밴 토종의술이 되살아나 세상에서 빛을 발할 날은 언제일까. 그때가 결국 오기는 올 것인가.

04
한동규
암을 정복했습니다

"여보시오, 의사 선생! 이론대로 하면 당신 말이 맞소. 그러나 사실은 그와 반대라는 것을 알아야 하오. 한의학적인 측면에서 설명하면, 속에 있는 열이 전부 밖으로 빠져나왔기 때문에 피부 열은 40도 이상으로 올라가지만 오장육부에는 열이 없어서 추운 것이오. 이와 같이 추울 때 옷을 벗기거나 이불을 벗기고, 더구나 얼음주머니를 올려놓으면 죽는 법이오. 만약 죽지 않으면 중풍을 맞아 반신불수가 될 것이오."

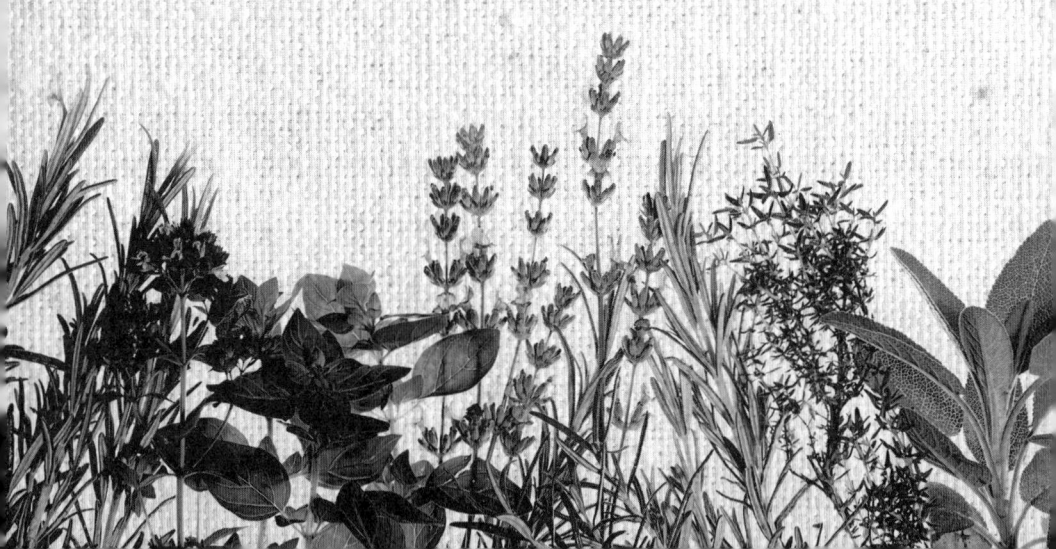

스페인 교포인 한동규는 평생을 암 치료약 연구에 바친 사람이다. 25년 동안 연구 끝에 어떤 암이든지 초기 암은 80~90퍼센트, 말기 암일지라도 수술이나 방사선 치료, 항암제 치료 등을 받지 않았다면 70퍼센트 이상 고칠 수 있는 약을 만들어 냈다고 주장한다. 두 번이나 암에 걸려 목숨이 위험한 지경에 이르기도 했으나 결코 포기하지 않고 온갖 실험과 연구를 거듭해 자신의 암을 고쳤을 뿐만 아니라 수많은 암환자를 고친 것이다.

그의 치료법은 몇 가지 식물에서 추출한 물질을 종양이 생긴 부위에 주사하면 암 덩어리가 누런 고름으로 변해 피부 밖으로 빠져나오게 하는 방법이다. 이 방법은 치료 효과가 빠르고 치료 과정을 직접 눈으로 확인할 수 있는 장점이 있으나 치료받는 동안 통증이 몹시 심하고 암 덩어리가 괴사해 빠져나온 자리에 큰 흉터가 남는 단점이 있다. 그는 자신의 치료법이 세계에서 가장 훌륭한 암 치료법이라고 주장한다.

그는 남미 파나마에서 대통령 측근 암환자를 여러 명 고쳐 파나마 대통령 주치의로 일하기도 했고, 스페인암연구소에서도 근무했다. 현재 스페인 자연요법·암·에이즈·마약협회 회장으로 활동하는 한편, 스페인 수도 마드리드 중심가 소울 광장에서 암을 비롯해 난치병을 전문으로 치료하는 병원을 운영하고 있다. 1998년 5월에 우리나라에 와서는 자신이 만든 암 치료약을 개발하게 해 달라는 탄원서를 여러 차례 대통령한테 보냈으며, 99년 1월에는 『대통령 각하! 암을 정복했습니다』라는 책을 펴내기도 했다.

지은이는 98년 12월, 한동규 씨와 함께 스페인으로 가 그가 운영하는 병원을 둘러봤고, 치료 중인 환자 몇 사람도 만나 보았으며, 그리고는 함께 남미로 가서 아마존 정글을 탐험하며 갖가지 약초를 채집하고 연구했다.

여기에 한동규 씨가 암 치료약을 개발한 과정, 그리고 세계 여러 나라를 돌아다니며 암환자들을 치료하면서 겪은 사연 등을 담은 그의 저서 『대통령 각하! 암을 정복했습니다』를 요약해 싣는다. 이 책은 한동규 씨 기록을 토대로 지은이가 편집·출판한 것이다. 뒷부분에 구체적인 암 치료법, 진단법, 대통령한테 보내는 탄원서 등을 실었다.

> 나폴레옹은 '불가능은 없다'는 명언을 남겼지만 박정희 대통령은 이보다 더 강력하고 깊은 뜻이 함축된 '하면 된다, 안 되면 되게 하라'는 교훈을 남겼습니다. 박정희 대통령이 남긴 이 말은 우리 겨레의 마음속에 잠들어 있는 무한한 가능성을 일깨워 주었으며, '하면 된다'는 자신감과 '안 되면 되게 한다'는 결심을 마음속에 심어주었다고 생각합니다. 나는 '하면 된다, 안 되면 되게 하라'는 박정희 대통령이 남긴 말을 좌우명으로 삼고 평

생을 살아왔습니다. 돌이켜 보건대, 이 단순하면서도 심오한 교훈이 내가 암이라는 최고의 난치병을 정복하는 데 제일 큰 힘이 되었던 것 같습니다.

　25년이란 긴 세월 동안 암을 정복하는 방법을 연구했는데, 실로 많은 실패와 고난이 있었습니다. 내가 만든 약을 직접 내 몸에 투여한 후 탈이 생기지 않으면 암환자한테 쓰곤 했는데, 이와 같은 과정에서 목숨을 잃을 뻔한 적도 한두 번이 아니었습니다. 하지만 끝까지 포기하지 않을 수 있었던 것은 바로 박정희 대통령이 남긴 '하면 된다, 안 되면 되게 하라'는 한 마디였습니다.

중·고등학교 교사 노릇과 약국 경영

　나는 교사가 되겠다고 생각해 본 적도 없고, 더구나 암을 정복할 것이라고는 꿈에도 그려본 적이 없습니다. 그런 사람이 중·고등학교 교사로 학생들을 가르치게 된 일, 또 학교에서 쫓겨나게 된 일, 의사나 약사도 아니면서 암 연구가라는 고된 길을 걷게 된 일은 지금 생각해도 기이한 일이 아닐 수 없습니다. 내가 대학을 졸업하고 나서 처음으로 취직한 곳은 강원도 영월군 상동읍에 있는 상동중고등학교였습니다. 대학 동창인 윤선준이라는 친구가 상동중고등학교 영어 교사로 있다가 미국으로 유학을 떠났고, 그 후임으로 나를 교장 선생님께 추천했던 것입니다.

　나는 상동중고등학교에서 근무하던 중에 학교 비리를 척결하는 일에 앞장섰고, 그 바람에 재단 측에 미움을 사서 쫓겨나고 말았습니다. 서울로 와서는 영어 학원에서 강사 노릇을 했는데, 그것도 정부의 학원탄압정책으로 말미암아 학원이 문을 닫는 바람에 종말을 고하고 말았습니다. 다시 실업자가 되어 무거운 마음으로 다른 길을 찾아 나섰습니다. 저축한 돈으로 일 년쯤은 살 수 있으나 그 안에 직업을 구하지 못하면 큰일이라는 생각으로 부지런히 일자리를 찾아다녔습니다. 그러던 어느 날, 시내 다방에서 차 한 잔 마시며 신문을 보고 있을 때였습니다.

"야! 너 한동규 아니냐?"

그 소리에 고개를 들어보니 고등학교 동창인 연영모라는 친구였습니다.

"야! 연영모, 오랜만이다."

고등학교를 졸업한 후 10년이 넘도록 한 번도 만나지 못한 친구였습니다. 그는 고려대학교를 졸업하고 지금은 어느 회사 영업부장으로 있다고 했습니다. 그는 나한테 무슨 일을 하느냐고 물었습니다. 나는 지나온 일을 이야기하고 일자리를 찾고 있다고 했습니다.

그는 잠시 생각하는 듯하더니 불쑥 물었습니다.

"야! 너 약국 한번 해 볼래?"

약국 경영은 지금까지 내가 살아온 길과는 전혀 다른 길이었습니다. 그러나 누나 딸이 약국을 경영하고 있다는 것이 생각나자 구미가 당겼습니다. 그리고 그 친구 아버지가 제기동에서 큰 약국을 경영하고 있는 것도 생각났습니다.

"참! 네 아버지가 약국을 경영하고 계시지?"

"그래."

"지금도 잘 되니?"

"지금 세를 놓고 있는데, 약사 녀석이 하도 속을 썩여서 내보내려고 하는 중이야. 만약 네가 원한다면 너한테 주겠어."

"굉장히 구미가 당기는군. 내가 약사가 아니라도 괜찮을까?"

"염려하지 마라. 약사를 채용하고 운영만 하면 된다."

암 치료법을 연구하게 된 동기

이렇게 해서 나는 약국을 운영하게 되었습니다. 생각지도 않은 일이라 운명의 기구함을 새삼 느꼈습니다. 이 일로 인해서 25년이란 기나긴 세월을 암과 씨름하고, 마침내 암을 정복하게 될 줄은 그때는 꿈에도 몰랐습니다.

약국에 손님이 많아지자 때로는 밥 먹을 시간도 없었습니다. 일정하게 잠자고 일어나서 밥 먹는 등 규칙적인 습관이 깨어지고, 시간 나는 대로 밥을 먹고 잠을 자는 생활이 이어지자 몸에 무리가 생길 수밖에 없었습니다. 자신도 모르는 사이에 몸에 탈이 났던 것입니다. 밥을 제대로 먹을 수 없고, 또 밥을 먹기만 하면 토했습니다. 약국에 있는 위장약이란 위장약은 전부 먹어도 아무런 효력이 없었습니다. 이런 상태가 며칠 지나자 탈진해 눕고 말았는데, 아버님께서 토끼 똥같이 생긴 약을 주셨습니다.

"이 약을 먹어 봐라."

"약국에 있는 좋은 약들을 전부 먹어도 안 되는데 이런 약 가지고 되겠어요?"

나는 이렇게 말하고는 무시해 버렸습니다. 그러나 날이 갈수록 몸은 점점 더 쇠약해지고 온 식구들은 걱정된다며 병원에 입원하라고 종용했습니다. 그러나 고등학교 때 병원에서 주사 맞은 후 쇼크를 받아 죽을 뻔한 기억이 있기 때문에 병원에 가지 않으려고 버텼습니다. 아버님께서는 답답하셨는지 토끼 똥 같은 약을 또 내놓으셨습니다.

"얘! 고집부리지 말고 이 약을 먹어봐라."

형편이 다급해 아무 말 없이 아버님이 주시는 약을 받아먹었습니다. 약을 먹고 두 시간쯤 지나자 속이 후련해지고, 그렇게 괴롭던 모든 증상이 깨끗이 사라지자 대변이 보고 싶었습니다. 화장실에 가서 변을 보고 나니 몸이 가벼워져서 곧 일할 수 있게 되었으며, 배가 고파 밥을 먹으니 밥맛이 꿀맛 같았습니다. 하도 신기해서 여쭤봤습니다.

"아버님! 이 약이 무슨 약입니까?"

"박이봉이라는 친구가 있는데 그분이 만든 약이다."

"그분을 좀 만나 뵐 수 있을까요?"

"만나고 싶으면 나하고 같이 가자."

즉시 나는 아버님을 모시고 '박이봉' 선생님 댁을 찾아갔습니다. 선생님 댁은 효창동에 있었습니다. 그 댁에 가는 동안 아버님께서는 그분에 대해 말씀해 주셨습니다.

박이봉 선생님은 일제강점기 때 일본으로 유학 가 '전금'이라는 국가고시에 합격했다고 합니다. 일본 사람은 단 한 과목만 합격해도 신문에 대서특필할 정도로 어려운 시험인데, 박이봉 선생님은 7개 과목 전체를 단번에 합격해 전 일본인을 놀라게 했으며, 귀국 후 총독 비서로 취직했습니다. 기억력이 뛰어나 총독은 늘 옆에 데리고 다니며 도움을 받았다고 합니다. 해방 뒤에는 어느 학교 교장 선생님으로 계시다가 한의학에 도취해 교장직을 버리고 한약 업계에 발을 들여놓은 분이라는 것이 아버님 설명이었습니다.

나는 박이봉 선생님께 인사를 드리고 그동안 있었던 일을 말씀드린 다음, 조심스럽게 여쭈었습니다.

"선생님께서 만드신 약은 효력이 참 좋습니다. 만드는 법을 가르쳐주시면 고맙겠습니다."

이렇게 단도직입적으로 처방을 가르쳐 달라고 했더니, 선생님께서는 차분한 음성으로 얘기했습니다.

"처방을 가르쳐드릴 수야 있겠습니까? 만약 약이 필요하다면 계속 대어 드릴 수는 있습니다."

그 뒤부터 약국에서는 한약도 함께 취급했고, 한약을 무시했던 태도가 잘못이었음을 반성했습니다. 또 이렇게 훌륭한 약이 그늘에 가려 있고, 별 효과가 없는 양약이 판을 치는 이 현실이 언젠가는 시정돼야 한다는 생각을 하게 되었습니다. 그리고 신기하게도 약을 조제할 때 박이봉 선생님 약을 몇 알씩 넣어 주면 지금까지 양약으로 고치지 못하던 질병들이 쉽사리 해결되었습니다. 그러던 어느 날, 한 청년이 약국에 왔습니다.

"아버님이 위암에 걸렸는데 혹시 좋은 약이 있으시면 주십시오."

그때까지 위장병 환자는 자신 있게 고칠 수 있었으나 위암은 치료한 경험이 없었습니다. 그리고 박이봉 선생님 약이 암에도 효험이 있는지 한번 실험해 보고 싶은 생각이 들어 그 약을 주었습니다. 며칠 후 그 청년이 다시 왔습니다.

"그 약을 드시고 나서 아버님이 식사도 하시고 일어나 거동도 하십니다."

암환자가 호전되었다는 말에 몹시 놀랐습니다. 암은 불치병인 줄 알았는데 호전되었다니 정말 놀라운 일이었습니다. 그 뒤에 췌장암 환자가 찾아왔습니다. 역시 박이봉 선생님 약을 주었더니 며칠 뒤에 다시 와서 통증이 줄어들고 식사도 할 수 있어서 살 것 같다고 했습니다. 이와 같은 일로 인해 박 선생님 약을 더욱 신임하게 되었고, 이 약을 제약회사에서 만들어 공급하면 많은 사람한테 도움이 될 것으로 생각했습니다.

동화약품과 암 치료약 연구

어떻게 하면 박이봉 선생님 약을 개발해 많은 사람한테 공급할 수 있을까 하고 고민하던 중에 '윤선준'이라는 친구가 생각났습니다. 앞에서 잠깐 말한 대로 그 친구 덕분에 나는 상동중고등학교 교사로 취직했습니다. 그는 동화약품주식회사 사장 아들로 경기고등학교를 졸업하고 연세대학교 수학과를 다녔으나 수학에 흥미가 없어 그만두고 외국어대학 러시아어과에 들어와서 나하고 아주 친하게 지냈습니다. 그러다가 러시아어과가 마음에 들지 않아 영어과로 편입했습니다. 졸업 후에는 공군장교시험에 합격해 중위로 제대하고, 상동중고등학교 교사로 취직했습니다. 그다음에 미국으로 유학 갔다가 마치고 돌아와 동화약품에서 일하고 있었습니다. 그 친구를 만나서 박이봉 선생님 약에 대해 설명하고 제품으로 개발하면 좋겠다고 했더니, 며칠 뒤에 그의 아버지와 삼촌이 우리를 만나고 싶다는 전갈이 왔습니다. 윤선준이가 박이봉 선생님과 나를 삼촌한테 소개했던 모양입니다.

나는 박이봉 선생님 약에 관해 그동안 있었던 일을 상세히 말씀드렸습니다. 그분은 우리 얘기를 진지하게 받아들이더니, 그 약을 개발하는 데 필요한 비용을 회사에서 대고, 암환자한테 무료로 투약해서 실적이 좋으면 제품으로 만들겠다고 했습니다. 그는 우선 약을 만드는 비용으로 쓰라면서 돈봉투를 내놓았습니다. 우리는 신바람이 났습니다.

그다음 날부터 우리는 열심히 뛰었습니다. 박이봉 선생님은 약을 만들고 나는 암환자를 구해서 투약했습니다. 일이 순조롭게 진행되고 있던 어느 날이었습니다. 동화약품 사장이 박이봉 선생님한테 캡슐 한 상자를 내놓았습니다.

"약이 볼품없고 가치도 없어 보이니 캡슐에 넣어 보십시오."

그런데 이것이 화근이 될 줄은 꿈에도 몰랐습니다. 약은 박 선생님 혼자서 몰래 만들었는데, 늘 꼭 같은 양을 꼭 같은 방법으로 만들었고, 또 복용량도 일정해서 그때까지 아무 사고도 없었습니다. 그런데 갑자기 캡슐에 넣다 보니 계산을 잘못해 분량이 많아졌던 것입니다. 그런 줄도 모르고 나는 캡슐에 넣은 약을 환자한테 나누어주었고, 집에 돌아와서는 나도 두 개를 먹었습니다.

약을 먹은 지 두세 시간이 지나자 숨이 차고 손발이 저려 왔습니다. 시간이 지나면서 증상이 더 심해져 가슴에 바윗덩이를 올려놓은 것처럼 답답하고, 숨을 쉴 수도 없고, 사지도 마비되어 걸음을 걸을 수조차 없었습니다. 마침내 이웃 사람 등에 업혀 병원으로 갔습니다. 의사는 맥을 보더니 부정맥이라면서 큰 병원으로 가라고 했습니다. 나는 혀가 굳어오는 것을 느꼈습니다.

"치료하다가 죽어도 좋으니 치료해 주십시오. 만약 죽는다고 해도 고발 같은 건 하지 않을 것이오. 잘못이 나한테 있기 때문이오. 원한다면 각서라도 쓰겠소."

이렇게 의사한테 사정했습니다. 그러나 의사는 아랑곳하지 않고 빨리 나가라며 우리 등을 떠밀었습니다. 나는 분개했습니다.

"이놈! 너 같은 놈도 의사냐? 사람 생명을 구할 생각은 않고 오히려 내쫓다니?"

소리를 지르면서 주먹으로 의사 배를 쳤습니다. 그러나 의사는 이런 창피를 당하고도 아무런 반응이 없었습니다. 할 수 없이 병원을 나와 가까이 있는 한의원으로 갔습니다. 한의사 역시 부정맥이 뛰니 큰 병원으로 가라는 말만 했습니다. 진퇴양난이었습니다. 증세는 더 악화되어 사지가 오그라들고, 몸은 몹시 추워 와들와들 떨렸습니다. 그래서 한의사한테 말했습니다.

"내가 지금 몹시 추우니 난로에 불 좀 지피고 뜨거운 물과 우황청심환을 가져다주시오."

한의사는 불을 피우고 뜨거운 물과 우황청심환을 갖다 주었습니다. 뜨거운 물을 마시니 즉시 열이 내리고 덜덜 떨리던 사지가 수그러지는 것 같았습니다. 뜨거운 물을 마시고 또 마셨습니다. 그러자 신기하게도 한기가 없어지고 오그라드는 것 같던 심장도 편안해졌습니다. 그래서 한의사 허락을 받고 따뜻한 아랫목에 누웠습니다. 두세 시간이 지나자 그렇게 격렬했던 증상이 모두 사라졌습니다. 일어나 아무 일도 없었던 것처럼 집으로 돌아왔습니다. 집에 오니 밤 12시였고, 나는 밤새도록 약을 준 환자들을 걱정했습니다.

'만약 환자들이 약을 먹고 죽었으면 어떻게 하나?'

긴 밤을 꼬박 뜬눈으로 새우고, 새벽이 되자마자 환자들 집으로 찾아갔습니다. 모두 병원에 입원해 있었는데 다행스럽게도 죽은 사람은 없었습니다. 일일이 찾아가서 사과하고 알약으로 만들던 약을 캡슐로 만들다 보니 계산 착오로 그렇게 되었다고 설명했습니다. 그들은 모두 너그럽게 이해했습니다. 그리고는 동화약품으로 달려가 모든 사실을 숨김없이 보고했습니다. 보고를 듣던 사장은 무릎을 탁 치며 말했습니다.

"큰일 날 뻔했소. 만약 사람이 죽었다면 그 책임은 우리 회사에 있고, 우리 회사는 큰 변을 당할 뻔했소. 나는 이제 이 문제에 대해 손을 떼겠소."

사장은 이렇게 계약파기를 선언했습니다. 암 치료약 개발에 대한 희망이 산산이 깨어지는 순간이었습니다. 허무했습니다.

'이럴 줄 알았다면 이번 사고를 사실대로 보고하지 말 것을.'

후회한들 이미 때는 늦었지만 사장 마음을 다시 돌리려고 설득해 보았습니다.

"모든 일이 초기에는 시행착오가 있게 마련입니다. 이번 일을 거울삼아

다시는 이런 일이 없도록 할 수 있지 않겠습니까? 암을 고칠 수 있는 약을 개발하는 것은 인류를 위해 참으로 중요한 일입니다. 이렇게 큰일을 작은 실수 하나로 말미암아 쉽게 단념할 수 있겠습니까?"

그러나 한 번 내린 결정은 쉽게 돌이킬 수 없었습니다. 일어나서 사장과 친구 윤선준이에게 인사하고는 밖으로 나왔습니다. 박이봉 선생님 집으로 가면서 이렇게 결심했습니다.

'나 혼자 하자. 이 목숨 다할 때까지 연구해 기어이 암을 정복하고 말겠다.'

박이봉 선생님을 만나 환자들이 모두 입원한 사실, 동화약품과 관계도 오늘로 끝났다는 사실을 알려주고 나서는, 이 같은 결과는 선생님의 실수 때문이 아니냐며 화난 음성으로 따졌습니다.

"도대체 그 약에 무엇을 넣었습니까?"

"실은 초오가 들어갔습니다."

초오라는 말에 깜짝 놀랐습니다. 옛날에 임금이 죄지은 사람한테 내리는 사약에 초오를 썼다는 말을 여러 번 들었기 때문이었습니다.

"왜 그렇게 무서운 약을 썼습니까?"

"동서고금을 막론하고 독물과 극물을 잘 쓰는 사람이 명의가 되는 법입니다. 초오가 독약이지만 나는 그 약으로 많은 불치병을 고쳤습니다. 회사에서 캡슐로 약을 만들라는 바람에 계산을 잘못해서 이렇게 되었습니다."

"초오 말고 무슨 약을 넣었습니까?"

나는 또 물었습니다. 그제야 박이봉 선생님은 그 약에 들어간 것을 모두 알려주었습니다. 그 처방은 다음과 같습니다.

창출(蒼朮), 모려분(牡蠣粉), 해표초(海螵蛸), 맥아(麥芽), 금와(金蛙), 초오(草烏), 이 여섯 가지 약재를 한데 섞어서 가루 낸 다음 오동나무씨만 하게 알약을 만들어 한 번에 3~5개씩 복용하는 것입니다. 그런데 이 약재 중에 '금와'라는 것이 무엇인지 알 수 없었습니다. 그래서 금와에 대해 물었더니 설명해 주셨습니다. 금와는 강원도 산골에 사는 개구리인데, 배에 붉고 금빛 나는 무늬가 있어서 금와라는 이름이 붙었으며, 금와를 약으로 쓴 동기는 다음과 같습니다.

조선 시대 수양대군이 어린 단종을 죽이고 임금이 된 후의 일입니다. 수양대군이 잠잘 때 꿈에 단종의 어머니가 나타나 '어린 조카를 내쫓고 임금이 되다니! 천하에 못된 놈이로구나.' 하고 호통을 치면서 얼굴에 침을 탁 뱉었다고 합니다. 이 일이 있은 뒤로 수양대군 몸에 마치 옴과 같은 피부병이 생겼고, 온갖 약을 다 써봤으나 효력이 없었습니다. 전국에서 이름난 명의들을 찾아서 치료방법을 물었더니 그중 한 의원이 '금와'를 장기간 복용하라고 일러주었습니다. 과연 수양대군은 금와를 복용하고 병이 깨끗하게 나았으며 그 뒤부터 금와를 약으로 쓰게 되었다는 것입니다.

뒤늦게나마 귀한 처방을 가르쳐주신 박이봉 선생님이 몹시 고마웠습니다. 그날 박이봉 선생님이 좋아하시는 소고기와 생선회를 푸짐하게 대접했습니다. 그 뒤 처방을 알았다고 해서 내가 직접 약을 만들어 쓰지 않았고 늘 박 선생님 약을 사서 썼으며, 그분이 돌아가신 다음에 만들어 썼습니다. 그것이 스승에 대한 마땅한 도리라고 생각했기 때문입니다.

뽕나무와 족제비

한 암환자가 수술받고 나서 죽었습니다. 죽은 환자 부인이 병원에 가서 암 덩어리를 달라고 애걸했더니 의사가 내줬습니다. 부인은 집에 와서 대체 암이 어떻게 생겼는지 쪼개 볼 작정으로 암 덩어리를 나무토막 위에 올려놓았습니다. 그런데 칼을 가져와서 보니 암 덩어리는 녹아서 사라졌고 껍데기만 남아 있었습니다. 이상하게 여겨 나무토막을 잘 살펴보니 그것은 바로 뽕나무였습니다.

나는 과연 뽕나무가 암 덩어리를 녹이는지 당장 실험해 보고 싶었습니다. 눈이 펄펄 내리는 어느 날, 시골에 가서 뽕나무를 구해서는 물에 넣고 푹 삶았습니다. 누런 물이 우러났습니다. 그 물을 조금씩 마셔 보았습니다. 전에 박이봉 선생님이 만든 캡슐을 먹고 죽을 뻔한 일이 있었기 때문에 조금씩 조심해서 마셨습니다. 처음에는 한 모금, 그다음은 한 컵, 그다음은 두 컵, 그다음은 한 사발, 이렇게 마셔 보았으나 몸에 아무 탈이 없었습니다.

이렇게 해서 독이 없다는 것을 확인한 다음 환자들한테 뽕나무 삶은 물을 박이봉 선생님 약과 함께 복용하게 했습니다. 몇 개월간 복용한 결과 모두 암 크기가 현저하게 줄어들었습니다. 새로운 용기가 솟았고 암을 정복하는 것은 꿈이 아니라는 확신이 생겼습니다. 뽕나무는 암 치료에 좋은 약입니다. 그러나 한두 번 먹어서는 안 되고 오랫동안 먹어야 되며, 또 많은 양을 마셔야 효력이 있습니다. 환자들에게 약을 투약한 지 5개월이 지났습니다. 환자들 상태가 좋아지는 것이 무척 신기했으며, 더 좋은 약을 만들어 보겠다는 생각 때문에 힘이 들어도 힘든 줄 모르고 열심히 환자들한테 봉사했습니다. 그들은 이 은혜를 어떻게 갚아야 할지 모르겠다며 고마움을 표시했습니다.

하루는 을지로6가에서 청계천6가로 뚫린 길을 걷고 있는데 한 노인이 족제비를 팔고 있었습니다. 걸음을 멈추고 물었습니다.

"족제비는 어디에 쓰는 겁니까?"

"족제비는 암에 좋습니다."

암에 좋다는 말에 귀가 번쩍 뜨였습니다. 족제비를 잡아 가죽을 벗기고 바싹 말린 것이었습니다. 노인이 갖고 있는 족제비를 값도 깎지 않고 모두 사서 집으로 가져왔습니다. 혹시 병균이 묻어 있을까 염려되어 족제비를 잘게 썰어 살짝 볶아 다시 말렸습니다. 무게를 달아보니 여섯 근이었습니다. 한약책을 뒤적거려 공부한 다음 건재 약방에 가서 율무, 계지(桂枝), 홍화씨(紅花仁), 측백(側柏), 당귀(當歸), 복령(茯苓)을 각각 한 근씩 사서는 족제비 여섯 근과 함께 한약제분소에서 가루 내 오동나무씨만 하게 알약을 지었습니다. 난생처음 만들어본 암 처방 약이었습니다.

그 알약을 며칠 복용해 봤습니다. 한 번에 150개를 먹어도 아무 탈이 없었습니다. 그 알약을 한번 써보고 싶던 차에 마침 한 부인이 찾아왔습니다.

"이 약국에서 암을 고친다는 말을 듣고 찾아왔습니다. 좋은 약이 있으면 주십시오."

그렇지 않아도 암환자를 찾고 있던 중이라서 무척 반가웠습니다.

"무슨 암입니까?"

"위암입니다."

"환자가 누구며 나이가 얼마나 되었습니까?"

"우리 남편인데 45살입니다."

"내일 남편 되는 분하고 같이 오실 수 있겠습니까?"

"기운이 없어서 여기까지 올 수 없습니다."

"그러면 제가 집에 가볼 수 있겠습니까?"

"그야 물론이죠."

부인을 따라가서 환자를 만났습니다. 환자는 방에 누워 있었습니다. 대개 암환자들은 바싹 말랐는데 이 환자는 뚱뚱하고 얼굴도 창백해 보이지 않았습니다.

"암으로 진단받은 지 얼마나 됩니까?"

"두 달 전입니다."

"전에 무슨 병이 있었습니까?"

"위궤양이 있었습니다."

"지금 증상은 어떻습니까?"

"음식을 보기만 해도 토할 것 같아 밥을 먹을 수 없습니다."

나는 들고 간 약 한 봉지를 내놓았습니다.

"이 약은 아무 독성이 없으며 많이 먹어도 좋습니다. 아침에 100알, 점심에 100알, 저녁에 100알씩 복용하십시오. 열흘분을 가져왔으니 다 드신 다음 우리 약국으로 와 주십시오."

그런 다음 집으로 돌아왔습니다. 약국 일이 정신없이 바빴지만 새로 투약한 암환자한테 온 정신이 쏠렸습니다. 생전 처음 만든 암약이라서 효력이 몹시 궁금했습니다. 그 환자 집으로 찾아가 효과를 확인해 보고 싶은 마음을 억제하며 기다렸습니다. 열흘이 지나고 열하루째 되는 날, 환자와 부인이 함께 찾아왔습니다. 환자는 모든 증상이 깨끗하게 사라졌다며, 이제 밥 먹을 수도 일할 수도 있다면서 얼굴에 희색이 만연했습니다. 집에서 여기까지 4킬로미터나 되는 거리를 걸어왔는데 피로도 느껴지지 않았다고 했습니다. 그 순간 나는 그때까지 느껴보지 못한 환희를 맛보았고, 암 정복이 눈앞에 다가온 것처럼 생각했습니다. 암에 대한 종합적인 지식이 없을 때라서 그 약으로 모든 암을 고칠 거라는 착각에 빠졌습니다.

스페인 암연구소에 근무

'김영수'라는 친구가 있는데 같은 반 단짝이었습니다. 그는 박사학위를 따기 위해 스페인으로 갔는데, 떠나기 전에 나를 찾아왔습니다.

"스페인에 가면 네가 스페인에 올 수 있도록 서류를 만들어 보낼 테니 수속을 밟아 스페인으로 와라. 스페인에서 네 암약이 빛을 보도록 힘써 보겠다. 그리고 만일을 위해 침술을 공부해 가지고 와라."

친구 따라 강남 간다는 말대로 나는 모든 준비를 갖추고 스페인으로 갔습니다. 그러나 스페인에 갔더니 김영수는 파나마로 떠나고 없었습니다. 스페인에 온 것을 후회했고, 졸지에 오갈 데 없는 신세가 되었습니다. 그렇다고 한국으로 다시 돌아간다는 것은 더 우스운 일이었습니다. 며칠 스페인에 머무는 동안 마리사라는 아가씨를 만났고, 그녀와 친하게 되었습니다. 마리사한테 내 처지를 이야기했더니 자기가 잘 아는 암연구소가 있다면서 나를 소개해 줬습니다. 그 덕분에 나는 스페인암연구소에 취직했습니다.

의사들이 신장암 환자 엑스레이 필름을 불빛에 비추면서 혈압이 높고 머리가 아프다는 것을 설명하는 모양인데, 무슨 말인지 알아들을 수 없었습니다. 벙어리, 장님, 귀머거리 노릇을 하고 있는 것이 상책이었습니다. 그들은 환자를 나한테 소개하면서 치료해 보라고 하는 것 같았습니다. '신장이 나쁘면 수극화(水極火) 현상으로 혈압이 올라간다'고 침술 학원에서 배운 것이 내가 아는 유일한 지식이었습니다.

갑자기 이모가 고혈압을 고친 이야기가 생각났습니다. 이모께서는 산속 외딴집에 살고 계셨는데, 밤중에 갑자기 혈압이 오르고 머리가 아프고 어지러웠으며, 심한 갈증도 났습니다. 물을 마시려고 부엌으로 가다가 그만 마루를 헛디며 마당으로 굴러떨어졌고, 다시 일어나 부엌으로 가서는 물을 마시고 방에 들어와 잤습니다. 그런데 아침에 아들이 깨어 보니 온 집 안이 피투성이고 어머니 이불과 옷도 피로 물들어 있었습니다. 아들은 어머니가 돌아가신 줄 알고는 혼비백산해서 어머니를 불렀습니다. 그러나 이모는 아무 일도 없었다는 듯이 일어났습니다. 마루에서 마당으로 떨어질 때 큰 돌에 머리가 부딪혀 피가 쏟아진 것도 알지 못했던 것입니다. 피가 쏟아진 뒤로 머리 아픈 증상이나 어지러운 증상은 완전히 없어졌다고 했습니다.

많은 의사가 내 일거일동을 주시하고 있었습니다. 긴장감으로 몸이 굳어지는 듯했지만 정신을 가다듬고 머리에 피를 내야 되겠다고 생각했습니다. '삼릉침'으로 머리를 더듬어 백회혈을 찌르니 피가 주르르 흘렀습니다. 피가 흐르는 것을 보니 겁도 나고 좀 당황스러웠습니다. 솜을 찾았으나 없었고, 피가 흘러나와 베개를 적셨습니다. 옆에 있던 간호사를 봤습니다. 간호사는 솜을 가져오라는 줄 알고 밖으로 나갔습니다.

보고 있던 의사와 환자 가족은 기절초풍을 하며 나한테 항의했습니다. 신장에 이상이 있는데 왜 머리에 피를 내느냐는 것 같은데, 내가 벙어리 노릇을 하고 있으니 저희끼리 뭐라고 떠들어댔습니다. 밖으로 나갔던 간호사는 솜을 갖고 와서 피를 닦았고, 한 의사는 혈압계를 가지고 와 환자 혈압을 쟀습니다. 잠시 후, 혈압계를 보고 있던 의사들은 완전히 기가 죽었고, 이번에는 그들이 벙어리가 되고 말았습니다. 혈압이 정상으로 돌아왔기 때문입니다.

나는 안도의 한숨을 내쉬며 승리감에 도취했습니다. 이 일이 있은 후 그들은 나를 동양에서 온 꽤 유명한 의사로 인정하는 것 같았으나 앞으로 어떤 일이 일어나 엉터리 의사로 전락하지나 않을까 하는 걱정도 들었습니다.

다음 환자는 오른쪽 유방을 수술한 뒤로 오른쪽 팔이 퉁퉁 부어 왼쪽

팔보다 두 배 넘게 굵었습니다. 이번에도 엑스레이 필름을 보며 설명하는데 무슨 말인지 전혀 알아들을 수 없었습니다. 팔, 어깨, 가슴 등에 통증이 심하고 암이 폐로 전이되어 기침이 심하다고 설명하는 것 같았습니다.

의사 설명이 끝나자 나는 환자 팔을 만져 보았습니다. 마치 돌덩이 같았습니다. 우선 통증을 제거해야겠다는 생각으로 환자 팔과 어깨, 가슴을 일일이 꾹꾹 눌러보았습니다. 통증이 있는 곳에서는 환자가 눈을 찡그리며 '두웰레(아프다), 두웰레'라고 했습니다. 아픈 곳마다 침을 놓고 뜸을 뜨기 시작했습니다. 환자는 뜨겁다고 소리를 지르고, 의사도 저희끼리 쑥덕거리더군요. 그러나 나한테 항의하지는 않았습니다.

환자가 소리를 지르든 말든 계속 치료하고 나서 아픈 곳을 꾹꾹 누르니 두웰레 소리를 하지 않았습니다. 그렇게 심하던 통증이 없어지자 환자는 눈을 둥그렇게 뜨고 신기하다는 듯이 웃었고, 의사들도 머리를 갸우뚱거리며 신기하다는 표정을 지었습니다. 이 방법으로 통증은 해결했으나 암덩어리는 조금도 줄어들지 않았습니다. 박이봉 선생님 약과 내 약을 투약했으나 암은 줄어들지 않고 기침만 덜할 뿐이었습니다. 생각다 못해 뜸을 더 크고 세게 뜬 다음 부항으로 나쁜 피를 빼냈습니다. 딱딱하던 것이 약간 말랑말랑해졌으나 부기는 여전했습니다.

그러나 환자는 만족해했습니다. 아무리 강한 진통제를 주사해도 통증을 제거하지 못했는데 나한테 치료받으면서부터 통증이 없어지고 기침도 줄어들어 잠을 편하게 잤기 때문입니다. 말기 암환자가 통증 없이 편안하게 죽는 것도 행복한 죽음이라고 할 수 있습니다. 고통 없이 죽게 하는 유일한 치료법은 침과 뜸밖에 없는 것으로 생각합니다.

반묘로 자궁암을 고쳐

환자를 보기에 앞서 의사들은 엑스레이 필름을 보여주며 병력을 설명했습니다. 환자는 40세 부인으로 자궁암 수술을 두 번 했으며, 재발해 더 이상 수술할 수 없다고 하는 것 같았습니다. 우선 통증을 제거하려고 배를 눌러 보니 자궁 주위에 통증이 있었는데, 치료하기 아주 거북한 부위였습니다. 부인 옷을 벗기고 털이 수북한 불두덩에 침을 놓고 뜸을 뜨려니 얼굴이 화끈거렸습니다. 그래도 자궁 질환에 효험이 있는 혈에 침을 놓은 뒤 치료방법을 생각해 봤습니다.

가까운 친척 아저씨가 한 분 있는데 그는 주색잡기로 가산을 탕진한 사람입니다. 여자를 좋아하다 보니 임질, 매독 등 성병이란 성병에는 단골손님이 되었습니다. 온갖 항생제와 606호 등 현대의학이 만든 약이란 약은 모두 복용했으나 완치되지 않았습니다. 그러던 중에 한 농사꾼한테 반묘가 성병에 즉효라는 말을 듣고는 반묘를 잡아 발과 날개를 떼어내고 통째로 삼켰습니다. 그 후 4~5시간이 지나자 오줌소태가 나서 소변을 보려 했으나 잘 나오지 않아 계속 화장실에 앉아 있었습니다. 이런 상태가 4~5시간 계속되자 고통이 얼마나 심했는지 죽는 줄 알았다며, 만약 그 농사꾼이 옆에 있었다면 일을 저질렀을지도 모른다고 했습니다.

엄청난 통증을 참고 있는데 생식기로 멍울멍울한 덩어리가 나왔고, 그때는 통증이 더욱 격심해 기절할 뻔했다고 합니다. 작은 구멍으로 그런 불순물이 나오고 있었으니 아프지 않을 수 없었을 겁니다. 불순물이 다 나오자 고통은 사라졌으며 그 무서운 임질과 매독도 깨끗하게 나았고, 10년이 지난 지금도 아무 이상 없습니다. 아저씨는 조카가 약국을 하니까 알려준다면서 반묘를 잘 쓰면 성병에 백발백중이라고 했습니다.

나도 어렸을 때 반묘를 많이 봤습니다. 여름철 학교에 갔다가 올 때 길가 풀잎에 앉아 있는 걸 많이 봤습니다. 가까이 가면 포르르 날라서 몇십 미터 앞으로 날아가 앉고, 다시 가까이 가면 또 몇십 미터 앞으로 날아가 앉곤 했는데, 날개에 파랗고 노랗고 빨간 빛깔이 있어서 아주 예뻤습니다. 또 반묘는 길을 안내한다고 해서 '길잡이 벌레'라고 부르기도 했습니다. 『방약합편』과 『동의보감』에는 반묘가 수기(水氣)를 통리한다고 적혀 있는데 이는 신장, 방광 등 생식기 질환을 다 고친다는 뜻입니다.

나는 아저씨 말을 들은 즉시 경동시장으로 달려가 반묘를 샀습니다. 그리고는 가루를 내 소량을 캡슐에 넣어 먹었습니다. 4~5시간이 지나자 아저씨가 겪은 고통과 같은 고통이 나타났습니다. 그러나 좋은 약을 만들겠다는 욕심으로 실험을 계속했습니다. 그다음부터는 눈곱만큼씩 먹기 시작해 차츰 양을 늘려나갔습니다. 그렇게 실험한 끝에 먹어도 탈이 안 날 적당한 양을 찾아냈습니다. 한 번 복용량은 귀이개로 하나가 적당했습니다. 이 방법으로 성병 환자를 치료했는데 백발백중이었습니다. 성병뿐만 아니라 여자의 냉·대하증, 자궁출혈 등 모든 생식기 질환을 근본적으로 치유했으며, 불임증 여자가 먹으면 임신하고 임신한 여자가 먹으면 낙태했습니다.

이와 같은 경험을 바탕으로 자궁암 환자에게 반묘를 투약했습니다. 하루 두 번 12시간마다 투약했더니 한 달쯤 뒤에 자궁에서 주먹보다 큰 암덩어리가 나왔다는 얘기를 들었습니다. 그래서 그 암 덩어리를 어떻게 했느냐고 물었더니 변기에 버렸다고 해서 다음에 또 나오면 버리지 말고 나한테 가져오라고 단단히 부탁했습니다. 그 이튿날 또 덩어리가 나왔는데 먼저 나온 것보다 작다면서 그 덩어리를 나한테 주었습니다. 열 살쯤 된 아이 주먹만 한 핏덩어리였습니다. 물로 깨끗하게 씻고 다시 알코올로 씻었습니다. 서로 다른 살점이 한데 뭉친 것 같았는데, 하도 신기해서 알코올에 넣어 지금까지 보관하고 있습니다.

이와 같은 일이 있은 후 의사나 간호사들이 나를 만나면 엄지손가락을 번쩍 들며 인사하곤 했는데, '네가 제일이다'고 하는 것 같아 마음이 즐거웠습니다.

파나마 대통령 주치의가 되다

그 뒤 김영수와 연락이 닿아 대서양 건너편에 있는 파나마로 갔습니다. 파나마 고위층과 가깝게 지내는 김영수의 도움으로 대통령 측근 가족인 암환자 세 사람을 치료하기로 했습니다. 췌장암과 간암, 뼈암 환자였는데 스페인암연구소에서 치료한 경험을 활용해 약을 복용시키는 한편, 침, 뜸, 부황으로 환자들의 통증을 제거했습니다. 돈 한 푼 받지 않고 날마다 찾아가 열심히 치료해 주니 모두 나를 구세주같이 대우해 주었습니다. 측근들을 통해 이와 같은 사실을 알게 된 라카스 대통령은 어느 날 사람을 보내 나를 만나고 싶으니 대통령궁으로 오라고 했습니다. 반가운 소식이었습니다. 한 나라 대통령을 만난다는 것은 영광스러운 일임이 틀림없습니다.

우리가 대통령궁에 도착하자 대기하고 있던 안내원이 2층에 있는 대기실로 안내했습니다. 대통령을 기다리는 동안 긴장되어 몸이 떨렸습니다. 잠시 뒤에 비서가 나와 우리를 다시 대통령 집무실로 안내했는데, 키가 큰 백발 대통령이 우리를 반갑게 맞아줬습니다. 대통령이 반갑다며 악수를 청하자 너무 감격스러워 그의 손을 꼭 잡고 머리를 숙였습니다. 서로 악수를 한 뒤 소파 양쪽에 앉아 대통령 말을 들었습니다.

"내 친구들한테 한 선생과 김 선생에 대한 이야기를 많이 들었습니다.

환자들을 치료해 그들이 건강을 회복하고, 또 사회 활동도 할 수 있게 되었다는 말을 듣고는 놀라움을 금할 수 없었습니다. 앞으로 한 선생이 하시는 일은 적극적으로 도와드리겠습니다. 어려운 사항이 있으면 비서를 통해 연락해 주십시오."

이렇게 대통령과 여러 이야기를 나누고는 면담을 끝냈습니다. 그 뒤 대통령은 각료회의에서 지금까지 보수를 받지 않고 일했는데 앞으로는 월급을 지급해야 하지 않겠느냐고 했고, 각료들도 대통령의 제의를 받아들였습니다. 그래서 월급을 얼마 받으면 좋겠느냐며 비서를 통해 나한테 물었습니다. 친구와 의논해 1,200달러를 신청했는데 대통령께서는 그다음 날 바로 1,200달러가 든 봉투를 보내주셨습니다.

파나마 대통령은 내가 치료하고 있는 환자들한테 지대한 관심을 보였고, 병원에 있는 암 전문의에게는 내가 치료하고 있는 환자 상태가 어떻게 변하는지를 정확하게 검사하라고 명령을 내렸습니다. 의사들 진단에 따르면, 암 덩어리 자체는 그대로 있으나 환자들 건강 상태는 완전히 회복되었습니다. 그러나 파나마에서는 좋은 약재를 구할 수 없어서 대통령한테 한국에 가서 좋은 약재를 구해 오겠다고 했고, 대통령은 충분한 여비를 주었습니다.

약침 치료법 연구

종로5가에서 옛 서울대학 쪽으로 50미터쯤 가면 침구서점이 하나 있습니다. 거기 가면 의사도 아니고 한의사도 아닌 제3의학을 연구하는 분들이 늘 있었습니다. 그들은 이 좁은 책방에 모여 앉아서 정보와 지식을 나눕니다. 나도 그 사람들 틈에 끼여 대화를 거들기도 하고 점심을 대접하기도 했습니다.

거기서 알게 된 한 분이 '남상천'이라는 사람이 쓴 『경락』이란 책을 소개해 주었습니다. 그러나 나온 지 오래되어 책방에는 없었는데, 그는 고맙게도 자기 집에 있던 책을 나한테 선물로 줬습니다. 그 책을 읽고 '남상천'이란 분이 제3의학의 선구자인 것을 깨달았습니다. 나름대로 독창적인 이론을 만들고, 또 한약재로 주사약 만드는 법을 개발해 세상에 발표하기도 했는데, 그 이론과 방법대로 해보니 과연 놀라운 효력이 나타났습니다.

그분이 산조인으로 주사약을 만들어 치질을 고쳤다는 기록을 읽고, 마침 아는 친구가 치질과 치루로 고생하고 있는 것이 떠올랐습니다. 그분 기록대로 껍질을 부순 산조인 50알을 1분간 끓여 여과하고, 그 여과한 용액을 항문 주위에 주사했습니다. 그 이튿날 어떤가 하고 물어보니 신기하게도 모든 증상이 사라졌다고 했습니다. 3일 간 주사를 놓자 그 친구 병은 완전히 나았습니다.

최근에는 산조인을 암에도 실험해 봤습니다. 나는 항문 주위에 암이 있었습니다. 그래서 암 주위에 주사를 놓자 그 이튿날 굵은 밤톨만 하고 딱딱한 덩어리가 생겼습니다. 혹 떼려다 혹 붙인 격이었습니다. 엉덩이에 혹을 달고 다니자니 괴롭기가 이루 말할 수 없었습니다. 특히 차를 타거나 바닥에 앉을 때는 더욱 아프고 괴로웠습니다. 암을 연구하는 사람이 병원가서 수술하기는 싫었고, 또 경과를 보기 위해 참고 참으며 일 년간 지냈더니 그 덩어리가 없어졌습니다. 암은 완전히 소멸하지 않았지만 더 악화되지도 않았습니다.

파나마 대통령 부탁으로 일시 귀국해 새로 만든 암 치료약 처방은 다음과 같습니다. 청개구리, 연육, 산조인, 행인, 율무, 해표초, 창출 각 2킬로그램, 초오 1킬로그램, 해삼 2킬로그램, 목화씨 12킬로그램.

이상과 같은 재료를 가루 내 알약으로 만들어 내가 며칠 복용해 본 결과, 아무 이상이 없었습니다. 암환자도 아닌 내가 복용해 본 것은 독성이 있는지 없는지를 확인해 보기 위한 것이었습니다. 이렇게 만든 암 치료약을 가지고 파나마로 돌아가 예전에 치료하던 췌장암 환자, 간암 환자, 골수암 환자한테 다시 투약하기 시작했습니다. 이들은 모두 현대의학으로는 치료가 불가능하다고 판정받은 환자였습니다.

그들은 내가 다시 와서 치료하니 무척 좋아했습니다. 그러나 마음은 무거웠습니다. 암은 증상이 천차만별이므로 과연 내가 만든 약으로 이 환자들 암을 완치할 수 있을까 하는 의문을 지울 수 없었기 때문입니다. 라카스 대통령이 의사들한테 지시해 세밀하게 검사하라고 했더니, 모든 암이 완전히 치유되었다는 보고를 받았다고 했습니다. 나는 가슴이 벅찼습니다.

우냐 데 가토

페루에서 있었던 일입니다. 시내버스 종착지에 내리자 약초 파는 장사꾼들이 길 양옆으로 장사진을 이루고 있는 게 보였습니다. 호기심이 생겨 한참이나 구경했습니다. 우리나라에서는 볼 수 없는 생소한 약초들이었습니다. 그런데 한 약초 장사꾼이 자기 사진이 크게 실린 신문을 좌판 옆에 걸어놓고 있는 것이 눈에 띄었습니다. 신문에 적힌 기사를 자세히 들여다보니, 그 사람이 자연 약초로 위암 환자를 고쳤다는 내용이었습니다. 암을 고쳤다는 내용에 눈이 번쩍 뜨여 사실인지 아닌지를 알아보고 싶었습니다.

"당신이 위암을 고쳤다는 것이 사실인가?"

"사실이다."

"당신이 고친 환자를 만나볼 수 있는가?"

"만나볼 수 있다."

"나하고 같이 가서 그 사람을 만나게 해줄 수 있나?"

"만나게 해줄 수 있다. 그러나 장사해야 하기 때문에 어렵다."

"내가 당신 약을 전부 살 테니 같이 가자."

"좋다. 약값을 먼저 지급해라."

"약값을 전부 계산해 봐라."

이렇게 해서 100달러쯤 되는 약초값을 지급하고 그와 함께 환자 집으로 찾아갔습니다. 환자와 그 가족들은 우리를 보자마자 반가워서 어쩔 줄 몰랐습니다. 자꾸 들어오라고 했지만 사양하고 돌아왔습니다. 그가 자연 약초로 위암을 고친 것은 틀림없는 사실이었습니다. 그 약초 이름은 우냐 데 가토(Uña de Gato)였습니다. 번역하면 '고양이 발톱'이라는 뜻입니다. 이 약초는 남미에서 암을 고치는 것으로 유명합니다. 이 약초 효과를 실험해 보려고 갖고 다니다가 도둑맞는 바람에 기회를 놓치고 말았습니다.

훗날 스페인에서 내 병원을 방문한 유방암 환자 한 사람이 '우냐 데 가토'를 복용하고는 통증도 멎고 암 덩어리도 줄었다고 했습니다. 어떻게 그 약초를 구했느냐고 물었더니 스페인 의사가 주었다고 했습니다. 약을 좀 보여 달라고 했더니 캡슐에 든 약을 보여 주었습니다. 마치 커피 가루와 같았으며 맛을 보니 틀림없는 그 약초였습니다. 이 약초가 스페인에도 보급되고 있었던 것입니다.

스페인에서 수많은 난치병자 구료

스페인을 떠난 지 만 2년이 지나서 다시 마드리드에 오니 감회가 새로웠습니다. 옛날에 일하던 암연구소를 찾아가고 싶었습니다. 그러나 여름 방학이 끝나면 돌아오겠다고 했는데 2년이나 지나서 다시 찾아간다는 것은 도리에 어긋나는 일인 것 같아 새 일자리를 찾아보기로 했습니다.

세월은 2년이 흘러갔으나 거리 모습은 변함이 없었습니다. 그러나 2년 전 이 거리를 오가던 때와는 마음이 전혀 달랐습니다. 지도를 펴놓고 호스탈 주인한테 남쪽이 어디냐고 물었습니다. 그는 알루체라고 대답했습니다. 호스탈에서 나와 지하철을 타고 알루체로 향했습니다. 지하철에서 내려서는 알루체 중심지에 있는 제일 큰길을 걸었습니다. 길옆은 공원으로 소나무, 미루나무, 버드나무 등이 많아 기분이 상쾌했습니다.

300~400미터 걸었을 때 병원 간판이 눈에 들어왔습니다. '산 호세 폴리클리니카'라고 쓰여 있었습니다. 들어가 보고 싶은 마음이 들었습니다. 마음을 굳게 먹고, 큰기침을 한 후, 문을 열고 대담하게 들어갔습니다. 대기실에 환자들이 꽉 차 있었습니다.

나는 제일 마지막 환자 옆에 앉아 차례를 기다렸습니다. 낯선 동양 사람이 앉아 있으니 모두 힐끔힐끔 쳐다봤습니다. 몇 시간을 기다린 끝에 내 차례가 되었습니다. 간호사가 나를 의사한테 안내했습니다. 키가 작고 뚱뚱한 의사였습니다. 그는 어떻게 왔느냐고 물었습니다.

"나는 한국 사람이며 침술 의사입니다. 당신 병원에서 일하고 싶어서 왔습니다."

"월급을 얼마나 주면 되겠습니까?"

의사 자격증이 있느냐고 물을 줄 알았는데 월급 먼저 묻는 걸 보니 합격한 것은 틀림없는 것 같았습니다.

"당신이 주인이니 당신이 결정하십시오."

"뚜! 뚜!"

그는 이 말을 연발했는데 네가 결정하라는 뜻입니다.

"씽꾸엔 따 뽀르씨엔따, 씽꾸엔 따 뽀르씨엔따."

나는 이렇게 대답했는데, 곧 당신이 50퍼센트 내가 50퍼센트라는 뜻입니다.

"좋다, 좋다!"

그는 이렇게 또 연발했습니다. 나중에 안 일이지만, 이 병원에서 일하는 다른 의사들은 수입의 30퍼센트를 주인 의사한테 주고 70퍼센트를 자신이 가져갔습니다. 그런데 50퍼센트를 준다고 했으니 주인 의사는 신이 났던 것입니다. 이 같은 이익분배방식이 그한테는 유리하고 나한테는 불리했지만, 우선 일자리를 구했으니 기분이 날아갈 것 같았습니다.

그는 내 주소와 전화번호를 적은 뒤에 돌아가서 기다리라고 했습니다. 나는 기분이 좋지 않았습니다. 일을 시키려면 오늘부터 시킬 것이지 집에 돌아가서 기다리라니, 또 얼마나 기다려야 할지 막연했습니다. 하루를 보내고 이틀을 기다렸으나 연락이 없었습니다. 사흘째 되는 날 다른 병원을 찾아 나서려고 옷을 갈아입을 때였습니다. 호스탈 주인이 전화가 왔으니 빨리 받으라고 왔습니다.

의사 베르메호(Dr. BERMEJO)였습니다. 그는 빨리 와서 환자를 치료하라고 했습니다. 약과 침을 넣은 가방을 들고 지하철을 탔습니다. 병원에 도착하자 베르메호 의사가 말했습니다.

"80세 먹은 할머니가 오줌소태에 걸려 밤마다 온 집안 식구들이 잠 한숨 못 자고 있습니다. 고칠 수 있겠습니까?"

"그런 것쯤이야 땅 짚고 헤엄치기입니다."

"그게 무슨 뜻입니까?"

"아, 얕은 물에서 수영하는 것처럼 쉬운 일이라는 뜻입니다."

그는 내 말을 듣더니 어이가 없다는 표정이었습니다. 간호사 안내로 환자 집에 가서 침을 놓은 다음 반묘를 넣은 캡슐을 3알 주며 내일 오겠다고 했습니다. 그다음 날 갔더니 환자가 정상으로 돌아왔다며 온 가족이 좋아했습니다. 베르메호 역시 자기네 약으로 해결할 수 없었던 오줌소태를 단 하루 만에 고치는 것을 보더니 감탄하는 듯했습니다.

그는 다시 한 여자 환자를 소개했습니다. 무도병 환자였습니다. 걸음을 걷는 모습이 마치 춤을 추는 것처럼 보였습니다. 『황제내경』에 있는 처방대로 지정혈, 외관혈, 광명혈, 백회혈, 사관혈을 치료하니 즉시 발에서 힘이 나고 걸음이 떨리지 않았습니다. 옆에서 이 광경을 보고 있던 베르메호는 내 의술에 압도당한 듯했습니다. 그래서 나를 유명한 의사로 사람들한테 소개하기 시작했습니다.

환자가 늘어나자 베르메호는 별도로 집을 사서 침술병원을 차렸습니다. 또 내 노동허가 문제를 해결하기 위해 변호사를 불러 상의했고, 의사 동업자라는 새로운 직종을 만들어 이민청의 허가를 받았습니다. 그리고 혹시 무슨 일이 생기면 책임을 분담하겠다는 속셈으로 스페인에서 유일무이한 침술연구소 소장인 까발(CABAL)이란 사람한테 부탁해 거기서 내가 일하도록 주선해 주었습니다.

위대한 오행침술

1972년에 미국 닉슨 대통령이 중국을 방문했습니다. 그때 닉슨은 한 병원을 시찰해 환자를 침으로 마취하고 수술하는 장면을 구경했습니다. 닉슨은 물론이고 수행하던 기자도 감탄을 아끼지 않았고, 이 사실은 전 세계에 보도되었습니다. 이것을 계기로 전 세계에 침술이 보급되었고, 1980년대 스페인에도 침술 보급이 활기를 띠었습니다. 스페인에 침술을 최초로 보급한 사람은 까발인데, 그는 변호사로서 시대감각이 예민한 사람이었습니다. 미국에서 침술 보급이 활기를 띤다는 말을 듣고 재빨리 미국으로 건너가 침술을 배운 것입니다. 스페인으로 돌아와서는 침술연구소를 차리고 침술 강의를 시작했는데, 의사와 의사 보조원이 전국에서 몰려들어 초만원을 이루었습니다. 그러자 그는 혼자 감당할 수 없어서 '만기'라는 베트남 침술 의사를 초청해 강의하게 했습니다.

'만기'라는 침술 의사는 프랑스에서 의과대학을 졸업했으며 침술 서적도 많이 낸 사람입니다. 그의 침술 강의실에 들어가 보니 앉을 자리가 없어서 서서 강의를 듣고 있었습니다. 프랑스어로 강의하면 통역원이 스페인어로 통역하는 방식이었습니다. 그리고 침술연구소는 침술을 강의하는 팀과 침술로 치료하는 팀으로 나뉘어 있었는데, 나는 침술 치료반에 편입했습니다. 침술 치료를 하는 팀에는 중국인, 일본인, 아르헨티나인 등이 일하고 있었습니다. 환자도 많았는데 상당수가 현대의학으로는 해결하지 못한 환자였습니다.

처음 들어가서 그런지 아니면 텃세를 하느라고 그런지 나한테는 일을 시키지 않았습니다. 그래서 빙빙 돌아다니며 그들이 치료하는 것을 구경만 했습니다. 중국인과 일본인이 침놓는 걸 직접 봤는데, 실력이 대단한 줄 알았으나 모두 돌팔이나 마찬가지였습니다. 침술 이론과 치료가 일치되지 않았고, 또 엉뚱한 곳에 침을 놓고 있었습니다. 생각 같아서는 그들을 쉬게 하고 내가 치료하고 싶었으나 예의가 있고 앞뒤가 있는 법이라 그럴 수 없었습니다.

그러나 3개월이 지나도 나한테는 전혀 일을 주지 않았습니다. 생각 끝에 까발 소장을 찾아가 중국인과 일본인이 못 고치는 환자만 골라서 나한테 보내라고 했습니다. 그는 의아하게 보더니 그렇게 하겠다고 약속했습니다. 다음날 소장은 나한테 다음과 같은 환자를 소개했습니다.

① 척수마비 환자 나는 척추가 마비되어 잘 움직이지 못하는 환자한테 침을 놓고는 30분 뒤에 뺐습니다. 소장과 중국인, 일본인이 내 시술을 구경했습니다. 내가 환자한테 허리를 구부리거나 돌려 보라고 했더니 신기하게도 통증이 없다며 좋아했습니다. 이 광경을 본 중국인과 일본인은 코가 납작해지지 않을 수 없었습니다. 그들 체면이 내 앞에서 엉망이 된 것입니다. 그러나 까발 소장은 백만 대군을 얻은 것처럼 기뻐하며 점심 대접을 하겠다며 은밀히 말했습니다. 실력이 있으면 어디를 가도 존경받는다는 이치를 깨달았습니다.

② 젖꼭지가 아픈 환자 이 환자는 25세 처녀인데 젖꼭지가 아파 3년간을 고생한 경우입니다. 유방암인 줄 알고 병원 가서 정밀검사를 했으나 암은 아니라고 했습니다. 마지막 희망으로 이곳을 찾아와 20일 동안 치료했으나 효력이 없었습니다. 까발 소장이 치료할 수 있겠느냐고 묻기에 나는 물론 할 수 있다고 대답했습니다. 경락상으로 보면 위경락이 유방 한복판 젖꼭지를 통과합니다. 그래서 위정격에 침을 놓고는 젖꼭지를 만져보라고 했습니다. 환자가 통증이 없다고 하자 모두 눈이 화등잔만 해져서 사방을 두리번거렸습니다.

③ 견갑통 환자 역시 중국인과 일본인이 치료했으나 고치지 못한 환자였습니다. 아픈 곳에 침을 놓으면 그때만 통증이 덜하다가 시간이 지나면 또 재발하곤 했습니다. 견갑골을 진단했더니 병풍혈과 천종혈에 통증

이 있었습니다. 이것은 분명히 소장경락이라서 소장승격에 침을 놓으니 즉시 통증이 사라졌습니다.

④ **편두통 환자** 환자를 진단하니 담경락에 통증이 있었습니다. 담승격과 간정격에 침을 놓고, 백회혈을 사혈했더니 즉시 완치되었습니다.

⑤ **무릎관절통 환자** 무릎관절은 안쪽으로는 비경이 통과하고, 바깥쪽으로는 위경이 통과합니다. 비승격과 위정격에 침을 놓아 완치시켰습니다.

⑥ **목이 붓고 아픈 환자** 경락상으로 보면 대장경락과 위경락이 목 양쪽으로 통과하고, 목 한복판에는 임맥이 통과합니다. 대장승격과 위정격이 궁합이 잘 맞고, 임맥을 위해서는 열결에 자침했더니 즉시 효과를 보았습니다.

⑦ **신경과민 우울증 환자** 스페인 말로 데프레숀(depresión)이라고 합니다. 은행원이었는데 데프레숀이 하도 심해 일할 수 없을 정도였고, 3년이나 고생했답니다. 의사들은 수면제만 복용시켰는데, 처음에는 하루에 한 알씩 복용하다가 지금은 하루에 두세 알씩 먹어야 잠을 잘 수 있으며, 수면제를 많이 복용해 간까지 나빠진 상태였습니다. 오행침술을 개발한 사암도인은 이와 같은 증세를 상화치법(相火治法)으로 다스렸습니다. 따라서 음곡과 대돈을 보하고 외관과 곤륜을 사했으며, 간이 나빠진 증세에 간승격을 합방해 침을 놓았습니다. 일주일 동안 치료하며 환자에게 땀이 나도록 운동시켰더니 완치되었습니다.

⑧ **알레르기 환자** 까발 침술연구소에서 한 달 동안 치료받았으나 효험이 없었습니다. 약을 먹거나 음식을 잘못 먹으면 온몸에 두드러기가 생겼습니다. 피부는 폐와 대장이 지배하고 근육은 비위가 지배한다는 침술이론에 따라 치료했습니다. 하루는 비승격에 폐정격을 합방하고, 다음 날은 위정격에 대장승격을 합방해 침을 놓았더니 5일 뒤에 완치되었습니다.

목화씨로 혀암 치료

베르메호, 까발과 일한 지 어느덧 4년이 흘러갔습니다. 4년 동안 침술에 전념해 많은 연구와 실험과 경험을 쌓았고, 환자를 잘 고친다는 소문도 나서 정신없는 나날을 보냈습니다. 베르메호와 까발은 손가락 하나 까딱하지 않고 해마다 집 한 채씩 살 돈을 벌었으니 내 덕을 톡톡히 본 셈입니다.

나는 스페인어로 『침술치료(TRATAMIENTO DE ACUPUNTURA)』란 책을 출판했습니다. 이 책은 침술로 병을 고치는 데 큰 도움을 주었는데, 그 무렵 침술연구소에서는 의사들한테 침술 이론만 가르쳐주고 실기는 가르쳐주지 않았기 때문에 실제 실력은 형편없었습니다.

내가 침술 실기에 관한 책을 내자 의사들은 몹시 좋아했습니다. 게다가 책에 나온 방법대로 침을 놓으니 환자도 잘 고치고, 더불어 의사로서의 체면과 권위도 높아지니 이중의 효과를 거둔 셈이지요. 나 역시 한국 사람으로는 최초로 스페인에서 침술책을 냈다는 자부심과 스페인 침술계에도 도움을 줬으니 국위 선양에 한몫했다는 보람을 느꼈습니다.

어느 날 한국대사관 대사가 나를 만나고 싶다는 전화가 왔습니다. 대사는 먼저 침술책을 낸 것에 대해 축하하고는 암에 대해서도 연구한다는 말을 들었다면서 마침 아는 사람이 혀암을 앓고 있는데 치료할 수 있겠느냐고 물었습니다. 스페인에 온 지 4년이 되도록 침술 치료에 눈코 뜰 새 없이 바빠서 암에 대해서는 까마득히 잊고 있었는데 암환자를 소개하겠다고 하니 반가웠습니다. 혀암 환자를 치료한 경험은 없지만 치료해 보기로 했습니다.

환자는 혀끝에 종양이 자라고 있었습니다. 나는 갖고 있던 약을 먹게 하는 한편 목화씨를 먹게 할 요량이었습니다. 스페인 남쪽 안달루시아 지방에서 목화를 많이 재배하는 것을 본 적이 있어서 곧 안달루시아로 가서 목화씨를 구했습니다. 기계로 목화씨를 빼냈으므로 목화씨에는 솜 하나 붙어 있지 않아 깨끗했고, 빛깔도 숯처럼 검었습니다. 1개월간 복용하게 하자 혀에 있던 암 덩어리가 빠져나왔습니다. 마치 수술이라도 한 것처럼 혀에서 암 덩어리가 떨어져 나간 것입니다. 놀라운 성공이었습니다.

이를 확인한 대사는 세계적인 기적이라며 칭찬을 아끼지 않았습니다. 그리고는 보사부 장관과 친분이 있는데, 한국에서 암 치료약을 개발하도록 건의하겠으니 기다려보라고 했습니다. 그는 내가 암을 고치기 전에는 한 선생이라고 부르다가 혀암 환자를 고친 뒤부터는 한 박사라고 불렀습니다. 순식간에 학위 없는 박사가 되었습니다.

다음은 우리나라에 있을 때였습니다. 약국에 있는데 위암에 걸린 한 할머니가 찾아왔습니다. 나이는 70세쯤 되었으며 몇 년 전부터 체기가 있어 고생했는데 얼마 전에 병원 가서 검사해 보니 위암이라는 진단을 받았습니다. 현대의학으로는 확실하게 치료할 수 없다고 해서 방사선요법과 화학요법도 받지 않았다고 했습니다.

암환자만 만나면 신바람이 나고 일할 의욕이 생기는 것은 아마 전생에서 맺은 인연 때문일 거라는 생각이 들었습니다. 지금까지 만든 약보다 더 빨리 낫고 효력이 좋은 약을 만들고 싶었습니다. 한약 중에서 가장 독성이 강한 초오, 부자, 천오, 천남성 등을 구입해 검정콩, 북어, 감초를 넣고 끓인 뒤 햇볕에 말리고, 석웅황을 섞어 제분소로 가져가 오동나무씨만 하게 알약을 지었습니다.

먼저 내가 먹어봤습니다. 첫날은 5알을 3회 복용했으나 아무 반응이 없었습니다. 그다음 날은 10알을 복용했고 사흘째 되는 날은 15알을 복용했습니다. 몸에 약기운이 퍼지는 것을 느낄 수 있었습니다. 그래서 1회 15알로 하루에 3회씩 투약을 시작했습니다. 이 약을 복용한 할머니는 위가 편안하고 소화도 잘되어 밥을 먹을 수 있게 되었다면서 고맙다고 했습니다. 나는 기고만장해서 더 빨리 고쳐주고 싶은 생각이 들었습니다. 지금까지 실험해 본 약 중에서 가장 효력이 큰 목화씨를 약침으로 만들어 보고 싶었습니다. 목화씨 1백 알을 증류수에 넣고 1분 동안 끓인 다음 여과해 약침을 만들었습니다.

내 몸에 직접 실험하려는 순간, 이웃집에서 기르는 3개월 된 강아지가 꼬리를 흔들며 인사하는 게 아니겠습니까. 마침 잘됐다는 생각으로 당뇨병 환자들이 사용하는 주사기로 강아지한테 약침을 놓았습니다. 밤새도록 강아지가 죽지는 않았나 하고 걱정되었습니다. 그다음 날 이른 아침에 나가 보았더니 강아지는 죽지 않았고, 나를 보자 꼬리를 흔들며 따라왔습니다. 고마워서 도넛을 하나 사줬더니 신 나게 먹었습니다.

이와 같은 실험을 거치고 나서 저녁 5시 무렵에 위암에 걸린 할머니한테 약침을 놓았습니다. 그런데 밤 9시 무렵에 병원에서 전화가 왔습니다. 약침을 놓은 할머니가 입원했으니 빨리 병원으로 오라는 전화였습니다. 앞이 캄캄하고 심장이 멎는 듯했습니다. 개한테 실험하지 말고 내 몸에 실험했더라면 이런 일은 없었을 걸 하고 후회했습니다. 그러나 이미 엎질러진 물이었습니다.

병원 가기가 무서웠습니다. 의사도 아니고 약사도 아닌 주제에 약침을 만들어 사람을 상하게 했으니 문제가 심각했습니다. 그들이 무슨 약침을 놨느냐고 하면 어떻게 대답해야 할지도 걱정이었습니다. 그리고 그들이 고발하면 틀림없이 교도소에 들어갈 판이니 생각할수록 숨이 막혔습니다. 내일이라도 스페인으로 떠나고 싶은 생각이 문득 들었습니다. 그러나 문제를 해결하는 방법치고는 졸렬한 것 같았습니다. 만약 그 할머니가 돌아가신다면 어떻게 될 것인가? 사람을 죽여 놓고 도망간다면 그것은 더 큰 죄가 되어 틀림없이 지옥으로 떨어질 것입니다.

내가 저지른 일은 내가 응보를 받는 것이 떳떳하고 사나이다운 일이라고 생각했습니다. 비록 교도소에 가는 한이 있더라도 사필귀정, 즉 정도를 가는 것이 옳은 일입니다. 이렇게 마음을 먹으니 편안해졌습니다. 또 한 번쯤 감옥살이하는 것도 나쁜 것은 아니라는 생각도 들었습니다. 그러나 사람을 죽이려고 약침을 만든 것이 아니라 사람을 살리려고 한 일이기 때문에 양심의 가책은 없었습니다. 하늘이 도와줄 것이다, 이렇게 마음을 정리하고 할머니 병실로 찾아갔습니다.

환자 주위에 가족들이 둘러서 있었습니다. 그들 시선이 나한테 집중되는 것을 느끼며 다가갔습니다. 인사를 하니 한 사람도 받아주지 않더군요. 마치 큰 죄인을 대하듯이 냉랭했습니다. 환자는 눈을 감은 채 덜덜 떨고 있었으며, 간호사는 할머니 배 위에 보자기로 싼 얼음주머니를 올려놓았습니다. 왜 얼음주머니를 올려놓느냐고 물었더니 열이 40도 이상이라서 열을 내리기 위해 올려놓았다고 했습니다.

몇 년 전, 박이봉 선생님이 초오를 넣고 만든 약을 먹고 입원했을 때와 증상이 같은 것 같았습니다. 그때 뜨거운 물과 우황청심환을 먹고 회복했던 기억이 떠올랐습니다. 간호사한테 얼음주머니를 내려놓고 대신 뜨거운 물을 마시게 하라고 했습니다. 그러나 의사 선생님이 시킨 일이기 때문에 다른 사람의 지시는 받을 수 없다고 했습니다. 추워서 덜덜 떨고 있는 환자한테 얼음주머니를 올려놓으면 죽는 법이니 얼음을 치우라고 재차 요구했으나 마이동풍이었습니다. 우선 환자를 살려놓고 봐야겠다는 생각으로 얼음주머니를 내려놓았더니 간호사가 달려가 의사 두 명을 데리고 왔습니다.

"누가 얼음주머니를 내려놨어?"

의사가 간호사한테 물었습니다.

"이분이 내려놨습니다."

의사는 화가 난 표정으로 나를 주시했습니다.

"무엇 때문에 이 얼음주머니를 내려놨소?"

"이 할머니 생명을 구하기 위해서요."

"생명을 구한다고? 여기는 병원이오. 여기는 우리가 일하는 곳이지 당신이 일하는 곳이 아니오."

"잘 압니다. 나도 스페인 병원에서 일하고 있는 사람이오. 추워서 덜덜 떨고 있는 환자한테 얼음주머니를 올려놓으면, 이 할머니는 중풍을 맞거나 돌아가실 거요. 그래서 이 얼음주머니를 내려놨소."

"이 양반아! 열이 40도 이상 올라가면 생명이 위험해. 열을 내리기 위해서 얼음을 올려놨는데 무슨 잔말이야?"

속에서 불길이 치밀었지만, 이 같은 일이 일어나게 된 것은 나 때문인지라 꾹 참았습니다.

"여보시오, 의사 선생! 이론대로 하면 당신 말이 맞소. 그러나 사실은 그와 반대라는 것을 알아야 하오. 한의학적인 측면에서 설명하면, 속에 있는 열이 전부 밖으로 빠져나왔기 때문에 피부 열은 40도 이상으로 올라가지만 오장육부에는 열이 없어서 추운 것이오. 이와 같이 추울 때 옷을 벗기거나 이불을 벗기고, 더구나 얼음주머니를 올려놓으면 죽는 법이오. 만약 죽지 않으면 중풍을 맞아 반신불수가 될 것이오."

"우리는 서양의학을 공부한 의사지 한의학을 공부하지 않았소. 그것은 당신들 이론이오. 그러니 우리 일에 간섭하지 마시오. 만약 간섭하면 경찰에 신고하겠소."

"좋소. 당신들 좋도록 하시오. 그러나 한마디만 더 이야기하겠소. 만약 체온이 40도 이상이면 마땅히 더워서 땀이 나야 할 터인데 어째서 땀은 나지 않고 추워서 덜덜 떨고 있소?"

이 같은 질문에 의사는 말문이 막혔습니다.

"나는 이런 경우를 많이 보았소. 열이 있는 어린 아기에게 얼음주머니를 올려놓아 소아마비를 일으킨 것도 보았고, 50대 환자에게 얼음주머니를 올려놓아 반신불수가 된 것도 직접 보았소. 나는 우선 저 할머니를 살려놓고 싶으니 잠시 옆에서 구경이나 해주시오."

내 말을 들었는지 못 들었는지 알 수는 없었지만 때마침 할머니가 다 죽어 가는 목소리로 말했습니다.

"나 추워서 죽을 거 같아. 얼음주머니를 못 올려놓게 해."

의사들은 더 이상 할 말이 없었습니다. 나는 간호사에게 뜨거운 물을 갖다 달라고 해서 할머니를 일으켜 앉히고는 뜨거운 물을 계속 마시게 했습니다. 그랬더니 할머니는 그 자리에서 회복되었습니다. 신기한 듯 일어나서 걸어보기도 했습니다.

"이 양반이 진짜 의사야! 나에게 병 주고 약 주고 나를 죽였다 살렸다 해!"

이 말에 주위에 있던 사람들은 모두 박장대소했고, 이렇게 한바탕 웃고 나서 사건은 모두 마무리되었습니다. 의사들한테는 지금까지 과정을 이야기하고 치료비를 내겠다고 했습니다.

"좋은 처방을 가르쳐주셨으니 치료비를 받지 않겠습니다."

우리는 뜨거운 마음으로 악수했습니다. 교육과 경험이 달라서 충돌이 있었을 뿐이지 사람 생명을 구하겠다는 마음은 똑같았습니다. 의사들과 헤어져 다시 입원실로 들어가니 환자 할머니 아들이 와 있었는데, 그는 대학시절 절친하게 지냈던 선배였습니다.

"자네 한동규 아니냐?"

"이거 오랜만입니다."

우리는 인사를 나누며 손을 잡았습니다. 그는 대학교 1년 선배였고, 대학 시절 운영위원장에 출마했을 때 내가 있는 힘을 다해 선거 운동한 결과 당선된 적이 있었습니다. 이와 같은 사연으로 우리는 절친한 사이가 되었고, 학교를 졸업하고 중앙정보부에 다닌다는 소식은 들었으나 직접 만나기는 이번이 처음이었습니다.

나중에 들은 이야기지만, 그의 어머님이 내 주사를 맞고 열이 40도 이상이나 올라가 입원했을 때, 이 사실을 안 의사들이 고발하려 했으나 한동규란 이름이 낯익어 고발하지 못하게 했답니다. 나는 모든 상황을 이해할 수 있었습니다. 그렇지 않았더라면 병원에 들어서자마자 경찰서로 연행되었을 것입니다.

위암 환자 할머니는 병원에서 퇴원해 내가 새로 만든 약을 3개월 동안 복용했고, 암으로 인한 모든 증상은 없어졌습니다. 그러나 계속 복용하기를 원해 1년 동안 약을 더 먹었습니다.

그 뒤에 나는 의학서적을 전문으로 출판하는 출판사에서 『암의 자연요법』이란 책을 펴냈습니다. 암과 씨름하는 과정에서 얻은 경험을 논문을 써 출판사에 냈는데, 출판사에서는 내 논문을 무시하고 크레브스(Krebs) 이론인 트로포블라스트(trophoblast)에 맞춰 고쳤습니다.

후일 스페인으로 돌아가 나는 경험과 산지식을 토대로 『암의 자연요법

(TRATAMIENTO DEL CANCER CON MEDICINA NATURAL)』이란 책을 다시 출판해 많은 독자를 얻었습니다.

〈대통령께 드리는 암약개발계획서〉

저는 여러 차례에 걸쳐 대통령께 서한을 보내드렸습니다. 우리나라 보건행정뿐만 아니라 제약법규는 서양 사람이 만든 것을 모방한 것이며, 또 보건복지부의 모든 권한이 양약 위주로 되어 있어 우리 전통의학은 발전할 수 없다는 사실을 말씀드린 바 있습니다.

저는 이 세계에서 가장 훌륭한 암 치료약을 만드는 데 성공했습니다. 이 약을 개발하면 세계가 암 공포에서 해방될 뿐만 아니라 우리나라 경제부흥에도 크게 이바지할 것입니다. 그래서 여러 차례 대통령께 서한을 보냈고, 보건복지부는 물론 각 대학병원 암 전문의를 찾아가기도 했으며, 심지어는 신문사에 찾아가 암환자를 치료한 과정과 치료 후 사진을 보여주며 협력해줄 것을 호소한 적도 있습니다.

그러나 신문사에서는 서양의학을 공부한 서양의사를 의학전문기자로 채용하고 있어서 그런지 한약은 아예 상대해 주지 않아 놀라움과 분노를 금할 수 없었습니다. 서양의사들은 수술요법, 방사선요법, 화학요법을 쓰기 때문에 암을 고치기는커녕 점점 더 병이 깊어지게 하고 있습니다. 그들은 치료하던 환자들이 죽어도 눈 하나 까딱하지 않고, 아무런 양심의 가책도 받지 않고, 또 죽은 환자 가족으로부터 고발당하지 않도록 법의 보호를 받고 있습니다. 그리고 정부에서도 막대한 자금을 지원받고, 어떤 의사는 환자한테도 뇌물을 받아 호의호식하고 있습니다.

참으로 한심스러운 일입니다. 주객이 전도되어도 이만저만이 아닙니다. 본래 전통의학인 한의학이 우리 주인인데, 서양의학이 들어와서 우리 주인 노릇을 하고 있는 현실입니다. 서양의학은 국민의 건강을 해치고 지구까지 병들게 하고 있습니다. 그 이유를 들어 보겠습니다.

첫째, 한약은 자연 의학으로서 자연의 섭리에 따른 천연물 그대로의 약이며, 경험 의학으로서 수천 년 동안 실험을 거친 것이기 때문에 인체에 전혀 해를 끼치지 않으며, 우리 체내의 기를 도와 병을 치료합니다. 그러나 서양의학은 분석 의학으로서 자연의 섭리를 무시한 방법으로 약을 제조하고, 인간과는 체질이 전혀 다른 동물을 중심으로 실험하기 때문에 사람과 자연과 지구를 병들게 합니다.

이를테면 옥수수에는 비타민 E가 많이 들어 있습니다. 우리 전통의학에서는 옥수수를 그냥 먹기 때문에 백 년, 천 년을 먹어도 아무 부작용이 없습니다. 그러나 서양의학에서는 옥수수를 분말로 만들어 끓이고, 또 해로운 화학물질을 첨가해 비타민 E만 뽑아냅니다. 그리고 상품화하기 위해 색소와 방부제, 감미료 등을 넣어 보기도 좋고 입맛에도 맞게 만듭니다.

이 같은 방법으로 만든 약을 복용하면 반드시 부작용이 생깁니다. 진통제, 방부제, 신경안정제, 항생제, 코르티손제품, 비타민제품, 화학요법, 방사선요법 등이 이 같은 방법으로 만든 의약품이며 치료법입니다. 이들 의약품은 빛깔이 좋고 아름답지만 아름다운 병 속에 담긴 마약과 같습니다. 또 이 같은 의약품들은 토질을 산성화시켜 병들게 하며, 농작물의 면역성을 떨어뜨려 병충해 피해를 일으키는 화학비료와 같습니다. 그래서 병충해를 막기 위해 또 농약을 뿌리니 암을 비롯한 무서운 질병들이 창궐하는 것입니다. 그리하여 사람도 식물도 지구도 병들고 있습니다.

그러나 우리 전통의학인 한약은 자연 퇴비와 같아서 땅을 비옥하게 해 곡식도 잘되고 사람의 건강도 지켜줍니다. 따라서 서양의학을 그대로 방치하면 무서운 재난이 닥쳐올 것은 불을 보듯 뻔한 일입니다.

둘째, 서양의학은 균이나 박테리아가 일으키는 질병을 치료하는 데 큰 효과가 있고, 우리 한약은 신진대사 질환을 치료하는 데 큰 효과가 있습니다. 신진대사 질환이란 우리 체내에서 발생하는 질환으로서 두통, 치통, 생리통, 신경통, 관절염, 해소, 천식, 위궤양, 당뇨병, 신장염, 방광염, 암 등 이루 헤아릴 수 없을 정도로 많습니다. 이런 질환은 현대의학이 만들어 낸 진통제, 항생제, 수술요법, 방사선요법, 화학요법으로는 도저히 근본적인 치료를 할 수 없습니다.

신진대사 질환을 빨리 고치지 않아 만성이 되면 어김없이 암을 유발합니다. 동물실험과 임상 시험을 거쳐 아무 부작용이 없다는 판정을 받은 약들이 오히려 인간의 건강을 해쳐 암까지 유발한다는 사실은 현대의학을 공부한 서양의사라면 너무나 잘 알고 있습니다. 이제 우리는 서양 사람들이 만든 의학을 흉내 내고 모방하고, 그들을 우리의 터줏대감으로 모시는 일은 중지해야 합니다. 그리고 서양의학으로 해결할 수 없는 모든 불치병을 우리 전통의학으로 대체해 하루빨리 제약할 길을 열어야 합니다. 우리의 우수한 의약품을 개발해 전 인류의 건강을 위해 전 세계로 진출해야 합니다.

1. 새로운 암 진단법

① **암 진단법** 암 진단은 정확하고 신속해야 합니다. 지금까지는 서양의학이 만들어 낸 엑스레이, 조직검사, 내시경, 혈액검사 등에 의존해 암

을 진단했으나 초기 암환자의 경우 거의 암세포를 찾아낼 수 없습니다. 그러나 저는 열을 이용한 진단방법을 개발해 초기 암도 암세포를 100퍼센트 찾아낼 수 있습니다.

우리 몸 세포는 400조나 됩니다. 몸 부위에 따라 세포 모양도 각기 다릅니다. 암세포는 정상 세포보다 성장이 빠르며, 세포분열을 하지 않고, 무제한으로 성장하는 성질이 있습니다. 세포가 성장하면서 암의 핵을 이루고, 그것이 성장해 종양이 되어 갖가지 증상으로 나타나는 것입니다. 그러나 모든 암이 다 같은 것은 아닙니다. 혀암을 예로 들면, 혀에 종양이 생기는 것도 있고, 혀가 점점 부어오르는 것도 있고, 혀에 염증이 생기는 것도 있고, 또 암이 혀를 먹고 들어가 혀가 없어지는 것 등 천차만별입니다.

이처럼 암세포 특성이나 원인, 증상이 각기 다르지만 그 시초는 정상 세포에서 발생해 성장하고 전이하는 것입니다. 또 초기 단계에서는 아무런 증세가 나타나지 않기 때문에 현대의학이 개발한 진단 기구로는 발견할 수 없습니다. 그러나 제가 개발한 열 치료기는 거의 100퍼센트 발견할 수 있을 뿐만 아니라 암세포 100개를 괴멸시킬 수도 있습니다.

이 열 치료기는 주전자와 비슷하게 생겼으며, 그 속에 특수 약초인 사마귀풀을 비롯해 3가지 약초를 넣고 물로 끓이면 수증기가 나옵니다. 이 수증기를 몸에 쏘이면 암세포가 있는 부위는 붉은 색깔로 나타나고, 계속 쏘이면 작은 암세포가 죽어서 검게 변합니다. 이 치료기는 현대의학이 개발한 진료기보다 정확하고 신속하며 아무리 작은 암세포라도 찾아낼 수 있습니다. 그리하여 유럽에서 국제특허를 받았으며, 그 번호는 N-8903520입니다. 이를 생산해 전 세계에 보급한다면 막대한 외화를 벌어들일 수 있을 것입니다.

② **주사로 찾는 방법** 암이 생기면 반드시 증상으로 나타납니다. 현대의학이 해결 못 하는 질병에 걸렸다면 몸속에 암이 자라고 있다는 추정을 할 수 있습니다. 아프거나 붓는 등 증상이 나타나는 곳에 비타민 B17을 주사하면 암에 걸렸는지 아닌지를 알 수 있는 것입니다. 주사를 놓으면 곧 암이 있는 부위는 붉은색으로 나타나고, 또 붓거나 종양이 생기고, 약간 통증도 생깁니다.

③ **난치병을 오래 두면 암이 된다** 오장육부에 생긴 질병을 오랫동안 고치지 않고 방치하면 암을 유발한다는 사실은 앞에서 설명했습니다. 이 경우 암환자와 대화를 나눠보면 알 수 있습니다. 질병이 있는 부위를 만져보고 눌러보면 심한 통증과 종양이 만져지는데, 종양 크기와 성장 속도를 관찰하면 암이 급성인지 만성인지 판별할 수 있습니다. 종양이 한 군데만 있느냐, 여러 군데 있느냐에 따라 다발성 여부도 판단할 수 있습니다.

2. 치료방법

① **암의 내적 원인과 치료방법** 앞에서 말씀드린 대로 암의 원인은 내부 원인과 외부 원인으로 분류할 수 있습니다. 내부 원인으로 인해 발생한 암은 약을 복용하면 치료할 수 있고, 열 치료기를 사용하면 치료 효과가 더 빠릅니다. 복용하는 약재는 다음과 같습니다. 사마귀풀, 연육, 홍화인, 마황, 세신, 부자, 오배자, 백강잠(白殭蠶), 사엽, 녹반, 인삼, 상백피, 청와, 목화씨, 우냐 데 가토, 자무(JAMU).

② **약침요법** 주사요법은 외부 원인으로 인해 암이 발생했을 때 사용합니다. 암의 핵을 찾아 약침을 놓으면 암의 핵이 파괴되어 고름으로 나옵니다. 암세포만을 파괴하며, 건강한 세포에는 전혀 영향을 미치지 않습니다.

암이 파괴될 때 통증이 생기고 열이 생기는데 누구라도 참을 수 있습니다. 약침요법에 쓰이는 약품으로는 B17과 B18을 사용하고, 각종 과일 씨앗과 약초 씨앗에 많이 있는 것입니다. 이 씨앗을 기름으로 짜서 약침을 놓는데, 아무런 부작용 없이 암세포만 파괴합니다.

③ **열 치료법** 암세포는 열에 약해 섭씨 40도 이상이면 죽습니다. 이와 같은 원리를 이용해 암 치료 기구를 만들었습니다. 이 기구 역시 암세포만을 파괴하며, 정상 세포에는 해를 끼치지 않습니다. 그리고 아무리 작은 암세포라도 모두 찾아낼 수 있습니다.

3. 암 치료 과정

암을 치료하는 과정은 암 생김새와 크기, 그리고 증세에 따라 다르고, 암 모양이 종양일 때는 종양에 직접 약침을 놓습니다. 초기 암이면 한 번에 1cc씩 2~3회 주입하면 고름이 쏟아지고, 10~15일이 지나면 고름이 멎고 상처도 저절로 아뭅니다. 그러나 다발성 암은 제일 큰 암종부터 차례로 치료해야 하므로 시일이 꽤 걸립니다. 암 모양이 피부병과 같이 헐 때는 주사액을 암 부위에 바르면 낫는데, 역시 통증이 있으며 붓고 약간 열이 납니다. 그리고 말기 암이나 급성 암은 통증이 심하고 식사를 할 수 없으며, 먹으면 토합니다. 이럴 때는 약이 아무리 좋아도 복용할 수 없기 때문에 치료하기 어렵습니다.

4. 부작용

앞에서 말씀드린 것처럼 수술요법, 방사선요법, 화학요법은 암세포와 정상 세포를 구분하지 못해 무차별 파괴함으로써 온몸에 피해를 줍니다.

또 이 요법들이 유발하는 질병들도 무궁무진하며, 이와 같은 질병들로 인해 환자가 죽는 수가 많아 암보다 더 무섭습니다. 그러나 제가 개발한 약과 치료방법은 암세포만을 파괴하기 때문에 건강에 아무런 지장을 주지 않습니다. 다만 치료하는 동안 암의 핵이 곪아 터지면서 통증이 생기고 고름이 나옵니다. 고름이 다 나오면 상처가 아뭅니다.

5. 실패한 경우

초기 암이나 환자가 젊고 기력이 왕성하면 90퍼센트 이상 완치할 수 있습니다. 그러나 말기 암이나 급성 암, 그리고 기력이 없는 노인일 경우에는 치료하다 실패한 예도 많이 있습니다. 겁이 많거나 치료에 대한 확신이 없는 환자도 치료가 곤란합니다. 또 수술요법, 방사선요법, 화학요법을 받은 다음 재발한 암도 문제가 있습니다. 암으로 인한 합병증과 수술요법이나 방사선요법, 화학요법 등으로 인한 합병증을 해결하지 못하면 암세포는 소멸했다 하더라도 그 합병증으로 죽는 예가 많이 있습니다. 따라서 암 세력이 너무 강해 치료 능력을 능가하면 실패합니다.

6. 추적조사

먼저 제가 암에 걸렸다가 고친 사실을 말씀드리겠습니다. 또 내가 10년 전에 암을 앓다가 고친 사실은 사진으로 찍어 제 책에 실었습니다.

군대에서 휴가를 받아 대전에서 서울로 가는 기차를 타고 집으로 가던 중이었습니다. 기차는 사람들로 꽉 차서 말 그대로 콩나물시루였습니다. 그런데 몸이 아파 견딜 수 없어서 가방과 짐을 올려놓는 선반에 올라가 누웠습니다. 지나가던 헌병이 그 모습을 보고 내려오라고 하더니 주먹으로 귀를 쳤는데, 그 힘이 얼마나 셌던지 고막이 터지고 말았습니다. 그 후 늘 귀가 아프다가 30년이 지난 뒤에 암이 발생해 귀와 목과 머리로 전이됐습니다. 그러나 수년간 암과 씨름한 경력이 있어서 암에 좋다는 약들을 모두 써서 건강을 회복할 수 있었습니다. 지금 생각하면 그 헌병이 얼마나 고마운지 모르겠습니다. 만나면 절이라도 하고 싶은데, 만날 길이 없습니다.

4년 전에 또 암에 걸렸는데, 이번에는 위와 장과 폐에서 발생했습니다. 그때 찍은 사진을 보면 알 수 있습니다. 약초를 구하러 높은 산에 올라갔다가 발을 헛디뎌 두어 길 되는 높이에서 떨어졌는데, 그만 왼쪽 갈비뼈가 부러지고 말았습니다. 그 후 1년이 지나자 다친 부위에서 암이 발생해 위, 폐, 장까지 전이되었습니다. 저는 이를 하늘이 준 기회라고 생각했습니다. 온갖 약재들을 실험하고, 또 약침 치료법을 개발하면서 전화위복이 되었고, 그 결과 세계에서 제일 좋은 암 치료약을 만들 수 있었습니다. 저는 그때 만든 약으로 암환자를 많이 고쳤습니다. 그것도 모두 병원에서 포기한 환자들입니다.

지금 세계는 경쟁 시대입니다. 미국에서는 국립암연구소 포크만 박사 팀이 앤지오스태틴(angiostatin)과 엔도스태틴(endostatin)이라는 물질을 쥐한테 임상 실험해 암세포를 소멸시키자 국가적인 차원에서 도와주고 있습니다. 이탈리아에서는 루이지 디 벨라(Luigi Di Bella)라는 암 연구가가 많은 암환자를 고치자 허가도 받지 않은 약으로 환자 2,600명이나 치료하게 하는 획기적인 조치를 취했습니다. 제가 이런 사실을 말씀드리는 이유는, 이와 같이 급박한 상황에서 우물쭈물하며 시간을 낭비하다 보면 암 정복 영광과 막대한 이익을 외국에 빼앗기고 맙니다. 그러면 우리는 많은 외화를 낭비하며 그들 약을 사다 쓰는, 망국적인 상황을 맞이할 것이기 때문입니다.

7. 정부에 대한 건의

우리는 미국이나 이탈리아보다 앞서야 하겠습니다. 저는 이미 25년이란 세월 동안 피눈물 나는 노력 끝에 그들을 능가하는 약을 만들었습니다. 그러므로 그들한테 선수를 빼앗겨서는 안 됩니다. 또 저는 이미 임상 시험을 끝냈습니다. 제가 만든 사진과 책이 이를 증명합니다. 사진은 거울과 같아서 거짓말을 할 수 없습니다.

세 차례에 걸쳐 대통령께 드린 서신이 보건복지부로 하달되었다고 해서 찾아가 보았습니다. 그들은 저를 따뜻하게 맞으며 제가 약을 개발할 수 있도록 어떤 방법으로든지 힘써 주겠다고 해서 말할 수 없이 기뻤습니다. 그때 암 치료에 관한 내용을 보강해 오라고 해서 이 서류를 만드는 것입니다. 아무쪼록 대통령께서 이 일이 성공할 수 있도록 끝까지 도와주시기 바랍니다.

우선 한방 암치료병원을 설립해야 되겠습니다. 만약 정부예산이 없다면 민간합작도 가능할 것입니다. 그리고 국공립병원에 있는, 젊고 앞길이 창창한 초기 암환자, 백혈병 환자, 그리고 현대의학으로 해결할 수 없는 환자들을 치료할 수 있도록 획기적인 조치를 내려주시기 바랍니다. 양방으로 치료하는 암연구소와 암치료병원은 지원하면서 한방으로 치료하는 암치료병원을 만들지 않는 것은 균형에 어긋나는 일이라고 생각합니다. 많은 암환자를 고쳐서 이를 세계에 홍보하고, 그래서 세계 암환자가 우리나라로 몰려오도록 하겠습니다. 그리하여 우리나라가 세계 암센터가 되도록 할 것입니다.

한동규 올림

05
김병성

의원은 아무나 하는 게 아니오

"암을 고치기가 세상에서 제일 어렵다며 의사들이 무식한 소리들을 하는데, 내가 보기엔 그렇지 않아. 암을 고칠 수 있는 약은 흔하디흔한데 그런 건 거들떠보지도 않고 엉뚱한 항암제다, 방사선 치료다, 수술이다, 해서 살 사람도 죽이는 게 첨단의술이여. 아, 암이니 백혈병이니 이런 거 고치는 것이 나한테는 화장실에 가서 소변보는 것보다 더 쉬운 거여."

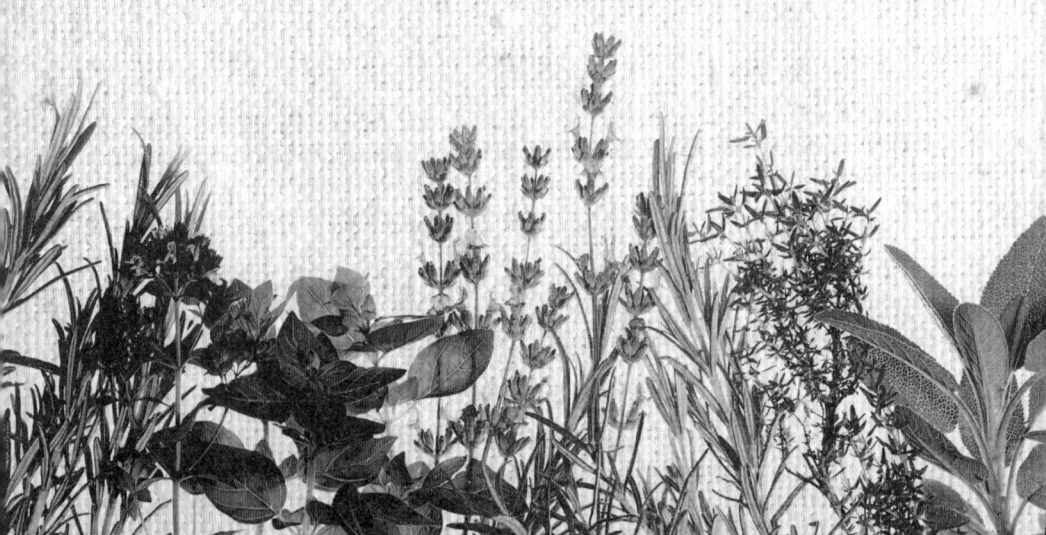

현대의학에서는 암, 당뇨병, 신부전증, 백혈병 등을 치료하기 가장 어려운 병으로 여긴다. 실제로 나날이 눈부시게 발전하는 첨단의술이 암, 당뇨병, 신부전증, 간경화 같은 난치병에는 전혀 손을 쓰지 못하고 있다. 의술의 발달이 질병의 발전을 따라잡지 못하고 있는 것이다. 이처럼 치료하기 가장 어려운 병이 가장 흔한 병이 되었다는 점이 현대의학의 가장 큰 고뇌이다. 질병으로 온 인류가 멸망할 지경까지 이르렀으나 인류를 죽음에서 구해낼 방법은 전혀 없는 것이다.

그런데 여기 가장 고치기 어렵다는 암, 간경화, 신부전증 같은 병을 아주 우습게 여기는 숨은 명의가 있다. 그는 의과대학은커녕 초등학교 문턱에도 가본 적이 없다. 그러나 스스로 찾아낸 독특하고도 간단한 치료법으로 병원에서 포기한 환자를 숱하게 살려냈을 뿐만 아니라 면허 있는 의사가 못 고치는 병을 무수히 고쳐내고 있으니, 세상이 돌팔이라고 멸시하는 이 사람이야말로 진짜 의사가 아닐까?

제주시 한 허름한 움막 같은 집에서 수십 년째 살고 있는 김병성 할아버지는 주변에 흔한 나무나 풀, 족제비, 지렁이, 고양이 같은 것으로 세상에서 못 고치는 병이 없을 정도로 어려운 병을 잘 고치는 사람이다. 그 치료법이 독특하지만 치료 효과는 뛰어나며 비싼 치료비를 요구하지도 않는다. 그래서 이름도 없고 무식하고 가난하지만, 진짜 명의인 그를 소개할 예정이다.

🌿 암을 고치는 게 소변보는 것보다 쉽다

"암을 고치기가 세상에서 제일 어렵다며 의사들이 무식한 소리들을 하는데, 내가 보기엔 그렇지 않아. 암을 고칠 수 있는 약은 흔하디흔한데 그런 건 거들떠보지도 않고 엉뚱한 항암제다, 방사선치료다, 수술이다, 해서 살 사람도 죽이는 게 첨단의술이여. 아, 암이니 백혈병이니 이런 거 고치는 것이 나한테는 화장실에 가서 소변보는 것보다 더 쉬운 거여."

기고만장하게도 '암'을 고치는 것이 화장실에서 소변보는 것보다 쉽다고 얘기하는 김병성 옹은 과연 어떤 사람이며, 어떤 방법으로 죽을병에 걸린 환자를 살려내는가.

김병성 옹은 김해김씨로 나이는 일흔넷이다. 제주도 토박이며 학교라고는 초등학교 문턱에도 가본 적이 없다. 어깨너머로 한글과 한문을 약간 깨우쳤으며, 평생을 농사지으며 살았다. 30세 무렵부터 의술에 뜻을 두고 주변 환자들을 치료하기 시작했으나 의술은 스스로 터득한 것이지 남한테 배운 적은 없다. 마음공부에 책따위는 오히려 방해된다는 것이 그의 지론이다. 한문으로 된 의학책은 읽을 줄도 모르고, 그래서 그의 의술은 의학책에 있는 것과는 완전히 다를 수밖에 없다. 요즘은 의술 말고도 제주도의 민간신앙이나 무속, 불교 같은 것에도 관심이 많아 가끔 목탁을 두드리거나 염불을 외기도 한다.

김 옹의 의술은 영감과 경험으로 얻은 것이라서 일정한 체계 같은 것이 있을 리 없고, 어째서 병이 낫는지 그 원리를 명쾌하게 설명하지도 못한다. 그러나 그의 처방대로 약을 쓰면 병이 나으므로 사람들이 찾아오지 않을 수 없는 것이다.

그는 약초와 침으로 병자를 치료한다. 침은 응급환자나 마땅한 약재를 구하지 못했을 때 쓰고 대개 약초로 병자를 치료한다. 특히 제주도 산야에 자생하는 약초를 직접 채취해 약으로 쓰는데, 그가 즐겨 쓰는 약재는 여느 한의원에서도 구경하기 힘든 것이 대부분이다. 그는 의술을 베푸는 사람이기보다는 약초를 캐는 노인에 더 가깝다고 할 만큼 거의 날마다 망태기를 메고 제주도의 온 산야를 헤맨다. 아마 그는 제주도에서 나는 약재에 대해서는 누구보다도 많이 아는 사람일 것이다. 그는 한라산의 정기가 깃든 자연 약초로 병자를 치료한다.

족제비 3마리로 암 고쳐

"뭔 대학교수라는 사람이 병이 나서 날 찾아왔어. 위암에서 췌장으로 전이됐는데 서울 가서 진찰을 받으니 폐에까지 전이됐다는 거라. 항암제 맞아서 머리카락 다 빠지고, 죽기 전에 내 약 한번 먹어보겠다고 왔어. 족제비 한 마리에 녹나무 한 줌 넣고 푹 달여서 먹으라고 했지. 족제비 먹어서 암이 낫겠느냐면서 안 먹겠다고 펄 펄 뛰어. 그래서 먹든지 말든지 그건 당신 자유지만 먹어보면 뭔가 달라질 거라고 했지. 일어나지도 못하던 사람이 한 마리 먹고 일어나서 마음대로 돌아다니고, 두 마리 먹고 나서는 운동한다며 뛰어다녀. 두 마리 먹고 사진 찍으니까 암이 없어졌다는 거라. 그래서 한 마리 더 먹어야 재발이 안 된다고 했더니 한 마리 더 먹었는데, 항암제 맞고 빠진 그 사람 머리가 새까맣게 도로 났어. 족제비 세 마리 먹고 암이 다 나아버린 거지."

족제비와 녹나무로 암을 고쳤다는 얘기는 어떤 문헌에도 없고 어떤 원리로도 설명할 수 없는 것이라서 황당무계하기 이를 데 없었다. 대체 족제비와 녹나무에 어떤 약성이 있어서 말기에 이른 암을 고칠 수 있는가?

최고 암 해독제는 녹나무

"족제비는 최고 정력제야. 몸을 보충하는 데 으뜸이지. 그리고 녹나무는 해독 작용이 뛰어나요. 이 두 가지가 만나면 암독을 없애는 건 물론이고 체력이 금방 회복돼요. 암세포도 없어지고 체력이 좋아지면 밥도 잘 먹고 몸무게도 늘어나요. 그러면 암은 저절로 낫는 거지. 족제비 한 마리를 털을 뽑지 말고 녹나무 가지 반 근과 함께 넣어 24시간쯤 물로 푹 달였다가 짜서 먹으면 돼. 고기는 먹지 말고. 족제비는 냄새가 몹시 나서 뜨거울 때 빨리 마셔야지 식으면 먹기 힘들어요. 한 마리로 2~3일 먹을 수 있는데, 위암, 간암,

폐암 할 것 없이 어떤 암이건 잘 나아. 백혈병도 족제비하고 녹나무 달여 먹으면 잘 낫지. 족제비 노린내는 오줌통에서 나는 건데, 오줌통을 떼어버리면 맛은 좋겠지만 약이 안 되고, 오줌통이 달린 채로 달이면 냄새가 심하게 나서 먹질 못하고. 그래도 안 죽으려면 눈 딱 감고 먹어야 하는 거라."

녹나무는 우리나라 제주도에서만 자라는 늘푸른큰키나무다. 수형이 웅장하고 아름다워서 숲의 왕자로 부르는 나무로 키 40미터, 밑동 둘레는 8미터에 달하는 것도 있다. 나무 전체에서는 독특한 향기가 나는데 이 향기는 캄파, 사프롤, 찌네올 같은 정유 성분이다. 나무줄기를 잘게 잘라 수증기로 증류해 얻어낸 정유를 장뇌라고 하며, 향료와 약재로 귀하게 쓴다. 이웃 일본에서는 장뇌를 우리나라 인삼과 같이 국가 전매품으로 취급할 정도로 귀하게 여긴다. 그런데 이 녹나무에 항암 작용을 하는 성분이 있는지에 대해서는 밝혀진 것이 없다. 녹나무 향기는 귀신을 쫓는 힘이 있다고 해서 제주도 해녀들은 물질하는 데 쓰는 도구를 녹나무로 만들고, 또 상처를 입으면 녹나무를 태워 그 연기를 상처에 쐰다.

녹나무는 집 안에 심지도 않는데, 그 이유는 녹나무 향기가 귀신을 쫓는 힘이 있어서 제사 지낼 때 조상 혼백이 집 안에 들어오는 것을 막는다는 속설 때문이다. 지금도 제주도에서는 녹나무로 만든 베개가 인기 있는데 이를 베고 자면 잠자리가 매우 편안하다.

족제비는 밭둑이나 냇가 큰 돌 밑에 구멍을 파고 사는 작은 동물로 쥐, 개구리, 뱀 따위를 잡아먹는다. 인가에 침입해 닭을 잡아먹거나 알을 훔쳐가기도 한다. 또 성질이 본래 흉악하고 잔인해 닭장 같은 곳에 침입하면 닭을 닥치는 대로 물어 죽이거나 피를 빨아 먹기도 하고 골을 파먹기도 한다. 대개 육식동물은 배고플 때 말고는 사냥하지 않지만 족제비는 천성이 잔인해 자기보다 약한 동물은 눈에 보이는 대로 물어 죽여서 갈가리 찢어버리는 성질이 있다.

민간에서는 족제비를 간질이나 임파선 결핵, 식중독 등에 치료약으로 쓴다. 한때는 암에 효과가 좋은 것으로 알려진 적도 있었다. 대개 가죽을 벗기고 배를 갈라 내장을 꺼낸 다음, 그늘에 말려 약한 불로 볶아 가루 내거나 술에 담가서 쓴다. 족제비 기름은 화상이나 동상 등에 좋은 효과가 있다.

 ## 의원질 하려면 인술 베풀어야

"무릇 의원질을 하려면 음양의 원리를 알아야 하는 거라. 병은 음이고 약은 양이니 음양을 조화롭게 해주면 병이 저절로 나아요. 요즘 의사들은 돈벌이에만 눈이 벌게서 사람 살리는 일을 제 돈벌이 수단으로만 여겨. 이러니 병을 고칠 수 있나. 내가 이런 말을 하면 의사들이 나를 욕하겠지만, 의원은 아무나 하는 것이 아녀. 돈만 아는 의사들은 죽으면 다 좋은 데 못 갈 거요. 살릴 수 있는 사람도 칼질해 죽이는 거, 그게 바로 살인이여. 의원은 활인성(活人性)을 띤 사람이라야만 할 수 있는 거요. 활인성을 띤 사람은 따로 있고, 그 사람만이 진짜 의원이 될 수 있는 거요. 의술은 인술이라 하지 않았남? 의원은 오로지 병을 고쳐야 활인적덕을 쌓는 거요."

김 옹한테는 눈에 보이는 모든 것이 약이다. 들고양이를 보이는 대로 잡아서 약으로 쓰는가 하면, 길옆에 자라는 담배풀, 망초, 돈나무, 선인장, 족제비, 지렁이, 개미, 버드나무, 질경이, 후박나무……. 심지어는 길옆에 떨어진 지푸라기도 약으로 쓴다.

"당뇨병에는 초오가 좋은 약이오. 초오 1개에 물 7되를 넣고 5되가 될 때까지 달여서 하루 1되씩 복용해요. 반드시 식은 뒤에 먹어야 해. 뜨거울 때 먹으면 금방 죽어요. 또 빨리 낫겠다는 욕심으로 한꺼번에 많이 먹어도 피를 토하고 죽는 거라. 이건 당뇨병뿐만 아니라 신경통이나 관절염 같은 데도 쓰지."

초오는 매우 독성이 강한 약초다. 옛날에 임금이 신하한테 내리던 사약이 바로 초오다. 이 초오를 단방으로 써서 현대의학이 못 고치는 당뇨병을 고친다는 얘기는 놀랍기만 하다.

제주도에서 나는 초오는 뭍에서 나는 것보다 크기가 훨씬 작아서 마치 강낭콩 크기밖에 안 된다. 제주도는 육지와 약초 분포도 다르고 같은 약초라 할지라도 약성도 다르다. 마, 둥굴레 같은 것은 육지 것보다 훨씬 크고 울퉁불퉁하게 자라며 도라지나 인삼 같은 것은 뿌리가 훨씬 작다.

🦋 동백나무겨우살이로 온갖 병 고쳐

"무슨 도의원인가 시의원인가를 지낸 사람이 신부전증이라. 병원에서는 못 고친다고 했는데 내 약 먹고 두 달 만에 완전히 나았어. 소회향을 달여 먹어도 효과가 있는데 나는 동백나무겨우살이로 고쳤어. 그런데 그것도 자기가 먹고 고쳤으니 자기가 고친 거지 내가 고친 건 아니야. 동백나무겨우살이는 물고기나 미역, 다시마 같은 해초 정기가 공중으로 올라갔다가 동백나무 가지에 내려앉아 화생한 것이라. 그걸 씹어 보면 해초 맛이 나. 신장병이나 당뇨병, 또 암에도 효과가 커요. 자궁암, 위암, 간암 환자를 여럿 고쳤어. 진통 작용도 매우 강해요. 자궁암에 걸린 처녀가 진통제를 하루에 열세 번 맞아도 통증이 멎지 않았는데, 그거 3만 원짜리 한 봉지 끓여 먹고는 통증이 싹 멈췄어. 아프다는 소리를 안 해요. 다 나아버린 거지. 병원서 못 고친다는 병 동백나무겨우살이로 고친 사람이 한둘이 아녀."

신부전증은 서양의학, 한의학 할 것 없이 치료 가능성조차 부인하는 난치병 중의 최고 난치병이다. 신장이 딱딱하게 경화되고 망가져서 피를 걸러내지 못하므로 오줌을 눌 수 없고, 그래서 요독이 몸 안에 쌓여 죽는 무서운 병이다. 피를 거르는 혈액투석으로 간신히 목숨을 부지하는 환자가 서울에만도 수만 명이 있다.

동백나무겨우살이는 동백나무, 광나무, 감탕나무, 사스레피나무 등 상록성 나무줄기에 기생하는 겨우살이다. 참나무, 팽나무, 오리나무 등에 기생하는 겨우살이와는 생김새가 좀 다르다. 잎과 줄기의 구별이 거의 없고, 줄기가 좀 작고 연약해 잘 부스러지며, 잎은 퇴화해 마치 마디 위에 뿔이 난 것처럼 보인다. 우리나라에서는 제주도를 비롯해 남해안 섬 지방 동백나무에 드물게 기생한다. 참나무겨우살이는 예로부터 만병통치에 효능이 있고, 귀신을 내쫓는 등 신성한 힘이 있는 것으로 여기는 식물이다. 항암 작용도 뛰어나 민간에서는 암 치료약으로 쓰고 있고, 독일에서는 천연항암제 원료로 참나무겨우살이를 한 해에 5백 톤 넘게 쓴다. 그러나 동백나무겨우살이에 어떤 약효가 있는지에 대해서는 아직 과학적으로 검토된 적이 없다. 동백나무겨우살이는 참나무겨우살이보다 훨씬 귀해서 구하기 어렵다. 김병성 옹은 제주도에 있는 동백나무를 다 뒤져서 겨우살이를 찾아낸다. 참나무겨우살이는 나무가 자라는 데 큰 피해를 주지 않지만, 동백나무겨우살이는 나무를 말라죽게 한다. 그러므로 동백나무겨우살이는 3~4년 만에 한 번씩 잘라줘야 나무가 죽지 않는다.

김병성 옹이 무슨 병이나 다 고치는 것은 아니다. 가벼운 병을 잘 못 고치는 경우도 있고, 병원에서 가망 없다고 내쫓긴 환자가 의외로 쉽게 낫기도 한다. 그는 인연이 있는 사람만 병을 고칠 수 있다고 강조한다.

"병은 아무나 약을 쓴다고 낫는 것이 아녀. 환자나 의원이나 다 인연이 맞아야 되는 거여. 천하에 둘도 없는 명약도 인연이 맞지 않으면 무용지물이여."

김 옹한테는 아들과 손자가 50명이 넘는다. 그러나 그 누구도 의술을 이어받으려고 하지 않는다. 돈벌이가 되지 않을뿐더러 고쳐줘도 고맙다는 인사를 제대로 하는 이가 없고, 별 효과를 보지 못하면 무면허의료행위자로 고발하겠다며 으름장을 놓아 돈을 뜯어가는 형편인데 누가 골치 아프고 힘든 돌팔이 의원 노릇을 하겠는가. 죽을 사람을 살려내는 위대한 의술이 이처럼 가족들한테도 천대받는 것이 오늘날의 현실이다.

"나 죽고 나면 내 책, 목탁, 약 같은 거 몽땅 불태우라고 할 거요.

지금은 죽을 사람 죽게 내버려두는 것이 적선하는 것이오. 내 평생에 죽을 사람 많이 구해 줬지만, 그 사람들이 살아서 좋은 짓 하지 않고 도둑질하고 사기 쳐서 먹고산다면 나한테 무슨 보람이 있겠소. 악한 세상은 빨리 망해서 없어져야 하는 거요."

김 옹의 존재는 혼탁하고 악한 시대의 한 줄기 청량한 바람이다. 김 옹이야말로 무식하고 가난하며 힘이 없지만 병고에 신음하는 뭇 사람의 아픔을 어루만져주는 참의사라 할 수 있지 않겠는가.

김병성 옹은 2001년에 별세했다. 이 책에 소개된 방법대로 치료해 암을 고친 사례가 적지 않다. 녹나무는 제주도에서 쉽게 구할 수 있고 족제비도 어렵지 않게 구할 수 있다.

06
서재학

난치병자 구료가 곧 중생제도

"오리나무 껍질을 봄에 채취해 쓰는데, 간에 쌓인 독을 풀어주는 효과가 탁월합니다. 많은 양을 준비해서 쓰고 있지요. 반드시 우리나라 오리나무를 써야 효과가 있고 서양에서 들어온 오리나무는 효과가 없습니다."

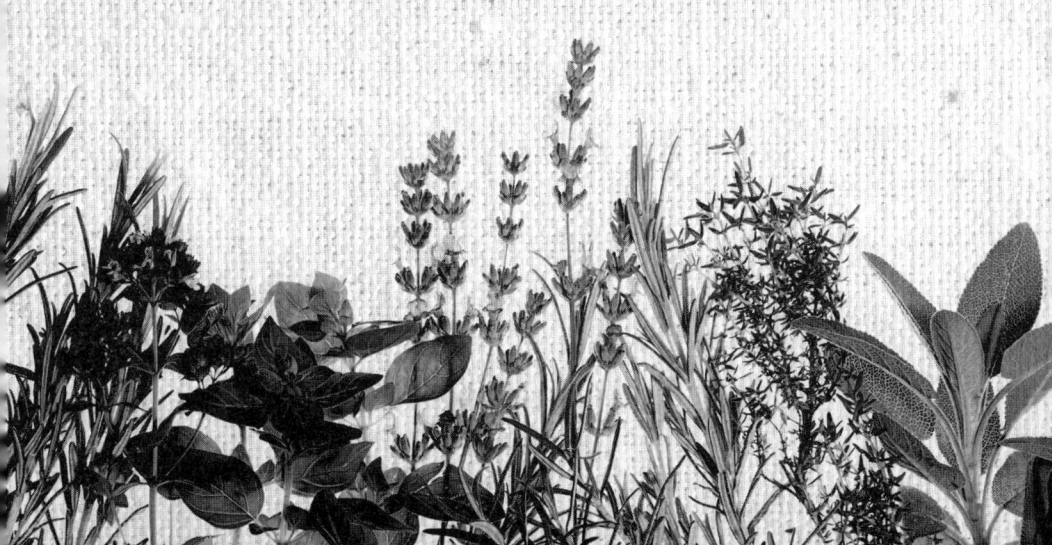

법준(法俊) 서재학(徐在鶴) 스님은 열 살 무렵부터 의술을 공부해 중풍, 간경화, 간염, 디스크, 골수염 등 갖가지 난치병자를 구료하고 있는 재야 민간의사이다. 특히 그는 중풍과 간병 치료에 능해 못 고치는 일이 거의 없는 경지에 이르렀으나 의사면허가 없다는 이유로 죽을 사람을 살려내고도 곤욕을 치른 적이 한두 번이 아니다. 동가식서가숙, 풍찬노숙으로 전국을 떠돌며 난치병자를 구료해 온 그의 인술 역정을 소개한다.

법준 스님은 달성서씨로 경상북도 상주시 화동면 사람이다. 초등학교에 다닐 때부터 작은아버지한테 귀동냥으로 의술을 배웠다. 작은아버지는 '훈' 치료법의 명인이고 금석지재도 잘 다루어 인근에 모르는 사람이 없을 정도로 뛰어난 사람이었다. 그런 작은아버지 덕분에 그는 초등학교 5학년 때부터 훈 치료법으로 피부병, 성병, 종창, 중이염 환자들을 치료해 주곤 해서 소년 명의로 이름이 났다. 그 후로 약 짓는 법, 침놓는 법 등을 배우고, 스무 살이 넘어서부터는 혼자 산간벽지를 떠돌면서 환자를 무료로 고쳐주고는 훌쩍 떠나버리는 식으로 의술봉사활동을 10년쯤 했다.

한때는 경상남도 창녕에서 한의사를 고용해 한의원을 경영하기도 했으나 그것도 여의치 않아 훌쩍 산으로 들어가 머리를 깎았다. 이것이 10년쯤 전 일이다. 스님이 된 뒤로도 전국 절간을 떠돌면서 불경 공부나 포교 활동보다 의약 연구와 병자 구료에 더 몰두하고 있다. 아마 그에게는 난치병자를 고치는 일이 곧 중생제도인 까닭이리라.

중풍과 간병 치료의 달인

그는 중풍 치료의 달인이다. 일찍부터 중풍 환자를 많이 치료해 지금은 못 고치는 법이 별로 없다. 인사불성이 되어 누워 있는 사람도 열에 아홉은 살려낼 수 있다.

"중풍은 발병 원인에 따라 서른여섯 가지로 나눌 수 있습니다. 그것을 다섯 가지로 축소하면 폐절풍, 간절풍, 비절풍, 신절풍, 심절풍이 됩니다. 발병 원인과 증상에 따라 치료법을 달리하는데, 대개 침, 뜸, 부황으로 치료하고 겸해서 약을 씁니다. 상태가 아무리 심한 환자라도 화장실을 출입할 수 있을 만큼은 고치지요."

중풍은 증상에 따라 약을 각기 달리 쓴다. 간이 허해서 생긴 중풍에는 『방약합편』에 나오는 청상견통탕(淸上蠲痛湯)과 『동의보감』에 나오는 당귀수산(當歸鬚散)을 합해서 쓰되, 증세에 따라 홍화나 도인(桃仁)을 3전씩 가감해 쓴다. 술을 많이 마시며 성질이 급한 사람이 중풍에 걸렸을 때는 백굴채(白屈菜, 애기똥풀)와 홍화를 술 반, 물 반으로 달여서 2~3첩 먹으면 대개 낫는다. 또 신장이 허해서 생긴 중풍에는 기를 보하는 처방을 쓰는데, 돼지 족, 초피나무, 홍화,

우슬, 도인, 방풍, 부자를 위주로 약을 짓는다. 심장이 허해서 온 중풍은 치료법이 특이하다. 소주 1잔, 달걀노른자 1개, 참기름과 식초 1숟가락씩 마신 뒤에 뜨거운 온돌방에 들어가 하루 동안 이불을 푹 뒤집어쓰고 땀을 흠뻑 낸다. 한 번 해서 효과가 없으면 소주를 2잔으로 늘려 달걀노른자, 식초, 참기름을 전날과 같이 먹은 다음 한 번 더 땀을 낸다. 대개 3일 이내에 설사를 하거나 몹시 토하고 나면 완쾌한다.

왼쪽 몸으로 마비가 오는 중풍은 허증으로 인한 것이고, 오른쪽으로 오는 것은 실증으로 인한 것이다. 중풍은 빠르면 2~3일, 늦어도 한 달 이내에 고칠 수 있다. 그리고 중풍은 오래되었다고 고치기 어려운 것도 아니고, 증세가 가볍다고 고치기 쉬운 것도 아니다.

간염, 간경변증, 간경화, 지방간 같은 간병도 전문으로 치료하는 분야 가운데 하나다. 그는 간병 치료에 오리나무 껍질, 유황을 법제해서 만든 골인(骨仁), 굴 껍데기를 가공해 만든 이온칼슘 등을 쓴다.

"간염이 간암으로 발전하는 수가 많습니다. 대개 B형간염 80퍼센트쯤이 간암으로 진전됩니다. 간은 미련하고 과묵한 장기라서 어지간히 나빠져서는 증상이 잘 안 나타납니다. 소화가 잘 안 되고 피로감이 심하면 간검사를 받을 필요가 있습니다. 대개 간염이 간경변증, 간경화를 거쳐 간암이 되는 수가 많아요. 간암이 되기 전이라면 오리나무 껍질, 골인, 이온칼슘 같은 약재를 써서 80퍼센트 이상 완치할 수 있다고 봅니다."

간병 중에서 치료가 제일 쉽고 빠른 것은 술을 많이 마셔서 간이 나빠진 것으로 오리나무 껍질을 푹 달여서 먹으면 잘 낫는다.

오리나무 껍질이 간병에 효과가 있다는 사실을 아는 사람은 별로 없다. 오리나무는 자작나뭇과에 딸린 갈잎큰키나무로 적양목 또는 유리목이라고도 부른다. 우리나라 아무 산에나 흔하게 자라는데, 공기 중에 있는 질소를 흡수하는 성질이 있어서 메마른 땅에서도 잘 자라고 땅을 기름지게 하고 둑을 보호하는 사방목으로도 많이 심는다. 나무껍질에 상처를 내면 속이 빨갛게 변하므로 민간에서는 보혈약(補血藥)으로 드물게 썼고, 길게 늘어지는 꽃술이나 열매는 설사약이나 지혈제로 써 왔다. 또 열매나 껍질에는 타닌이 많이 들어 있어 붉은색과 다갈색 염료를 얻기도 한다. 그러나 이 나무가 술독을 풀고 간장 기능을 좋게 한다는 사실은 어떤 의학책에도 적혀 있지 않다.

"오리나무 껍질을 봄에 채취해 쓰는데, 간에 쌓인 독을 풀어주는 효과가 탁월합니다. 많은 양을 준비해서 쓰고 있지요. 반드시 우리나라 오리나무를 써야 효과가 있고 서양에서 들어온 오리나무는 효과가 없습니다."

그가 간병 치료에 많이 쓰는 약재는 유황을 법제해 만든 골인이다. 골인은 『편작심서』에 기록되어 있는 금액단과 그 효능이 같은 것으로 유황을 무즙으로 법제해서 만든다. 그는 『편작심서』에 기록된 대로 유황을 솥에 넣고 불로 녹여 천으로 일곱 번이나 아홉 번쯤 걸러내 땅속에 파묻는 방법을 비롯해 갖가지 방법으로 실험해 본 결과, 무즙으로 법제하는 것이 가장 좋은 방법이라는 것을 알아냈다.

무즙으로 유황을 법제하는 방법은 다음과 같다. 무 2~3개를 즙을 내고, 그 즙에다 유황 1근을 담가 두었다가 24시간이 지나면 무즙을 새것으로 바꿔준다. 이렇게 하기를 9번쯤 하면 유황 화독이 웬만큼 제거되는데, 마지막 9번째는 유황이 담긴 무즙을 냉동실에 넣어 바짝 얼린다. 이렇게 해야 유황 독성이 완전히 빠진다.

골인은 이렇게 법제한 유황에 몇 가지 약재를 첨가한 것으로 알코올중독, 마약중독, 농약 중독, 식중독 등에 효과가 있고, 그 외에 갖가지 위장병, 부인병 등에도 널리 쓴다. 또 보양제로서의 효과도 탁월하다.

체질을 바꾸는 이온칼슘 개발

그가 간병을 비롯해 갖가지 난치병을 치료하고 예방하는 데 쓰는 약재는 오랜 연구와 실험 끝에 만들어 낸 이온칼슘이다. 이온칼슘은 바닷속 30~50미터 깊이에 사는 굴 껍데기를 섭씨 1,500도 온도에서 24시간 동안 태워 만든다. 시커먼 겉껍데기를 긁어내고 스테인리스 솥에 넣고 열을 가하면 까매졌다가 황색으로 변하고, 마지막에는 하얗게 된다. 이렇게 하얗게 태운 굴 껍데기를 가루 낸 것이 바로 이온칼슘인데, 공기 중에 그대로 두면 산화되어 사라지므로 물에 타서 약으로 쓴다. 증류수 1,000cc에 굴 껍데기 가루 6그램을 타서 쓰는데, 이는 건강한 사람이 일주일 동안 먹을 분량이다. 하루 세 번, 한 번에 소주잔으로 한 잔씩 마신다. 그는 이 이온칼슘이야말로 갖가지 폐 질환, 위장병, 간염, 간경화, 신경성 당뇨병, 골다공증, 비만증, 알레르기성체질 등을 치료할 수 있을 뿐만 아니라 체질을 근본적으로 바꾸는 데도 으뜸가는 약이자 식품이라고 주장한다.

"거의 모든 질병은 체액의 칼슘 균형이 잘못되어서 생깁니다. 이온칼슘은 산성체질을 알칼리성으로 바꾸어 주는 데 탁월한 효과가 있습니다. 체질이 산성이면 몸이 늘 피곤하고 병에 잘 걸리며, 한번 병에 걸리면 잘 낫지 않을 뿐만 아니라 머리가 나빠지고 침착성이 없어지며 신경질적이 됩니다. 고혈압이나 당뇨병, 암, 두통, 빈혈, 신경통, 요통 같은 병도 거의 체질이 산성일 때 생기는 겁니다. 현대의학에서 체질은 바꿀 수 없다고 하지만, 저는 아무리 허약한 체질을 가진 사람도 이온칼슘을 3개월에서 5개월쯤 먹으면 튼튼한 체질로 바꿀 수 있다고 자부합니다."

그는 굴 껍데기를 법제해서 만든, 즉 이온칼슘 제조에 성공하기 위해 20년 동안 갖은 노력을 기울였다. 굴 껍데기를 법제하느라 값비싼 화로 몇 개를 박살내기도 했고, 수십 번 실패해서 좌절과 실의도 많이 겪었다. 실험 비용이 엄청나게 들었음은 말할 것도 없다.

"멸치에 칼슘이 많다고 하는데, 멸치에 들어 있는 칼슘은 그리 많은 양이 아닙니다. 3,600가지 식물성 약재 가운데서 칼슘이 제일 많은 것은 백복령이고, 그다음은 뽕나무 태운 재, 메밀대 태운 재, 그리고 볏짚 태운 재입니다. 우리 선조들은 이런 것들을 칼슘이 부족할 때 약으로 중요하게 썼지요. 동물성 약재 중에서 칼슘 성분이 많은 것은 개 뼈와 닭 뼈입니다. 개 뼈에서 칼슘 성분을 뽑으려면 개를 잡아서 고기를 발라내고 뼈만 황토 속에 묻어둡니다. 1년 뒤에 파내서 고열로 하얗게 될 때까지 태워서 씁니다. 이처럼 순수한 알칼리 이온을 얻는 방법은 불로 태우는 것입니다."

굴 껍데기를 법제해 만든 이온칼슘은 약리 효과와 쓰임새가 다양하다. 이온칼슘은 수소이온농도(PH) 12.8의 강알칼리성으로 주된 성분은 탄산칼슘, 인산칼슘, 유산칼슘이다. 기침을 멎게 하고, 열을 내리며, 아픔을 멎게 하고, 독을 풀어주는 작용을 하며, 살균 작용도 강해서 갖가지 곰팡이를 비롯해 거의 모든 균을 죽이는 작용을 한다.

이온칼슘을 희석한 증류수 한 잔을 마신 뒤에는 술을 웬만큼 마셔도 취하지 않고, 술 취했을 때 마시면 빨리 깨어난다. 황달 치료약으로 쓰는 인진오령산(茵蔯伍苓散)에 법제한 굴 껍데기 가루를 더해서 처방하면 간염, 간경변증 치료율이 훨씬 높아진다.

"간염 환자의 타액은 대개 산성입니다. 산성 체질을 알칼리로 바꾸어 주면 병은 저절로 낫습니다. 법제한 굴 껍데기에는 비소 같은 유해 중금속이 들어 있지 않으므로 안심하고 쓸 수 있습니다. 법제한 굴 껍데기를 오래 써보니 정신이 안정되고 정력이 좋아지며 갖가지 피부병에도 효과가 탁월하다는 것을 알 수 있었습니다."

법제한 굴 껍데기는 식물성장에도 큰 도움이 된다. 굴 껍데기 가루를 물에 타 식물에 뿌리면 식물이 건강해질 뿐만 아니라 성장도 훨씬 빨라진다. 또 이 칼슘 이온수로 김치를 담그면 6개월을 두어도 시지 않을 뿐만 아니라 군내도 나지 않는다.

"칼슘 이온수로 콩나물을 길러보니 성장이 1.5배에서 2배나 빨라져요. 맛도 훨씬 좋아지고요. 또 난을 길러보니 난이 그렇게 잘 자랄 수가 없어요. 벼나 과일, 채소 같은 어떤 식물에도 칼슘 이온수를 주면 병도 없이 튼튼하게 자라며 성장이 빨라집니다."

칼슘 이온수로 콩나물 기르는 방법을 소개한다. 물 12리터에 법제한 굴 껍데기 가루 50그램을 희석하고, 그 물에 쥐눈이콩 한 가마니(75킬로그램)를 넣어 불린 다음, 재래식 콩나물 재배법대로 물을 줘서 키우면 된다. 이 방법으로 키운 콩나물은 맛이 보통 콩나물과는 견줄 수 없을 만큼 좋다. 그는 콩나물뿐만 아니라 어떤 식물이든지 칼슘 이온수로 키우면 병 없이 튼튼하게 자라고, 성장도 훨씬 빠르므로 이를 농업에 활용하면 큰 성과를 거둘 수 있다고 말한다.

그는 침술에도 능하다. 신경통, 관절염, 심장병, 염좌 등 웬만한 병은 침으로 고치는데 특히 안면신경마비나 디스크를 잘 고친다. 안면신경마비나 디스크를 고칠 때는 금침을 쓴다. 그는 미장원에서 귓불에 구멍 내는 총을 개량해 금침 놓는 방법을 고안했다.

"와사풍은 10년 넘은 것도 고칠 수 있습니다. 금침을 자르지 않고 통째로 지창(地倉)혈에 놓아 치료합니다. 디스크도 금침으로 쉽게 낫습니다. 대개 두 번쯤 맞으면 낫지요. 탈이 난 척추 양옆에 금침을 꽂는데 전혀 아프지 않아요. 일주일 간격으로 두 번 맞으면 척추디스크 같은 건 쉽게 낫습니다. 디스크 치료는 지금까지 한 번도 실패해 본 일이 없습니다."

법준 스님은 보양제를 잘 만드는 것으로도 유명하다. 보양제는 토사자, 복분자, 오미자, 구기자, 사상자, 이 다섯 가지 씨앗을 법제해 가루 낸 다음 좋은 꿀로 환약을 지은 것이다. 여기에 법제한 굴 껍데기 가루를 더하면 효력이 훨씬 더 높아진다. 이 보양제는 남성의 발기불능이나 조루증에 효과가 탁월하고 정력이 허약한 사람도 3~4개월 복용하면 놀랄 만큼 세어진다. 이 약은 상당량을 일본으로 수출할 만큼 인기가 있다.

명산대천에서 수도하며 영감 얻어

그는 명산대천을 찾아다니며 기도하는 동안 깨달음을 얻을 때가 많다. 의약을 연구하다가 어려움에 봉착했을 때 산에 들어가 기도하면 문제를 해결할 수 있는 영감을 얻는다는 것이다.

"산에서 기도하면서 터득한 것이 많습니다. 영감으로 얻은 신수방(神受方)도 여러 가지가 있지요. 태백산, 소백산, 치악산, 마이산, 지리산 같은 데서 기도를 많이 했습니다. 백일기도를 할 때도 있고 10일이나 20일 동안 할 때도 있지요. 기도하면서 고생도 많이 했습니다. 쌀이 떨어져 산나물만 뜯어서 먹고살다 보니 피부가 온통 헐고 짓물러 나병 환자 꼴로 지낸 적도 있습니다. 기도할 때 육체적인 고통을 참는 것보다는 마음속의 욕심을 버리기가 더 어렵습니다. 한번은 태백산에서 백일기도를 한 적이 있습니다. 산 밑에서는 봄이 한창이었지만 산꼭대기는 눈이 허리까지 빠지더군요. 바위 위에서 하루에도 몇천 번씩 절하며 기도했는데, 백일 동안 날씨가 청명한 날은 5일뿐이었습니다. 그때 여러 가지 신비한 일을 겪었습니다. 한 번은 얼어붙은 땅이 풀리면서 거대한 바위가 굴러떨어져 내가 있는 곳을 덮친 적도 있습니다. 그때 나는 기도에 몰두해 있었는데 '잠깐만 비켜라.'라는 소리가 들리는 듯해서 옆으로 비켜났습니다. 바로 그 순간 큰 바윗덩이가 덮쳐 거기 있던 큰 소나무를 두 동강 냈지요. 신령님이 저를 구해 준 것이 아닌가 하고 생각합니다. 또 기도하는 동안 몸이 아프면 자신도 모르게, 손이 가는 대로 풀을 뜯어 먹으면 낫는 것도 신기했습니다. 누구라도 인술을 하는 사람은 명산대천을 찾아가 기도해야 깨우침을 얻는다고 생각합니다. 나는 기도하면서 의술에 대해 제일 많이 배웠습니다."

법준 스님이 구료한 환자는 무수히 많다. 그중에서 몇 사람만 예를 들어본다. 대구에 사는 김주남 씨는 1970년에 월남으로 갔는데, 그때 성병에 걸렸다. 온몸에 반점이 생기고 성기는 물론 손이나 발까지 썩어 들어가 사람이 가까이 가지 못할 정도로 악취가 심했다. 그의 부인도 전염되어 증세가 마찬가지로 심했다. 법준 스님이 수은으로 법제한 치료약을 2번 먹으니 두 사람 다 깨끗하게 나았다.

"저는 그 병이 에이즈가 아니었던가 하고 생각합니다. 국가에서 에이즈 환자를 치료할 수 있도록 허가만 해준다면 에이즈도 고칠 자신이 있습니다."

경상북도 문경시 농암면에 사는 김대식 씨는 골수염으로 거의 폐인이 되었던 사람이다. 그의 부친은 가산을 탕진하면서 좋다는 의원, 좋다는 약을 다 구해 써봤으나 별 효험이 없어 죽기만을 기다리던 중에 법준 스님을 만났다. 법준 스님이 수은으로 식훈을 만들어 먹이니 얼마 안 가서 나았다. 그 뒤 김대식 씨 동생도 형과 마찬가지로 골수염에 걸린 것을 법준 스님이 고쳐주었다.

강원도 철원에 사는 윤천규 씨는 70세 노인으로 갑자기 중풍으로 쓰러져 반신불수가 됐다. 법준 스님은 뜸과 침, 부항, 약을 써서 4일 만에 완치시켰다.

서울 구파발에 사는 김우환 씨는 중풍을 고치려고 홍콩까지 가서 치료를 받았으나 돈만 없애고 더 심해졌다. 거의 식물인간이나 다름없는 상태였던 것을 법준 스님이 치료해서 한 달 만에 혼자 바깥출입을 할 정도로 좋아졌다.

현재 법준 스님은 작은 사찰에 머물면서 환자 구료와 의약 연구에 힘을 쏟고 있다. 그러나 거기도 임시 거처일 뿐 언제 또다시 방랑길을 떠나게 될지는 모른다.

07
오기산

오직 토종약초만 고집하는 신의 손

"우리나라 사람은 독한 약들을 하도 많이 먹어서 어지간한 약을 써도 잘 낫지 않아요. 그러나 일본 사람 몸은 우리보다 덜 오염되어 있어서 약재를 3분의 1만 써도 잘 낫습니다. 우리나라 약초는 세계에서 제일 좋은 것인데, 몸이 너무 오염되어 있어서 여간해서는 병이 낫지 않습니다. 나는 틀림없이 토종약초를 되살릴 겁니다. 우리 민족을 살리는 길은 그것밖에 없어요."

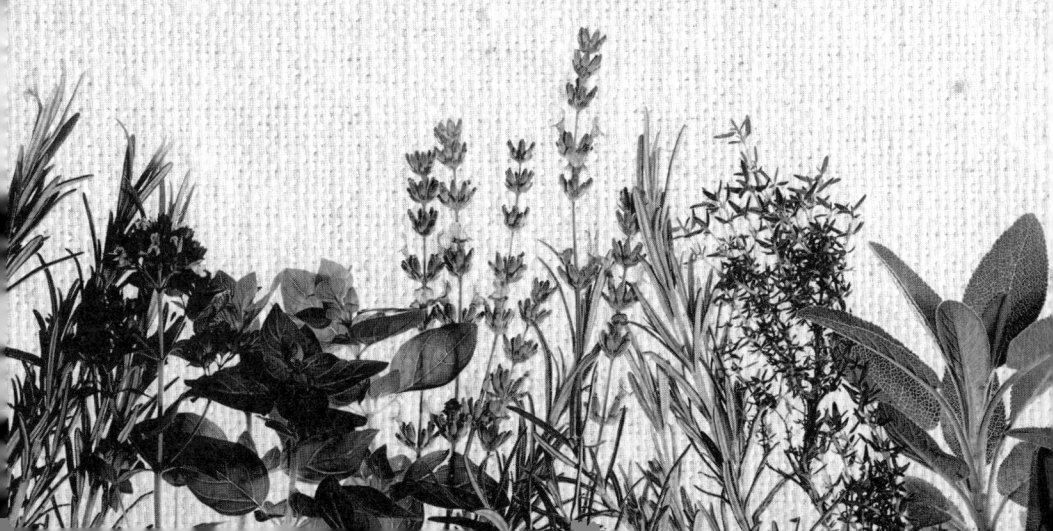

우리 겨레한테는 우리 겨레만이 지닌 독특한 의학이 있다. 진짜배기 민족의학, 토종의학인 이 의학은 이 땅 사람과 이 땅에서 나는 약재들을 바탕으로 해서 수천 년 동안 발전해 온 것이다. 이 겨레 의학은 그 체계나 약재들이 중국 의학과도 다르고 서양의학과도 다르다. 흔히 한의학을 민족의학이라고 생각하기 쉬운데 사실은 그렇지 않다. 오늘날의 한의학은 오래전에 중국에서 들어와 우리 실정에 맞게 변형된 것이지 처음부터 우리 겨레한테서 생겨난 것은 아니다.

이것은 한의학에서 널리 쓰는 약재들을 살펴보면 금방 알 수 있다. 약방의 감초라고 하는 감초, 약재 가운데 장군이라는 대황, 발한제인 마황, 그리고 대표적인 보약재인 지황, 황기 등 한의학에서 널리 쓰는 약초들은 모두 중국에서 건너온 것들이고 우리나라에서는 처음부터 자생하지 않은 것들이다.

🦋 토종의학이 세계를 살린다

이처럼 한의학의 모든 이론과 처방, 약재들은 모두 중국에서 건너온 것이다. 한의학에서 경전으로 여기는 『동의보감』은 중국 의학책 수백 권을 수집해서 알기 쉽게 체계를 갖춰 편집한 책이지 민족의학을 집대성한 책은 아니다. 현재 우리나라 한의학은, 좀 심하게 말하면, 중국 의학 한 귀퉁이를 옮겨 온 것에 지나지 않는다.

그렇다면 진짜배기 우리 의학, 토종의학은 과연 어디에 있는가. 나는 그것이 가난해서 배우지 못한 우리 민중 속에 있다고 믿는다. 가난하고 힘없는 사람들, 어려운 한문을 알지 못해 한문으로 된 의학책을 읽을 수 없었던 사람들, 이들이 주변에서 쉽게 구할 수 있는 약초로 아픈 사람을 치료하기 시작하면서부터 토종의학이 생겨난 것이다. 힘없고 가난한 백성이 경험이나 직관으로 알아낸 치료법은 문자로 기록되지도 않았고, 일정한 체계도 갖추지 못한 채 입에서 입으로 마음에서 마음으로, 곧 구전심수(口傳心授)로 후세에 전해 오고 있는데, 이것이야말로 진짜 민족의학인 것이다. 오늘날은 이를 민간요법이라고 부른다.

이 땅과 이 땅에 사는 모든 사람과 동식물은 고유의 특이성이 있다. 이 특이성은 세계의 다른 어떤 곳에서도 찾을 수 없는 것이다. 이를테면 우리나라 사람과 중국 사람은 생김새가 비슷해 보이지만 생활 습관과 식성, 체질, 언어, 문화 같은 것은 완전히 다르다. 우리나라 사람은 온돌방에서 생활하고 중국 사람은 침대에서 생활한다. 우리나라 사람한테는 쌀밥이 주식이지만 중국 사람은 서양인처럼 고기가 주식이고 쌀밥은 부식이다. 화장실에서 볼일을 볼 때도 우리나라 사람은 똥과 오줌이 같이 나오지만 중국 사람은 서양인처럼 똥과 오줌이 따로 나온다. 이처럼 중국 사람 체질은 우리보다 서양인에 더 가까운 것이다.

　사람뿐만 아니라 식물이나 동물도 마찬가지다. 식물분류학으로 볼 때 이름이 같고 생김새나 특성이 같은 식물일지라도 우리나라에서 자란 것과 중국에서 자란 것은 그 성질이 판이하게 다르다. 나는 중국의 여러 지방을 다니며 약초를 채취해 보았다. 중국 남부 지방에는 수십 년, 혹은 수백 년 묵은 것으로 보이는 더덕이 많았는데, 그 생김새는 우리나라 더덕과 같지만 향기가 거의 나지 않고 더덕 본래의 맛도 없었다. 우리나라 야생 더덕은 수십 미터 밖에 있어도 냄새로 찾아낼 수 있지만, 중국 더덕은 잎을 뜯어서 코에 대도 냄새가 나지 않았다. 틀림없이 중국 더덕과 한국 더덕은 꼭 같은 학명을 지닌 꼭 같은 식물이다. 그런데도 중국 더덕은 싱겁기가 물 같고 한국 더덕은 향기가 지독하게 강하다.

　더덕뿐만 아니라 많은 식물이 생김새도 같고 유전 정보도 같지만 맛이나 생김새, 성분이 서로 다르다. 중국 인삼이 우리 것과는 다르고 중국 대추가 우리 것과는 다르고 중국 당귀도 우리 것과는 다르다. 중국과 우리나라는 흙이 다르고 기후가 다르고 사람이 다르고 식물이 다르고 동물이 다르며 사람들의 생활 습관, 생각, 언어, 문자, 역사, 문화가 다르다. 사람이 다른 만큼 질병도 다르고, 그 치료법도 다를 수밖에 없다. 그런데 한의학에서는 중국 의학 이론과 치료법을 적용해 환자를 치료한다. 그렇게 해서는 환자를 고치기 어렵다.

　우리나라 사람한테는 우리 몸에 맞는 의학 이론과 치료법이 있어야 한다. 그렇게 해야 병을 고칠 수 있다. 우리 땅에서 생겨난 의학과 우리 땅에서 나는 약초로 질병을 치료해야 하는 것이다. 그것이 민족의학이고 토종의학이며 우리 민족을 살릴 수 있는 의학이다.

토종의학에 미친 인생

오기산(吳丌山) 선생은 우리 것, 곧 '토종'에 매료되어 삶을 사는 사람이다. 토종약초가 난치병으로 신음하는 많은 사람을 살려낼 수 있다고 믿으며, 사람들이 하찮게 여기는 토종이야말로 무한의 가치를 지닌 보물이라고 힘주어 말한다.

"토종약초 가운데 신기한 게 많습니다. 금회목이라는 약초가 있는데 2그램을 찬물에 담가 두었다가 우러난 물을 마시면 중풍이 싹 나아요. 그리고 연두초 풀잎을 달여 먹으면 갑상샘 질병이 금방 낫습니다. 어떤 책에도 적혀 있지 않고, 간혹 시골에 사는 노인들이 알고 있는 약초 중에도 어려운 병을 고칠 수 있는 것이 많습니다."

그는 오직 토종약초만을 써서 난치병자를 치료한다. 그는 토종약초를 수십 년 연구했다. 몇 년 전에는 사라져 가는 토종약초를 되살리고 토종약초의 우수성을 널리 알리기 위해 뜻이 맞는 한의사들과 '토종약초살리기운동'을 활발하게 펴기도 했다. 한마디로 그는 토종에 미친 사람이다.

오기산 선생은 황해도 연백 출신이다. 한국전쟁 때 어머니 등에 업혀 피난 내려와 경기도 송탄에서 살았다. 의원인 할아버지는 어려운 병을 잘 고치는 것으로 이름이 높았다. 할아버지가 의원이었던 까닭에 그는 어려서부터 약초와 가까이 지냈다. 할아버지를 따라 산이나 들로 약초를 캐러 다니기도 했고 채취해 온 약초를 작두로 써느라고 밤을 새우기도 했다. 그러면서 약초에 대한 기본 지식을 배웠다. 명의였던 할아버지가 그의 첫 스승인데, 할아버지는 기억력이 뛰어나고 영리했던 손자를 매우 아꼈다.

중학생 때는 몽 선생이란 분을 집으로 모셔 와 기공을 배웠다. 몽 선생은 널리 알려진 도인이며 기공의 대가였다. 그는 몽 선생한테서 9년 동안 인체와 기의 원리, 손을 대지 않고 환자를 치료하는 수기요법 등을 전수받았다. 그런 뒤에 계룡산 동학사에 계시던 김 선생이란 분을 스승으로 모시고 행공법, 호흡법, 선학(仙學), 단학, 풍수지리, 민간요법 등을 배웠다. 그 밖에도 할아버지한테 드나드는 기인, 명의, 도인, 학자 등으로부터 많은 의학 지식을 배웠다.

"중국에서 들어온 기공을 공부한 것이 아니라 토종 기공, 우리 민족 대대로 내려오는 기공법을 배웠지요. 그때는 우리 스승님 같은 분을 무당이라고 했습니다. 요새처럼 굿하고 점치는 사람은 진짜 무당이 아니에요. 처음 6개월 동안은 스승님을 모시고 공부하고, 그 뒤 15년 동안은 달마다 두세 번씩 선생님을 찾아뵙고, 또 선생님 심부름을 하면서 공부했습니다. 저는 어려서부터 많은 스승한테 훌륭한 가르침을 받았습니다."

서양 문물과 학문을 받아들이는 데 적극적이었던 할아버지 뜻에 따라 그는 신학대학에 들어갔다. 혜화동에 있던 가톨릭신학대학은 그 무렵 수재들만 모이는 곳이었다. 그러나 그는 의식과 형식만을 중요시하는 가르침이 싫었기 때문에 학교 측과 잦은 마찰을 벌이다가 철학과 2학년 때 학교에서 쫓겨나고 말았다. 학교를 그만둔 1972년에는 한 해 동안 전국을 방랑했다. 몽 선생과 김 선생한테 배운 지식은 방랑생활에 큰 도움이 되었다.

"묏자리 봐주고 샘터 찾아 주고 집터 봐주고 아픈 사람 약초로 고쳐주기도 하면서 나라 안을 떠돌아다녔습니다. 숨어 있는 명의를 그때 많이 만났지요. 그분들한테 특이한 치료법을 많이 전수받았습니다. 축농증이나 비염 치료약, 치질 치료약, 요즘처럼 살 빼는 약이 아니라 살찌게 하는 약, 고혈압이나 폐병 고치는 약, 디스크나 관절염을 고치는 약 같은 처방을 모을 수 있었지요."

어려서부터 인술에 뜻을 두고 공부해 왔던 덕분에 병을 고치는 데는 자신이 있었지만 의사 자격증이 없었다. 그렇다고 해서 수술과 항생제를 최선의 치료법으로 여기는 서양의사가 되고 싶지는 않았고, 또 중국 의학에 중독되어 있는 한의학을 배우고 싶지도 않았다. 차라리 중국 의학을 깊이 연구해야겠다는 결심으로 1978년에 대만으로 건너가 중의학을 공부하기 시작했다. 6년 동안 중의학을 공부하고 나서는 나름대로 중국 의학의 정수를 터득했다.

대만에서 중의학을 공부하는 한편, 서울 종로에 동원한의원이라는 간판을 걸고 한의원을 운영하기도 했다. 관절염, 디스크, 신경통에서부터 중풍, 고혈압, 당뇨병 등 갖가지 난치병을 잘 고친다는 소문이 나자 각지에서 수많은 환자가 몰려들어 한의원은 늘 시장 바닥처럼 북적댔다. 몰려드는 환자를 감당할 수 없어서 몇 해 뒤에는 서울 강남에 강남의림한방병원을 설립해 운영했다.

"환자들의 반응은 폭발적이었습니다. 입원 환자 말고 외래 환자만도 하루에 500명이 넘었으니까요. 그 무렵 종로에서 내 이름을 모르는 사람이 없을 정도였습니다. 한의사 일곱 명이 환자를 진료했는데, 너무 바빠서 밥 먹을 시간도 없을 정도였으니까요. 그때 같이 일하던 차 원장이라는 분은 수십억을 벌었습니다."

기적의 약 '동환'의 신비

그때 환자들한테 주로 썼던 처방은 '동환'이라는 알약과 중풍 치료약이다. 동환은 불가사의한 효능을 가진 치료약이다. 디스크, 신경통, 중풍 후유증, 어혈 등을 고치는 데는 가히 신이 만든 약이라고 할 만했다. 좁쌀만 한 알약 하나가 황소 한 마리보다 더 큰 약력(藥力)을 지니고 있었다. 눌러서 아픈 부위에 뜸을 조그맣게 뜬 다음, 좁쌀만 한 알약 한 개를 붙이기만 하면 곧 통증이 사라지고, 며칠 지나면 깨끗하게 나았다. 걸음을 걷지 못해서 기다시피 하며 온 사람이 동환 한 알을 붙이고는 30분도 지나지 않아 멀쩡하게 걸어 나가는가 하면, 허리가 아파서 업혀 온 사람이 한 시간도 지나지 않아 마음대로 뛰어다녔다. 동환을 붙이면 일시적으로 통증이 멎는 것이 아니라 근본적으로 치유되어 다시는 재발하지 않았다. 디스크와 신경통은 거의 100퍼센트 치유되었고, 관절염은 70퍼센트가 나았으며, 그 밖에 어혈, 중풍, 중풍으로 인한 후유증, 갑상샘 질환, 임파선 질병, 멍든 데, 삔 데, 몸이 마비된 것, 원인을 알 수 없는 통증 등에 이르기까지 신통하다고 할 정도로 잘 나았다.

"동환은 본래 이름이 없던 것을 동원한의원 '동' 자를 따서 동환이라고 이름 붙인 것이지요. 민 할머니라는 분한테 전수받은 것인데, 150년 전부터 이어져 오던 처방입니다. 이 처방을 얻으려고 고생 많이 했습니다. 처방을 알고 나서도 약재를 구하기 위해 나라 안을 몇 바퀴 돌았지요. 아마 그 이야기만 써도 책 한 권은 될 겁니다. 동환은 약효도 신통하지만 약을 만드는 공법도 기이합니다. 사향, 우황, 그리고 몇 가지 광물질을 질그릇에 넣고 100시간을 구워서 만드는데, 그 공법 속에 심오한 원리가 있습니다. 그 원리를 가만히 따져 보면 병이 나을 수밖에 없다는 것을 깨닫게 됩니다. 극독을 지닌 광물질이 주약이지만 독성이 전혀 없는 것이 특징입니다. 나중에 민족의학연구소를 운영할 때 일본에 보내 가장 정밀한 기계로 독성을 검사했는데, 어떤 종류의 독성도 나타나지 않았습니다. 22년 동안 동환을 환자들한테 썼지만 부작용이 생긴 적은 한 번도 없었습니다."

동환은 과연 불가사의한 약이었다. 눌러서 아픈 부위, 곧 아시혈에 조그마하게 뜸을 한두 장 뜬 다음 좁쌀만 한 알약을 하나 붙이기만 하면 즉시 통증이 멎고, 날이 지나면 근본적으로 병이 나았다. 또 한 가지 신기한 것은 질병 부위에 붙이기만 하면 찰싹 달라붙어서 다 나을 때까지 떨어지지 않는다는 점이다. 그러나 병이 없는 부위에는 억지로 붙이려고 해도 절대로 붙지 않는다. 질병이 있는 부위는 정상적인 피부와 미세한 온도 차이가 나는데, 이 온도 차이에 따라 반응이 달리 나타나는 것이다.

그는 한방병원에서 환자 치료만 할 것이 아니라 사라져가는 전통의술을 한데 모으고 연구하기 위해 병원 안에 민족의학연구소를 설립했다. 의사 자격증은 없지만 실력이 뛰어난 민간의사, 한의사, 약사, 의사 등을 연구원으로 채용해 민간의학을 깊이 있고 체계적으로 연구했다.

"연구소에서 좋은 임상결과가 많이 나왔습니다. 토종약초를 이용하면 정말 특이하고 효과가 좋은 치료법이 많더군요. 그때 책을 네 권쯤 낼 연구 업적이 쌓였습니다. 얼마든지 세계적인 치료약을 개발할 수 있겠다는 확신도 생겼고요. 그러나 한창 병원 일이 잘되고 있을 때 부도를 맞아 병원이 망해 버렸습니다."

파란만장한 삶

1994년에 병원이 부도났다. 사람을 제대로 쓰지 못했기 때문이다. 전무를 맡고 있던 사람이 수십억을 횡령해 잠적했다가 자살해 버린 것이다. 기가 막힐 일이었다. 그 때문에 병원은 풍비박산이 나고, 모든 재산은 빼앗기고, 빚더미에 올라앉아 가정도 엉망이 됐다.

"병원 전무를 맡고 있던 사람은 종로6가 흥인상가에서 가게를 하던 사람인데, 이 사람은 광주민주화운동 때 큰 충격을 받아 갑자기 앞이 안 보이자 우리 한의원에서 치료받고 시력을 되찾았지요. 혈 자리를 찾아 동환을 붙이고 약을 몇 첩 썼더니 기적같이 나아버린 겁니다. 이 사람을 보아하니 살림 형편이 좋지 않아 불쌍하고, 또 똑똑하고 착실해 보여서 한의원에 두고 일을 시켰지요. 일도 열심히 하고 착실한 것 같아서 1987년에 새 건물 사서 이사하고는 병원 살림을 몽땅 맡겼습니다. 그런데 그게 도둑을 키운 겁니다. 고양이한테 생선가게를 맡긴 꼴이지요. 30억 원을 야금야금 몰래 빼먹다가 들통이 나니까 자살해 버린 겁니다. 그 일로 병원은 병원대로 망하고, 패가망신해 감옥살이까지 하는 신세가 됐습니다."

병원이 부도나자 부채 수십억을 짊어졌고, 또 만 2년 6개월 동안 감옥살이를 했다. 아무 잘못도 없는데 아랫사람의 배신 때문에 모든 것을 잃었고, 말로 표현할 수 없는 정신적, 육체적 고통을 겪었다.

"돌이켜보면 파란만장한 삶을 살았던 것 같습니다. 서른 살에 무일푼으로 결혼해 35,000원짜리 사글셋방에 살았고, 서른일곱 살에 병원을 인수해 수십억을 벌어 백억 대 재산을 모았고, 또 하루 아침에 알거지가 되어 감옥에 갇히는 신세가 되었으니……. 그것 때문에 화병이 생겨 시력도 거의 잃을 지경이었습니다. 1970년대에 한의원 하루 수입이 400~500만 원이었으니 말 그대로 떼돈을 벌었지요. 방배동에서 한방병원을 할 때는 직원이 90명이고 하루 외래 환자가 500명을 넘었습니다. 환자 치료와 병원 운영에는 성공했으나 성급하게 사람을 잘 믿은 것 때문에 엄청난 손해를 보고 참혹한 고통을 겪은 겁니다."

그는 감옥살이를 하면서도 채권자들한테 빚을 하나하나 갚아나가기 시작해 10년 만에 거의 다 갚았다. 자신이 잘못해 진 빚이 아니었지만 한 푼도 남기지 않고 모두 갚은 것이다. 돈벌이에 욕심을 두지 않고, 또 돈을 관리할 줄 몰랐던 그로서는 뼈아픈 경험이었다. 그는 빚을 다 갚고 난 다음에는 진짜 토종약초만을 써서 환자를 치료하는 '종합토종약초치료센터'를 만들겠다는 꿈을 꾸고 있다.

"우리나라 의학이 세계에서 경쟁력을 갖추고 살아남으려면 토종약초를 살려내야 합니다. 전에 한의사 150명을 모아서 '신농본초약사회'라는 것을 만들고, 토종약초를 연구하고 재배해 수입 약초 대신 토종약초만을 쓰자는 운동을 편 적이 있습니다. 공동으로 자금을 모아 땅을 빌리고, 농민들한테는 위탁재배로 토종약초를 생산하게 했고, 회원들은 공동으로 구매해 필요한 만큼 가져다 썼습니다. 정말 토종약초 약효가 월등하게 좋더군요. 한 1년가량 운영했는데, 농민들이 정직하지 않더군요. 자연농법이나 유기농법으로 약초를 재배해야 되는데 우리 몰래 농약도 치고 비료도 주고, 또 수입품을 가져가 놓고 밭에서 키운 것이라며 속이고……. 결국 농민들한테 사기당해서 그만두었습니다. 그러나 그때 토종약초 효능이나 구별법 같은 것을 제일 많이 배웠습니다."

 우리나라에서는 돌팔이, 일본에서는 신의 손

오기산 선생은 우리나라보다는 일본 사람들한테 더 많이 알려져 있다. 일본의 대기업 회장, 유명 정치인, 운동선수 등이 그의 주요 고객이다. 일본인한테 그는 '신의 손'이라는 찬사를 받고 있다. 이미 그는 '전설'이며 '신화'의 주인공이 되었다.

걷지도 기지도 못하는 상태로 치료받으러 온 사람, 간경화증으로 복수가 차서 숨도 제대로 못 쉬는 사람, 온몸이 마비되어 앉지도 눕지도 못하는 사람……. 이런 사람들이 그의 기공 치료를 받고 30분 뒤에 멀쩡하게 걸어서 나오니, 어떤 사람이라도 감탄하지 않을 수 없는 것이다. 일본 최고 의료기관에서 치료를 포기한 중환자들이 단 몇 분 만에 나아버리는 예가 드물지 않았다.

그는 스승한테 전수받은 특이한 기공 치료법과 토종약초로 환자를 치료한다. 요즈음에는 우리나라 사람은 거의 치료하지 않고 소문을 듣고 찾아오는 일본 사람들만 치료한다. 신경통, 관절염, 갖가지 위장병, 갖가지 폐 질환, 중풍, 간염, 간경화증, 갑상샘이나 임파선 질병 등 온갖 난치병자들이 비행기를 타고 와 고급 호텔에 머무르면서 그의 치료를 받고 돌아간다. 그는 몸에 손을 대지 않고 환자를 치료한다. 진단 능력도 뛰어나서 맥을 짚거나 몸에 손을 대지 않고도 병의 원인과 증상을 족집게처럼 짚어낸다.

"우리나라 사람은 세계에서 양약을 제일 많이 먹습니다. 항생제도 세계에서 제일 많이 써요. 언젠가 신문에서 보니 오이시디(OECD) 가입국에서 쓰는 항생제 평균치보다 무려 10배나 많이 쓴다고 하더군요. 우리나라 사람은 독한 약들을 하도 많이 먹어서 어지간한 약을 써도 잘 낫지 않아요. 그러나 일본 사람 몸은 우리보다 덜 오염되어 있어서 약재를 3분의 1만 써도 잘 낫습니다. 우리나라 약초는 세계에서 제일 좋은 것인데, 몸이 너무 오염되어 있어서 여간해서는 병이 낫지 않습니다. 한약 시장이나 한의원에서 유통되는 것들은 말로는 국산이다, 토종이다, 하지만 실제로는 거의 수입품입니다. 국민들은 잘 모르니 수입한 것을 국산으로 믿고 삽니다. 이것은 국민을 배신하는 거예요. 나는 틀림없이 토종약초를 되살릴 겁니다. 우리 민족을 살리는 길은 그것밖에 없어요. 토종보존 및 연구센터를 만들어 토종약초로 세계적인 치료약을 만들어 낼 겁니다. 충분한 자료도 있고 기술 개발 능력도 있습니다."

그는 석창포, 솔잎, 오죽(烏竹) 뿌리, 부추, 조릿대 잎, 할미꽃 뿌리, 하고초, 연두초, 까마중, 총백(파 밑동), 초오, 느릅나무 뿌리껍질, 노나무, 질경이, 뽕잎, 마가목, 엄나무 같은 토종약초를 써서 환자를 치료한다.

임파선염, 임파부종, 갑상샘염, 갑상샘기능항진증, 갑상샘기능저하증 등에는 연두초를 쓴다. 연두초는 충청도와 경기도 지방에 주로 자라는 여러해살이풀로 잎을 달여서 먹기만 하면 모든 임파선과 갑상샘 질병이 낫는다. 경기도 여주에 있는 어느 한의원에서는 거의 모든 환자를 연두초만 써서 치료하고 있다. 연두초는 서울 봉천동에 사는 어느 아주머니가 채취해 조금씩 한의원에 공급한다.

누가 금회목을 아는가

신경통과 중풍을 예방하는 데는 초오를 법제해 쓴다. 초오는 맹독이 있으므로 막걸리로 만든 식초로 4~5번 버무려 말려야 독성이 없어진다. 초오에 백지, 천궁(川芎), 생강, 삽주 뿌리 등을 합쳐서 녹두알 크기로 알약을 만들어 쓴다. 신경통, 관절염, 고혈압, 중풍 등을 예방하고 치료 효과도 좋다. 독성이 강한 것일수록 약효가 좋다. 본디 독약을 잘 써야 명의가 되는 법이다. 그도 초오를 잘 써서 명의로 소문난 것이다.

"수입한 초오는 약효가 없어요. 독성도 형편없이 약하고. 척박한 돌밭에서 자란 것일수록 약성이 높아요. 전국 각지에서 난 것을 다 써보니까, 충남 당진에 닭발산이라는 산이 있어요. 그 산을 멀리서 보면 마치 닭발처럼 생겼는데 거기서 난 초오가 약성이 으뜸입니다. 그것을 잘 법제해서 쓰면 위장이 튼튼해져서 소화도 잘 되고 몸도 따뜻해지고, 손발 저린 것, 날이 흐리거나 비 올 때 몸이 저리고 쑤시는 것, 고혈압, 관절염, 당뇨병, 중풍 같은 수십 가지 병에 신통하다 싶을 만큼 잘 나아요. 먼저 재료가 좋아야 좋은 약이 나오는 겁니다. 체질에 상관없이 모든 사람한테 다 좋아요."

초오는 독성이 세므로 매우 조심해서 복용해야 한다. 처음에는 매우 적은 양을 복용하다가 차츰 양을 늘려나가는 것이 좋다. 5알부터 시작해 양을 조금씩 늘려나가되, 피부에 벌레가 스멀스멀 기어가는 듯한 느낌이 들면 더 이상 양을 늘려서는 안 된다. 초오는 반드시 찹쌀 풀로 알약을 지어야 약효가 나고 밀가루 풀을 쓰면 효과가 나지 않는다.

"예전에 종로에 있을 때 찹쌀 풀을 구하기 귀찮아서 밀가루 풀을 대신 썼더니 아무 효과가 없어서 애써 만든 약을 모두 내버린 적이 있습니다. 아무것도 아닌 것 하나 때문에 약을 버릴 수도 있다는 것을 그때 깨달았습니다."

초오에 중독되었을 때는 북어를 달여 먹거나 검정콩을 달여 먹는 등 여러 가지 해독법이 있으나 생강과 솔잎을 쓰는 것이 가장 좋다. 솔잎 한 줌과 생강 한 줌을 진하게 달여서 먹으면 웬만한 초오 중독은 곧 풀린다.

그는 숨어 있는 민간의사나 명의들을 찾아다니면서 수많은 치료법을 배우고 익혔다. 그렇게 찾아내 배운 치료법이 적지 않다. 그중의 하나가 중풍을 신통하게 고치는 금회목이라는 약나무다. 그는 그 약나무를 잃어버린 것을 매우 가슴 아파한다.

"가평에 살던 한 노인네가 희한한 약나무 하나를 알고 있었어요. 우리 한방병원에서 그 노인한테 그 약나무를 많이 갖다 썼습니다. 금회목이라고 하는 나무인데 그 나무줄기를 종이처럼 얇게 썬 것 2그램을 12시간쯤 찬물에 담가 두면 약간 특이한 향이 나고 연한 노란색 물이 우러나는데, 그것을 아침저녁으로 먹으면 중풍이 신기하게 나아요. 3~4개월 먹으면 오래된 중풍도 잘 나아요. 그 노인은 그 약나무 한 달 치를 20만 원에 팔았어요. 한 달 치래야 60그램밖에 더 됩니까? 그 약나무 덕분에 우리 병원도 돈 많이 벌고 그 노인도 형편이 아주 넉넉해졌습니다. 그런데 어느 날 갑자기 그 노인이 돌아가셨어요. 그 약나무가 어떤 것인지 자식들한테도 전수하지 않은 채 말입니다. 그 뒤로 우리가 그 나무를 찾으려고 많이 노력했습니다. 식물학자한테 의뢰도 하고 우리 나름대로 찾으려고 애쓰는 등 돈을 많이 썼습니다. 그런 토종약초야말로 돈벌이를 떠나서 국가적인 보물이 아닙니까? 그러나 결국 찾지 못했습니다. 좋은 것이 있으면 그것을 혼자만 써먹고 말 것이 아니라 널리 알려야 합니다. 이것 하나 지키지 못한 것이 정말 안타깝습니다. 누구든지 금회목을 아는 사람이 있으면 꼭 저한테 연락을 주십시오."

그는 한곳에 머무르지 않는다. 동에 번쩍 서에 번쩍 하며 좋은 토종약초와 좋은 치료법, 좋은 사람이 있는 곳이면 어디든 찾아다닌다. 가끔 새로운 약을 만드느라 한 열흘씩 산속에 틀어박혀 있다가 오기도 하고 머릿속이 복잡하면 외부와 연락을 끊고 한동안 숨어 지내기도 한다. 그는 은둔자이다. 이름이 알려지는 것도 싫고 사람들이 찾아오는 것도 달가워하지 않는다. 그러나 그의 마음속은 온통 토종약초에 대한 집념으로 충만해 있다.

08
박천수, 김인택

유황오리와 토종약초로 말기 암 다스리기

"암을 고치는 3대 원리 가운데서 첫째인 해독이 가장 중요한데, 다행스럽게도 우리 주변에 흔히 있는 식품이나 약재를 잘 이용하면 몸 안에 쌓인 갖가지 공해, 화학약품, 방사능 등 수많은 독을 충분히 풀어줄 수 있습니다."

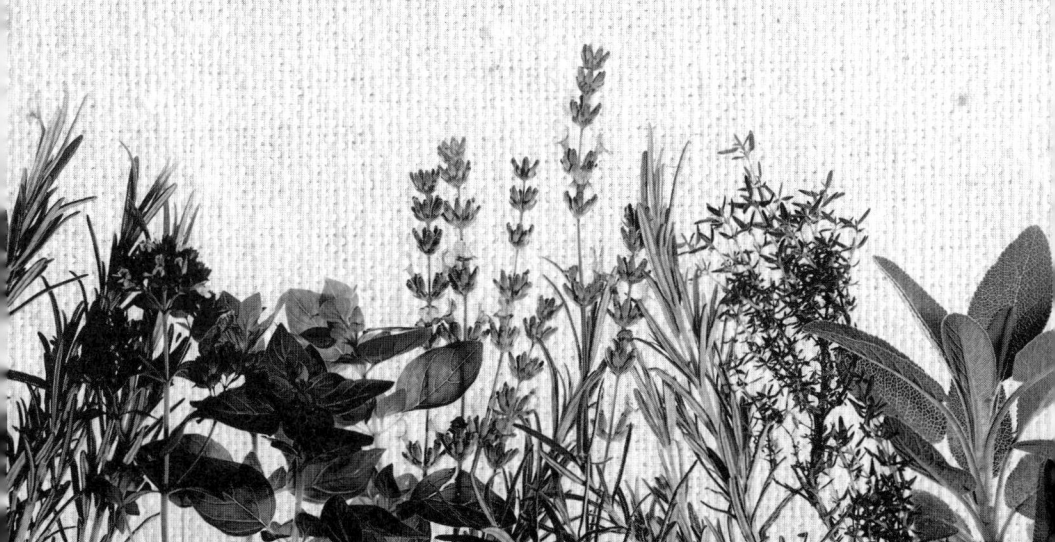

전라북도 전주시와 완주군 경계에 있는 모악산은 계룡산, 태백산과 함께 민간신앙의 한 성지다. 산세가 어머니 치마폭처럼 부드럽고 온화해 '어미뫼'라고도 부르며, 넓은 비사벌 한가운데 우뚝 솟아 있어 매우 높고 웅장해 보이는 명산이다. 골짜기가 깊고 물이 맑으며, 백제 고찰 금산사를 비롯해 이름난 절간과 문화유적이 많을뿐더러 이곳에서 수도해 깨달음을 얻은 이가 많아서 영험한 산으로도 알려져 있다.

모악산 남녘 울창한 숲과 맑은 시냇물, 크고 작은 산봉우리에 둘러싸인 민속한의원은 아마 우리나라에서 가장 크고, 가장 널리 알려졌으며, 가장 빼어난 경치 속에 자리 잡은 한의원일 것이다. 민속한의원은 풍수지리를 공부하는 사람들이 나라 안에서 으뜸으로 꼽는 명당 중의 하나인 비천오공혈(飛天蜈蚣穴)을 이룬 산줄기, 즉 지네가 하늘을 날아오르는 형상을 한 산줄기 옆구리에 자리를 잡고 있다. 십 리나 되는 긴 골짜기에는 약초재배단지, 요양시설, 유황오리와 오골계 사육장, 산책로 등을 갖추어 놓았고, 1,000여 평 대지에는 본관을 비롯한 연구실, 탕제실, 식당, 약재 창고 등이 꽉 들어차 있어 한의원 하나가 마치 하나의 마을처럼 보인다.

나라 안에서 제일 크고 아름다운 한의원

한약으로 암을 고친다고 하면 곧이듣는 사람이 얼마나 될까. 그러나 민속한의원에서는 암을 전문으로 치료하고, 실제로 민속한의원 약을 복용해 암을 고친 사람은 적지 않다. 서울에 있는 큰 종합병원에서 암을 고친다고 하면 세상이 떠나갈 듯이 요란하게 소문 나 환자들로 북새통을 이룰 것이 틀림없지만, 민속한의원은 모든 의료기관에서 치료를 거부한 말기 중의 최고 말기 환자들만이 실낱같은 희망을 안고 하나둘씩 찾아가는 곳이다.

민속한의원을 찾는 사람은 대개 말기 암이나 중풍, 악성 관절염, 디스크 등 일반 병원에서 치료를 포기한 난치병자가 대부분이다. 온갖 난치병 가운데서도 특히 암을 전문적으로 치료해 죽을 목숨을 많이 살려낸 곳으로 이름이 났다. 그렇다면 과연 민속한의원에서는 어떤 방법으로 암과 난치병을 치료하는가? 과연 소문대로 얼마나 많은 암환자를 고쳤는가?

암은 백 년쯤 전만 하더라도 수천 명 중에 한 사람이 걸릴까 말까 할 정도로 여간해서는 찾아보기 힘든 병이었으나 요즈음에는 가장 흔한 병 가운데 하나가 되었다. 한 해에 암으로 죽는 사람이 세계에서는 1,000만 명이 넘고, 우리나라에서는 10만 명이 넘는다. 암환자는 날이 갈수록 늘어나서 몇 년 뒤에는 우리나라 인구의 3분의 1쯤이 암으로 죽을 것이라는, 비관적인 예측을 하는 사람도 있다. 암세포 성질도 갈수록 모질고 독해져서 2~3년 전에는 잘 듣던 약물이 요즘에는 효과가 줄어들었거나 전혀 효과를 내지 못하는 경우도 많다. 암이 발전한 만큼 의술이 따라잡지 못하고 있는 것이다. 그럼에도 불구하고 암 치료는 절제수술이나 방사선 치료, 항암약물 투여 등과 같은 서양의학 치료방법에서 크게 벗어나지 못하고 있는 실정이다.

그러나 암을 퇴치하려는 연구는 전문 의료기관보다 민간에서 더 치열하게 전개되고 있으며, 의료계 일부에서도 인체에 해가 없는 식이요법이나 천연 생약 같은 자연요법으로 암 치료의 새로운 돌파구를 찾고 있다. 실제로 미국, 독일, 멕시코, 일본 같은 곳에서는 흔히 우리가 대체요법, 또는 대안 의학이라고 부르는 자연치료법으로 암환자를 치료해 좋은 효과를 보는 사례가 갈수록 늘고 있다.

이처럼 미국이나 유럽에서 일고 있는 녹색 의학 바람은 화학약품이나 수술 같은 치료법보다는 자연 약초나 식품을 이용한 치료법이 암 치료에 훨씬 좋은 결과로 나타난다는, 즉 인식의 전환에서 비롯한 것이다. 생체에서 추출한 성분은 인체에 부작용을 일으키지 않는 데 반해 의료계에서 처방하는 의약품은 대개 생체 성분을 바꾼 것이거나 화학약품이므로 이를 대신할 수 있는 자연물을 먹어야 한다는 것이 그들의 주장인데, 이 주장은 많은 사람한테 공감을 얻고 있다. 이런 현상은 갖가지 의료기관이나 시민단체 같은 곳에서 발행하는 건강 소식지나 서적 등에서 공통으로 발견할 수 있는 흐름으로, 여러 제약회사에서도 이런 흐름에 동참하지 않으면 망할 수밖에 없다는 위기감 때문인지 몰라도 새로운 천연약물을 찾는 데 큰 노력을 기울이고 있다.

암을 고치는 3대 원리

민속한의원 암 치료법은 환자가 자연의 섭리를 따르도록 도와주는 것이다. 자연의 섭리를 어겨서 병이 생겼으므로 자연의 섭리를 철저하게 따르면 병은 저절로 물러간다는 것이 민속한의원의 기본적인 치료 원칙이다. 이처럼 민속한의원의 치료 원리는 퍽 단순하다. 석유 문명으로 인한 공해와 스트레스가 몸 안에 쌓여 병이 생겼으므로 먼저 천연해독식품과 약초로 몸 안에 있는 독을 풀고, 생명체가 본디부터 지니고 있는 자연치유력을 길러주면 어떤 병이든지 저절로 물러갈 수밖에 없지 않겠느냐는 것이다.

그래서 이곳에는 값비싸고 복잡하게 만든 약보다는 깨끗한 공기와 맑은 물, 그리고 우리나라에서 자생하는 약초를 가장 좋은 약으로 여긴다. 본래 익산 시내에서 한의원을 운영하다가 찾기도 힘든 깊은 산 속에 한의원을 차린 이유도 물 맑고 공기 좋은 이곳 풍경이 마음에 들었기 때문이다.

박천수 한의사와 김인택 약사가 공동으로 운영하는 민속한의원은 중국에서 수입한 약재를 거의 쓰지 않는 것으로도 유명하다. 우리 산야에서 자란 토종약초와 유황을 먹여 키운 오리를 함께 달여서 약을 만들고, 체질에 따른 식이요법, 항암 효과가 높은 수십 가지 약초로 만든 항암 약차, 소금을 대통 속에 넣고 아홉 번을 구워 만든 죽염, 뜨겁지 않은 쑥뜸, 단전호흡, 운동요법 등 여러 보조요법을 병행해 종합적인 방법으로 갖가지 난치병을 치료한다. 이 치료법은 상당한 효과가 있어서 말기 암을 비롯해 중풍, 관절염, 디스크, 산후풍 등 수백 명을 완치하거나 호전시켰다.

민속한의원에서는 암을 치료하는 원리를 크게 세 과정으로 나눈다. 먼저 몸 안에 쌓인 독을 풀어 탁한 기운을 없애고, 둘째로 체력을 보강해 자연치유력과 면역력을 높이고, 마지막으로 암세포를 없애는, 즉 효과가 높으면서도 독성이나 부작용이 전혀 없는 자연식품이나 자연 약재를 이용해 암세포를 소멸시키는 것이다.

한의학에 조예가 깊었던 조부의 가업을 이어받아 15년 동안 약초와 민간의학을 깊이 있게 연구해 온 박천수 원장은 말한다.

"암을 고치는 3대 원리 가운데서 첫째인 해독이 가장 중요한데, 다행스럽게도 우리 주변에 흔히 있는 식품이나 약재를 잘 이용하면 몸 안에 쌓인 갖가지 공해, 화학약품, 방사능 등 수많은 독을 충분히 풀어줄 수 있습니다."

집에서 기르는 오리나 재래종 돼지, 동해에서 잡아 덕장에서 말린 명태, 생강, 대추, 감초, 쑥, 무, 쥐눈이콩, 잔대 등 천연 약재와 식품, 그리고 집에서 재래식 방법으로 담근 된장, 간장, 고추장 등 전통발효식품을 많이 섭취하면 암을 예방하고 고칠 뿐만 아니라 몸 안에 쌓인 온갖 독소를 없애는 데도 큰 도움이 된다고 말한다.

유황오리와 토종약초로 암 치료

민속한의원에서 암환자를 비롯해 난치병 환자에게 제일 먼저 권하는 것은 유황과 옻나무 껍질, 인삼 등 한약재를 먹여서 키운 유황오리, 이를 주요 재료로 해서 갖가지 토종 한약재를 넣어 48시간

이상 달여 만든 탕약이다. 오리는 뇌 속에 매우 강한 해독물질을 지니고 있어서 염산이나 양잿물같이 어지간한 독극물을 먹어도 죽지 않는데, 오리한테 유황을 먹여서 키우면 유황 독성은 없어지고 약성만 고스란히 남아 암환자한테는 최고 해독제이자 보양제가 된다.

여느 한의원과 달리 약재 분량이 엄청나게 많고 약을 달이는 시간이 유난히 긴 것도 민속한의원만의 중요한 특징이다. 큰 황소 한 마리가 들어갈 만큼 엄청나게 큰 솥에 수십 가지 토종 약재를 수십 킬로그램쯤 넣어 은은한 불로 48시간 이상 달여야만 약성이 충분히 우러나고, 공기 중에 있는 약성 분자도 합성되어야 말기 암을 고칠 수 있는 명약이 탄생한다는 것이다.

종합병원에서 위암 말기 판정을 받고 내시경검사, 컴퓨터단층촬영, 조직검사 등을 받은 다음 수술을 받으려다가 민속한의원을 찾았다는 김민호(54세) 씨는 유황오리에 수십 가지 약재를 넣고 달인 탕약, 느릅나무 뿌리껍질, 조릿대, 겨우살이, 꾸지뽕나무, 생강, 감초 등을 넣고 달인 약차, 마늘을 구워 죽염에 찍어 먹는 방법 등 보조 치료법을 열심히 따랐다. 죽염은 입에 물고 조금씩 침으로 녹여 먹고, 여섯 쪽짜리 재래종 밭마늘은 구워서 먹었는데, 20일쯤 지나자 속이 더부룩하던 증상이 차츰 사라지는 것을 느꼈다. 3개월 동안 유황오리 탕약 복용과 그 외 여러 보조요법을 겸해서 치료했고, 5개월이 지나자 소화 기능이 제대로 돌아왔고 몸무게도 늘어났으며 위 통증도 완전히 없어졌다. 김민호 씨는 가족의 협조도 중요하다며 부인이 음식 하나하나에 신경을 많이 썼다고 말했다.

말기 폐암으로 병원에서 몇 개월밖에 못 산다는 진단을 받은 서

영호(72세) 씨도 민속한의원 치료법으로 암을 고친 사람 가운데 하나다. 그는 농약을 치다가 쓰러졌는데, 병원 가서 진단을 받아 보니 이미 암세포가 온몸에 퍼졌고 나이도 많아 수술이나 항암제 치료가 불가능하다는 판정을 받았다. 집으로 돌아와 임종 준비를 하던 중에 민속한의원에서 암을 잘 고친다는 소문을 듣고 찾아갔다. 약을 지어 복용하고, 호두 기름을 먹고, 쑥뜸을 뜨고, 구운 밭마늘을 먹는 등 보조요법을 권하는 대로 충실히 따랐다. 2개월쯤 뒤부터 눈에 띄게 몸이 좋아지기 시작해 5개월 뒤에는 몸무게도 늘어나고 체력도 좋아졌으며 기침도 나오지 않았다. 종합병원에서는 암세포가 완전히 없어졌다는 진단을 내렸다.

민속한의원에서 첫 진료를 받는 날은 환자보다 환자 가족이 받는 교육이 더 많다. 김인택 약사는 체질에 따른 식이요법, 마늘 먹는 법, 약차 끓이는 법, 약물 복용하는 법 등을 한 시간 동안이나 상세하고 친절하게 가르친다. 보조요법이 너무 많아서 부담스러워하는 사람도 있는데, 그들은 요양시설에 환자들을 수용해 보조요법을 지도했으면 좋겠다고 말하기도 한다. 환자가 일주일쯤이라도 요양시설에서 보조요법을 배우고 나면, 이후에 혼자 집에서 치료하더라도 훨씬 수월할 것이기 때문이다. 박 원장도 단순한 한의원이나 요양원의 개념을 넘어서 지나온 삶 자체를 한번 되돌아보고, 또 삶의 틀을 바꾸는 계기가 될 수 있는 공간을 만들어 보고 싶다고 말한다.

암환자 치료 기간은 보통 6개월이나 1년이다. 모든 암은 치료받기 시작하면 처음 한 달간은 점점 커진다. 만약 암 크기가 5센티미터였다면 한 달 뒤 6센티미터가 되었다가 한 달 반이 지나면 서서히 제자리걸음을 한다. 그리고 3개월 후에는 처음 수준인 5센티미터로 돌아오는데, 이렇게 진행되면 완치될 가능성이 높다. 식욕과 체력이 좋고, 병이 깊지 않은 경우에는 2개월 정도면 회복기에 접어든다. 치료가 끝난 뒤에도 항암 약차, 밭마늘, 죽염, 유황오리 등을 계속 섭취해서 암이 재발하지 않도록 신경 써야 한다.

환자와 함께하는 생활 속 처방

20여 년간 약국을 운영하면서 암을 비롯해 수많은 난치병 환자를 치료한 경험이 있는 김인택 약사는 암환자가 일상생활 속에서 쉽게 실천할 수 있는 생활 처방을 알려준다. 김치는 꼭 볶은 소금으로 담가야 하고 푹 익힌 신김치를 먹어야 농약 독이 중화된다고 강조한다. 발효하는 과정에서 비타민은 없어지지만 유산균은 얻을 수 있다는 것이다. 고기는 체질에 따라 맞는 것을 조금씩 섭취하는 것이 좋으며 오리고기는 체질과 관계없이 많이 먹으라고 권한다. 일반적인 식이요법에는 다음과 같은 것이 있다.

쑥과 같은 산야초나 버섯 종류는 누구한테나 좋은 식품인데, 쑥을 오래 먹으려면 끓는 물에 살짝 데친 후 물기를 꼭 짜서 냉동시킨다. 이렇게 하면 향이 그대로 남아 있어 필요할 때마다 하나씩 꺼내 끓여 먹으면 된다. 마늘은 10통에서 15통쯤 껍질을 까지 말고 조각만 내서 푹 찐다. 생마늘은 맵고 아려서 많이 먹을 수 없으므로 완전히 익혀 죽염에 찍어 먹는 것이 좋다.

이 밖에도 일찍 자고 일찍 일어나라, 욕심을 버리고 살아라, 매일 규칙적인 운동을 해라, 일주일에 한 번은 등산을 가라 등 건강 수칙을 강조한다. 김 약사는 암환자 대부분이 아침에 눈을 뜨고부터 잠자리에 들 때까지 온갖 근심과 걱정으로 마음이 편하지 않고, 그러면 어떤 병도 이길 수 없다고 강조한다. 민속한의원에서 기공이나 단전호흡 같은 수련을 적극적으로 권장하는 것도 그런 잡념을 없애기 위해서다.

민속한의원이 안고 있는 과제도 많다. 환자 치료에 바빠 정작 그들이 중요하게 생각하는 토종약초연구에 투자할 시간이 많지 않다는 점과 토종약초를 사용해 암이나 여러 난치병을 고친 임상결과를 객관적인 자료로 축적하지 못했다는 점이다. 환자를 고친 자료라고 해 봐야 병원에서 실시한 컴퓨터단층촬영 결과나 3개월에 한 번씩 발급받은 진단서를 모아 둔 것이 전부다. 그러나 이것은 어디까지나 개인 소견서일 뿐이지 제도권 의학이 인정하는 자료를 갖추기 위해서는 종합병원에서 실시하는 엑스레이, 혈액검사, 엠아르아이, 소변검사 등이 이루어져야 할 것이다.

비정규적인 치료법인 녹즙과 커피관장으로 암을 치료하는 멕시코 메리디언 병원의 거슨요법 역시 세계적으로 인정받는 대안 의학으로 자리 잡기까지는 50여 년의 임상 경험이 있었다. 거슨요법에서 사용하는 모든 요법과 자료는 말기 암환자를 상대로 임상 시험을 거쳐 확인한 것이다. 이러한 거슨요법 사례는 우리에게도 시사하는 바가 크다. 우리 전통 민간요법이나 한의학이 객관적인 검증을 거쳐 인정받기 위해서는 서양의학을 전공한 이들과 적극적으로 연대해 다양한 실험과 연구, 분석이 이루어져야 할 것이다.

민속한의원의 암 치료 처방

암환자는 보리차나 생수를 마시는 것보다 느릅나무 뿌리껍질, 조릿대, 꾸지뽕나무, 겨우살이, 청미래덩굴, 부처손, 마늘, 생강, 대추, 감초 등을 한데 넣고 끓인 항암 약차를 만들어 물 대신 마시는 것이 좋다. 암환자가 아니더라도 항암 약차를 마시면 암을 예방하고 정신을 안정시켜 주며 온갖 염증을 치료하는 효과가 있다. 느릅나무 뿌리껍질 150그램, 조릿대 말린 것 60그램, 겨우살이 60그램, 꾸지뽕나무 60그램, 껍질째 구운 밭마늘 60그램, 생강, 감초, 대추 각 30그램 등을 스테인리스 그릇에 넣은 다음 물 10리터를 붓고 끓인다.

이때 물은 반드시 생수나 깨끗한 지하수를 사용해야 한다. 처음에는 센 불로 끓이고 물이 끓기 시작하면 약한 불로 6~12시간쯤 달인다. 물이 반쯤 줄었으면 체로 걸러 찌꺼기는 버리고 끓인 물은 넓은 그릇에 담아 빨리 식힌다. 식으면 냉장고에 보관해 두고 물을 마시고 싶을 때 수시로 꺼내 마신다. 단, 환자가 마실 때는 따뜻하게 데워서 마셔야 한다.

민속한의원에서 쓰는 약은 대개 민간요법으로 쓰던 것을 개량한 처방이다. 1992년에 타계한 민속의학의 대가 인산 김일훈 선생 처방을 기본으로 하고, 거기에 여러 가지 방법을 합친 것이다. 인산 김일훈 선생은 죽염을 개발해 세상에 널리 알렸고, 오리한테 유황을 먹여 약으로 이용하는 방법을 세상에 유행시켰으며, 살아 있는 동안 수많은 난치병을 치료해 화타와 편작에 비할 만큼 명의로 이름을 떨친 분이다. 선생이 남긴 책으로는 『신약』, 『신약본초』,『구세신방』,『우주와 신약』 등이 있다.

(1) 약 처방

① 위암·췌장암·식도암

집오리 또는 유황을 먹여 키운 오리 2마리, 밭마늘 굵은 것 1접과 자잘한 것 1접, 굵은 파 25뿌리(수염뿌리를 포함해 흰 부분만 쓴다), 다슬기 10킬로그램, 별갑(자라 등껍질) 3.5근(볶은 것), 행인(살구씨) 3.5근, 백개자 3.5근, 신곡 3.5근, 맥아 3.5근, 공사인 3.5근, 익지인 3.5근, 백두구 3.5근, 초두구 3.5근, 금은화(인동꽃) 3.5근, 느릅나무 뿌리껍질 3.5근, 민들레(포공영) 3.5근, 하고초 1.5근, 생강 1.5근, 감초 1.5근, 대추 1.5근, 산사 1.5근, 목향 1.5근, 석고 3.5근(소양 체질인 사람에게만 넣는다).

② 폐암·유방암·대장암·직장암·자궁암·난소암

집오리 또는 유황을 먹여 키운 오리 2마리, 밭마늘 굵은 것 1접과 자잘한 것 1접, 굵은 파 25뿌리(수염뿌리를 포함해 흰 부분만 쓴다), 다슬기 10킬로그램, 별갑 3.5근(볶은 것), 과루인(하눌타리씨) 3.5근, 행인 3.5근, 백개자 3.5근, 신곡 3.5근, 맥아 3.5근, 민들레 3.5근, 백강잠 3.5근, 금은화 3.5근, 느릅나무 뿌리껍질 3.5근, 적하수오 1.5근, 백하수오 1.5근, 공사인 1.5근(볶은 것), 익지인 1.5근(볶은 것), 백두구 1.5근, 대추 1.5근, 산사 1.5근, 목향 1.5근, 생강 1.5근, 감초 1.5근, 하고초 1.5근, 석고 3.5근(소양 체질인 사람에게만 넣는다).

③ **신장암**

집오리 또는 유황을 먹여 키운 오리 2마리, 밭마늘 굵은 것 1접과 자잘한 것 1접, 굵은 파 25뿌리(수염뿌리를 포함해 흰 부분만 쓴다), 다슬기 1근, 금은화 3.5근, 느릅나무 뿌리껍질 3.5근, 민들레 3.5근, 행인 3.5근(볶은 것) 백개자 3.5근, 신곡 3.5근, 맥아 3.5근, 구기자 1.5근, 오미자 1.5근, 산수유 1.5근, 생산약(生山藥) 1.5근, 차전자(질경이씨) 1.5근, 목통(으름덩굴) 1.5근, 생강 1.5근, 대추 1.5근, 감초 1.5근, 산사 1.5근, 목향 1.5근, 석위 3.5근, 석고 3.5근(소양 체질인 사람에게만 넣는다).

④ **방광암·요도암**

집오리 또는 유황을 먹여 키운 오리 2마리, 밭마늘 굵은 것 1접과 자잘한 것 1접, 굵은 파 25뿌리(수염뿌리를 포함해 흰 부분만 쓴다), 다슬기 10킬로그램, 석위 3.5근, 금은화 3.5근, 느릅나무 뿌리껍질 3.5근, 민들레 3.5근, 행인 3.5근(볶은 것), 백개자 3.5근, 신곡 3.5근, 맥아 3.5근, 구기자 1.5근, 오미자 1.5근, 산수유 1.5근, 생산약 1.5근, 차전자 1.5근(볶은 것), 생강 1.5근, 감초 1.5근, 대추 1.5근, 산사 1.5근, 목향 1.5근, 목통 1.5근, 통초 1.5근, 호장근 3.5근, 석고 3.5근(소양 체질인 사람에게만).

⑤ **간암·담낭암·담도암·간경화**

집오리 또는 유황을 먹여 키운 오리 2마리, 밭마늘 굵은 것 1접과 자잘한 것 1접, 굵은 파 25뿌리(수염뿌리를 포함해 흰 부분만 쓴다), 다슬기 10킬로그램, 노나무(개오동나무) 3.5근, 느릅나무 뿌리껍질 3.5근, 금은화 3.5근, 민들레 3.5근, 인진쑥 3.5근, 별갑 3.5근(볶은 것), 행인 3.5근, 백개자 3.5근, 신곡 3.5근, 맥아 3.5근, 공사인 1.5근(볶은 것), 익지인 1.5근, 백두구 1.5근, 초과 1.5근, 원시호 1.5근, 천황련 1.5근, 생강 1.5근, 감초 1.5근, 대추 1.5근, 목향 1.5근, 산사 1.5근, 산머루덩굴 1.5근, 석고 3.5근(소양 체질인 사람에게만).

⑥ **백혈병**

집오리 또는 유황을 먹여 키운 오리 2마리, 밭마늘 굵은 것 1접과 자잘한 것 1접, 굵은 파 25뿌리(수염뿌리를 포함해 흰 부분만), 다슬기 10킬로그램, 인진쑥 3.5근, 노나무 3.5근, 천궁 3.5근, 당귀 3.5근, 금은화 3.5근, 느릅나무 뿌리껍질 3.5근, 민들레 3.5근, 행인 3.5근(볶은 것), 백개자 3.5근, 신곡 3.5근, 맥아 3.5근, 별갑 3.5근, 과루인 3.5근, 산사 1.5근, 목향 1.5근, 하고초 1.5근, 생강 1.5근, 감초 1.5근, 대추 1.5근, 석고 3.5근(소양 체질인 사람에게만).

⑦ **뇌종양**

집오리 또는 유황을 먹여 키운 오리 2마리, 밭마늘 굵은 것 1접과 자잘한 것 1접, 굵은 파 25뿌리(수염뿌리를 포함해 흰 부분만), 다슬기 10킬로그램, 상백피(뽕나무 뿌리 속껍질) 2,700그램, 천마 2,100그램, 향부자 1,020그램, 연의(연꽃씨) 1,020그램, 진피(귤껍질) 1,020그램, 하고초 1,020그램, 산조인(멧대추씨) 1,020그램(검게 볶은 것), 소회향 675그램(약간 볶은 것), 소엽(차조기 잎) 675그램, 갈근(칡뿌리) 675

그램, 우슬 675그램, 적복령 675그램, 오약 675그램, 현호색 540그램, 홍화 540그램, 생강 600그램.

한 번에 130~150밀리그램씩, 하루에 두 번 아침저녁으로 밥 먹기 30분 전에 복용한다.

⑧ 골수암·골수염

집오리 또는 유황을 먹여 키운 오리 2마리, 밭마늘 굵은 것 1접과 자잘한 것 1접, 굵은 파 25뿌리(수염뿌리를 포함해 흰 부분만), 다슬기 10킬로그램, 백강잠 3.5근(생강으로 법제한 것), 석룡자(도마뱀) 1.5근(생강으로 법제한 것), 강활 3.5근, 우슬 3.5근, 원방풍 3.5근, 속단 3.5근, 모과 3.5근, 익모초 3.5근, 천궁 3.5근, 당귀 3.5근, 백출 3.5근, 금은화 3.5근, 느릅나무 뿌리껍질 3.5근, 민들레 3.5근, 솔뿌리 7근(동쪽으로 뻗은 소나무 뿌리), 행인 3.5근(볶은 것), 백개자 3.5근, 신곡 3.5근, 맥아 3.5근, 공사인 3.5근, 익지인 3.5근, 백두구 3.5근, 초두구 3.5근, 홍화씨 3.5근, 하고초 1.5근, 생강 1.5근, 감초 1.5근, 대추 1.5근, 석고 3.5근(소양 체질인 사람에게만).

⑨ 임파선암·갑상샘암·후두암

- 임파선암 환자는 폐가 약하면 폐암 처방을, 신장이 약하면 신장암 처방을 쓴다.

- 갑상샘암 환자는 폐가 약하면 폐암 처방을, 신장이 약하면 신장암 처방을 쓴다.

- 후두암 환자는 폐가 약하면 폐암 처방을, 신장이 약하면 신

장암 처방을 쓴다.

(2) 약 달이는 방법

① 약 달이는 솥 준비

약재 분량 전체가 90근이 넘으므로 매우 큰 솥이 필요하다. 열말(200리터) 넘게 들어가는 스테인리스 솥을 주문해 쓰는 것이 약 달이기에 용이하다. 시골 농가에서 쇠죽을 끓일 때 쓰는 무쇠 가마솥을 이용할 수도 있으나 약물이 바닥에 눌어붙기 쉬우므로 가마솥 바닥에 촘촘한, 즉 쇠 그물 같은 시루를 깔고 약재를 달여야 한다. 솥은 지름 1미터 이상, 높이 1.3미터 이상이어야 한다. 그보다 작으면 약재를 다 넣을 수 없다. 재질은 스테인리스가 좋고 무쇠나 알루미늄 같은 것은 좋지 않다. 약재 중에는 쇠를 꺼리는 것이 있기 때문이다.

② 약 달이기

유황오리를 비롯해 스물여섯에서 서른 가지쯤 되는 약재를 솥에 넣고, 약재 부피보다 물을 3~4배쯤 더 붓고 끓인다. 장작불로 끓이는 것이 가장 좋으나 가스 불로 끓여도 된다. 물이 끓기 시작하면 불을 약하게 낮추고 24시간쯤 달인다. 약한 불로 오래 달여야 약재 속에 들어 있는 약 성분이 골고루 잘 우러나온다. 센 불로 급하게 달이면 약재 속에 들어 있는 갖가지 중금속 성분이나 농약 성분이 우러날 수도 있다. 옛 책에는 오동나무 숯으로 달이는 것이 가장 좋다고 했는데 오동나무 숯은 불이 약하면서도 은은하고, 오래 지속하기 때문이다.

　24시간쯤을 달여 약 성분이 충분히 우러나면 약재 찌꺼기를 건져내 짜지 말고 물만 받는다. 약재 찌꺼기는 다시 은은한 불로 24시간쯤 농축시킨다. 너무 진하게 졸이면 고약같이 되어 먹기 불편하므로 약간 걸쭉할 정도로 달이는 것이 좋다. 약을 달일 때 주의할 점은 약을 달이다가 물이 부족할 때인데, 이때 반드시 뜨거운 물을 부어야 한다. 찬물을 부으면 약성이 많이 줄어든다. 물도 수돗물 같은 것은 피하고 좋은 생수나 지하수를 쓰는 것이 좋다.

　이렇게 달인 약물을 팩에 담으면 120cc짜리 200개쯤 되고, 대략 두 달쯤 먹을 분량이다. 약을 팩에 담은 다음에는 다시 물에 넣고 30분 이상 끓인 후 햇볕이 들지 않는 냉장고나 서늘한 곳에 보관한다. 팩에 담은 약을 다시 한 번 더 끓이는 이유는 그렇게 해야 완전하게 멸균돼 오래 두어도 변질되지 않는다.

　약을 달이는 데는 정성이 많이 든다. 만약 약 달이는 시간을 제대로 지키지 않거나 방법을 정확하게 지키지 않으면 약효가 제대로 나지 않는다. 큰솥을 구하기 어려우면 작은 솥에 여러 번 나누어 달일 수도 있다. 작은 솥에 나누어 달일 때, 마지막에 약을 진하게 농축시킬 때는 반드시 한군데 합친 다음 졸여야 한다. 그러나 약재를 나누어 달이면 약효가 훨씬 줄어든다.

③ 약물 보관

　팩에 담은 약물은 냉장실에 보관하는 것이 제일 좋고, 아니면 햇볕이 들지 않는 서늘한 곳에 둬도 괜찮다. 보존 기간이 한 달 넘을 때는 한 달에 한 번씩 약봉지를 물에 넣고 30분 이상 끓여서 보관한다.

④ 석룡자와 백강잠을 법제하는 방법

석룡자와 백강잠은 독이 약간 있으므로 법제해서 써야 한다. 법제란 약재를 가공하는 것으로, 품질을 높이고, 오래 보관하게 하고, 조제와 제재를 편리하게 하고, 부작용과 독성을 낮추고, 치료 효능을 높이는 것이다.

약재를 법제해서 쓰는 것은 매우 중요하다. 법제하지 않거나 법제를 잘못한 약재를 쓰면 약성이 나타나지 않거나 독성물질로 인해 큰 피해를 입을 수도 있다. 이를테면, 부자는 오래전부터 몸을 덥히는 보약으로 흔히 써온 약재인데, 부자에는 매우 센 독인 알칼로이드가 들어 있어서 그대로 쓰면 사람이 죽을 수도 있다. 그래서 옛사람들은 부자를 가공해 포부자로 만들어 안전하게 썼다. 또 끼무릇이라 부르는 반하도 그대로 쓰면 입안 점막이 헐어서 고생한다. 그래서 이 약재도 생강으로 법제해서 써야 한다.

법제를 하면 약재 성질이 달라지는 것도 있다. 지황을 보기로 들면, 생지황은 열을 내리는 작용이 있어 열병을 치료하는 데 쓰고, 생지황을 아홉 번 쪄 말리기를 반복한 숙지황은 피를 보하는 작용이 있어 보약으로 쓴다.

석룡자를 그대로 쓰면 맛이 비리고 역해 먹기 어려울 뿐만 아니라 가루로 만들기도 어렵다. 그러나 굽거나 볶으면 맛도 좋고 가공하기도 편리하다. 또 무엇보다도 독을 완전히 없앨 수 있다. 백강잠 역시 독을 없애고 약성을 높이며, 또 보관하기 좋게 하기 위해서는 법제해야 한다. 석룡자와 백강잠을 법제하는 방법에 대해서는 옛 의학책에 꽤 나와 있으나 독을 완전히 없애려면 다음과 같이 하는 것이 가장 좋다.

생강을 깨끗하게 씻은 다음 3~5밀리미터로 얇게 썰어 스테인리스 솥에 담는다. 알루미늄이나 양은그릇은 안 된다. 얇게 썬 생강을 4~5센티미터 두께로 스테인리스 솥 바닥에 깔고, 그 위에 석룡자나 백강잠을 얹은 다음 솥뚜껑을 덮고 불을 지펴 푹 찐다. 한참 후 생강이 타면서 연기가 나는데, 이때 석룡자나 백강잠을 꺼내 잘 말려 약으로 쓴다. 찔 때 불이 너무 세거나 너무 오래 찌면 백강잠이나 석룡자가 다 타버릴 수도 있으므로 주의해야 한다. 대개 30~40분쯤 찌는 것이 좋다. 법제할 때 쓴 생강은 버린다. 생강은 석룡자나 백강잠을 비롯해 반하, 전갈, 지네, 복어알 같은 독성 약재를 법제하는 데 흔히 쓴다.

(3) 약 먹는 방법

① **복용량**

처음에는 한 번에 반 숟갈씩 복용하기 시작해 몸이 흡수하는 것을 봐 가면서 차츰 양을 늘려나간다. 암환자는 대개 체력이 약해져 있고 위장 기능도 떨어져 있기 때문에 한꺼번에 많은 양을 복용하면 몸이 제대로 흡수하지 못한다. 복용량을 조금씩 늘려나가 한 번 복용량이 반 봉지(대략 60~65cc)쯤 되게 한다.

약 먹는 중에 설사가 나거나 소화가 잘되지 않으면 복용을 중지하고, 위장 기능이 정상으로 돌아올 때까지 하루나 이틀쯤 기다렸다가 복용한다. 환자 체력과 소화능력 등에 맞춰 먹는 양을 조절하되, 하루 1~3봉 범위 안에서 복용한다. 복용량이 모든 환자한테 꼭 같이 정해진 것은 아니다. 소화력이 좋고 체력이 왕성한 사람은 복용량을 늘리고, 그렇지 못한 사람은 자기 소화능력과 체력 범위 안에서 복용하면 된다. 그리고 열다섯 살이 안 된 어린이나 체력이 몹시 쇠약한 사람은 양을 반으로 줄여 복용한다. 다음 보기와 같이 복용량을 늘려나가면 된다.

- 복용 첫날이나 이틀까지는 1봉지를 하루에 6~7번 나누어 복용.
- 3~5일까지는 2봉지를 하루에 6~7번으로 나누어 복용.
- 6일 후부터는 3봉지를 하루에 6~7번으로 나누어 복용.

② **복용 시간**

약은 조금씩 자주 복용하는 것이 원칙이다. 아침, 점심, 저녁으로 밥 먹기 30분 전과 밥 먹고 30분 뒤, 그리고 잠자기 30분 전, 이렇게 하루에 7번 복용한다. 약물은 반드시 따뜻하게 데워서 복용해야 한다. 찬 것을 복용하면 위장에서 흡수가 잘되지 않는다. 암환자는 몸을 따뜻하게 하고, 찬 음식을 먹거나 찬바람을 쐬지 말아야 한다. 약은 말할 것도 없고 모든 음식을 따뜻하게 데워서 복용해야 한다.

암을 고친 사람의 투병 기록

(1) 요도암

저는 시골에서 농사를 짓고 있는 일흔셋 된 윤원길이라는 사람입니다. 늘 건강해서 나이 일흔이 넘도록 병이라고는 모르고 살았습니다. 그런데 4년 전인 1993년 초부터 소변이 잘 안 나오고 피도 조금씩 섞여 나오는 등 불편함을 느꼈습니다. 별로 대수롭지 않게 생각하고 있었는데 차츰 증세가 심해졌습니다. 아들과 함께 대학병원에 가 정밀검사를 받아 보니 요도암이라는 진단이 나왔습니다.

의사 선생님은 항암제 치료를 권했고 다른 치료방법이 있는 줄 몰라서 항암제 치료를 시작했습니다. 그러나 항암제 부작용으로 말미암아 체력이 몹시 쇠약해졌고 입맛도 떨어져 음식을 제대로 먹을 수 없게 되었습니다. 의사 선생님은 제가 나이가 많고, 또 병이 상당히 깊어서 회복하기 어려울 것 같다고 했습니다.

병원에서 퇴원해 죽을 날만 기다리고 있을 때, 아들이 잘 아는 사람의 소개를 받았다면서 민속한의원으로 가보자고 해서 혹시나 하는 희망을 걸고 찾아갔습니다. 민속한의원에서는 제가 병이 깊은 데다가 나이도 많고, 또 체력도 몹시 쇠약해진 상태라서 약을 써도 큰 효과를 기대하기 어렵다고 했습니다. 그래서 제 아들이 마지막 희망이라며 제발 약을 달라고 졸라서 간신히 약을 받아 왔습니다.

유황을 비롯해 여러 가지 한약재를 먹여 키운 오리에다가 수십 가지 한약재를 넣고 달인 탕약을 하루에 4~6번 먹었고, 마늘을 프라이팬에 구워서는 죽염에 찍어 먹었습니다. 마늘은 처음에는 하루에 1통을 먹었는데 날마다 1통씩 늘려 열흘째부터는 10통을 넘게 먹었습니다. 또 한의원 권고대로 물이나 보리차 대신 느릅나무 뿌리껍질을 비롯해 몇 가지 약재를 넣고 끓인 물을 날마다 몇 잔씩 마셨습니다.

음식도 아무것이나 먹지 않고 한의원에서 권하는, 체질에 따른 식이요법을 충실하게 따르려고 애썼습니다. 약과 마늘을 날마다 먹는 것은 쉬운 일이 아니었지만 부지런히 해야 몸이 좋아진다고 해서 열심히 먹었습니다. 약을 복용하고 40일쯤 지나면서부터 몸무게가 늘고 얼굴빛도 좋아지는 등 누가 봐도 알 수 있게끔 되었습니다. 저는 꼭 나을 것이라는 희망으로 탕약을 꾸준히 먹었고, 또 마늘과 죽염, 항암 약차도 꾸준히 먹었고, 식이요법도 나름대로 충실히 했습니다.

6개월쯤 지나자 몸이 다 나은 듯했고, 정밀검사를 받았던 병원에서 다시 진단했더니 몸에 아무 탈이 없다고 했습니다. 그로부터 4년이 지났지만 지금까지 몸에 별다른 이상이 나타나지 않고 있습니다.

처음에는 암을 자연요법과 한약으로 고칠 거라고 믿지 않았지만, 제가 암을 고친 뒤로는 자연요법과 우리 민속의학의 훌륭함을 깨달을 수 있었습니다. 무서운 병마를 이겨낼 수 있도록 많이 도와준 민속한의원과 병원, 그리고 자식들에게 늘 고마움을 느끼며 하루하루 기쁘게 살고 있습니다.

(2) 폐암

저는 전라북도 군산에서 농사를 짓는 사람입니다. 나이는 일흔둘이고 이름은 고성운입니다. 평생을 병을 모르고 살아왔는데, 1994년 1월에 기침이 나는 등 감기몸살 비슷한 증상이 나타났습니다. 약을 먹어도 낫지 않아서 근처에 있는 병원으로 가 20일쯤 치료받으며 약을 먹었지만 역시 효과가 없었습니다. 병원에서는 폐에 이상이 있는 것 같으니 방사선과에 가서 컴퓨터단층촬영을 해보라고 했습니다. 익산에 있는 병원 방사선과에 가서 폐 사진을 찍어 보니 폐에 종양이 많이 번진 상태라는 것이었습니다.

그 사진을 들고 사위가 근무하는 대학교 부속병원에 갔더니 역시 폐암이라는 진단이 나왔습니다. 의사 선생님 말로는 나이가 많고 증세도 상당히 악화되어 있으므로 수술이나 약물치료가 어렵다고 했습니다. 그러던 중에 사위가 가까이 지내던 교수님한테 민속한의원에 가면 혹시 좋은 효과를 볼지도 모른다는 얘기를 들었던 모양입니다.

저는 그때까지 그냥 폐가 조금 나빠진 줄로만 알았지 암에 걸린 줄은 모르고 있었습니다. 자식들은 차마 암에 걸렸다고 말할 수 없었던 모양입니다. 제가 다 낫고 나서야 폐암에 걸린 것을 알았습니다. 제 자식과 사위는 치료방법을 놓고 여러 의사나 한의사와 상의한 결과, 민속한의원으로 가는 게 최선의 방법이라는 결론을 내렸습니다.

유황오리에 갖가지 한약재를 넣고 달인 민속한의원 약물을 먹으면서 마늘도 구워서 죽염에 찍어 먹었습니다. 제가 직접 밭에서 키운 마늘을 먹었는데, 처음에는 하루에 1통을 먹다가 날마다 1통씩 늘려 나중에는 하루에 20통쯤 먹었습니다. 또 기침이 몹시 심했는데 호두 기름을 먹으면 좋다고 해서 호두를 한 자루 사서 자식들과 함께 깠습니다. 깐 호두를 보자기에 싸서 밥물에 세 번 쪄 말린 다음, 기름을 내서는 밥숟갈로 하나씩 수시로 복용하니까 차츰 기침이 없어졌습니다.

또 좀 멀리 있는 약수터에서 물을 길어다가 느릅나무 뿌리껍질과 감초, 대추 같은 몇 가지 약재를 넣고 달여서는 차처럼 마셨습니다. 음식도 민속한의원에서 몸에 좋지 않다고 한 음식은 먹지 않았고 집에서 안사람이 만들어 준 것만 먹었습니다.

민속한의원에서 권하는 대로 20일쯤 하니까 기침은 거의 멎었고, 한 달쯤 지나니까 몸이 약간 나아진 것 같았습니다. 3개월쯤 지나니까 몸무게도 늘어나 누가 봐도 병자처럼 보이지 않을 정도로 몸을 회복했습니다. 1994년 5월, 약을 먹기 시작한 지 3개월 뒤에 병원 가서 컴퓨터단층촬영을 했더니 의사 선생님이 깜짝 놀라더군요. 상태가 많이 호전되었다는 겁니다. 병의 뿌리를 뽑으려면 몇 개월 더 먹어야 한다는 주위 권고대로 저는 그해 8월까지 유황오리를 넣고 달인 탕약과 마늘을 먹었고, 식이요법 등 자연요법도 열심히 했습니다. 약을 먹는 도중에는 담석 제거수술을 받기도 했습니다.

그 뒤 병원에서 또 검사를 받았는데 정상인과 똑같다는 판정을 받았습니다. 물론 체력도 병에 걸리기 전 상태로 회복되었고, 몸무게도 많이 늘어나 옛날에 입던 옷을 입지 못할 정도였습니다. 요즘도 느릅나무 뿌리껍질과 몇 가지 자연 약재를 넣고 달인 약차를 늘 마시고, 마늘도 구워 죽염에 찍어 먹고 있습니다. 또 산나물이나 채소를 많이 먹는 등 음식 습관도 바꾸었습니다.

병과 오랫동안 싸우면서 가장 어려웠던 점은 날마다 마늘을 수십 통씩 먹는 것, 그리고 내가 병에 걸렸다는 정신적인 불안감이었습니다. 암은 못 고치는 병이라고 다들 그러지만 저는 지금 탈 없이 건강하게 살고 있습니다. 제가 암과 싸워 이길 수 있도록 도움을 주신 민속한의원과 사위와 자식들에게 고마움을 전합니다.

(3) 위암

저는 종합병원에서 위암으로 판정받았으나 지금은 회복해 건강하게 살고 있습니다. 나이는 쉰넷이고 이름은 왕수길입니다. 암으로 거의 죽을 지경에 이르렀다가 건강을 되찾아 가정과 직장에 충실할 수 있게 되었으니, 세상에 이보다 더 기쁜 일이 어디 있겠습니까. 혹시 저와 같은 병으로 고생하는 분이 있다면, 그분들에게 조금이나마 도움을 주고자 해서 제가 병과 싸운 얘기를 몇 자 적습니다.

그런대로 건강에 자신 있었던 제가 위장에 탈이 난 것은 1994년 초였습니다. 배 속이 편치 않아 늘 더부룩하고 소화도 잘되지 않았습니다. 위장약을 먹어도 먹을 때뿐이었습니다. 광주에 있는 대학병원으로 가 진단을 받으니 위궤양이라고 했습니다. 3개월 동안 약을 먹으며 치료를 받았으나 증상이 좋아지지 않아서 다른 병원으로 가서 정밀진단을 받았습니다. 그때가 1994년 10월인데, 병원 진단결과는 놀랍게도 위암 중기였습니다. 저는 하늘이 무너지는 듯한 충격을 받았습니다. 의사 선생님은 내시경검사, 컴퓨터단층촬영, 조직검사 등을 한 다음에 수술을 권했습니다.

암은 수술로 못 고친다는 말을 주변에서 흔히 들어온 터라 수술하겠다는 결정을 못 내려서 망설이고 있는데, 집사람이 전주에 있는 민속한의원 얘기를 꺼냈습니다. 그곳은 자연요법으로 암환자를 치료해 좋은 효과를 보고 있다면서 한번 가보자고 했습니다. 한참을 망설이다가 민속한의원에 가기로 했습니다.

민속한의원에서는 유황오리에 수십 가지 약재를 넣어 달인 약물, 느릅나무 뿌리껍질, 생강, 감초 등을 넣고 달인 약차, 마늘을 구워 죽염에 찍어 먹는 방법 등 자연요법을 권했는데, 설명을 들어보니 여기서 권하는 대로 하면 암을 고칠 수 있겠다는 생각이 들어 그대로 따르기로 했습니다. 민속한의원에서 권하는 치료법은 나름대로 자연의 원리에 따른 것처럼 보였습니다. 그때부터 저는 죽염을 조금씩 입에 물고 침으로 녹여 먹었고, 좋은 육쪽마늘을 구해서는 구워 먹었고, 유황오리를 넣고 달인 약물을 먹는 등 거기서 권하는 대로 열심히 따랐습니다.

마늘을 많이 먹으니 방귀가 많이 나와서 여러 사람한테 미안한 적이 한두 번이 아니었고, 약을 먹는 동안 속이 거북한 적도 여러 번 있었지만, 신뢰를 갖고 꾸준히 치료해 나갔습니다. 치료를 시작하고 20일쯤 지나자 속이 더부룩하던 증상이 차츰 사라지는 것을 느꼈습니다. 한 달이 지나자 몸이 완전하게 나을 것이라는 자신이 생겼습니다.

제 아내는 음식 하나에도 신경 써 제가 체력을 잃지 않도록 도와주었고, 또 약이나 마늘을 잊지 않고 먹도록 꼬박꼬박 챙겨주었습니다. 산이나 들에서 나는 산나물을 구해 와 반찬을 만들어 주기도 했고, 몸에 좋지 않은 음식, 즉 닭고기나 돼지고기, 인스턴트식품 같은 것은 먹지 못하도록 세심하게 배려해 주었습니다. 집에서 먹는 모든 음식에는 대나무 통속에 넣고 아홉 번 구운 소금인 죽염으로 간을 했습니다.

약을 복용한 지 다섯 달쯤 지나니까 소화 기능이 제대로 돌아왔고 위 통증도 완전히 없어졌습니다. 거의 다 나은 듯한 느낌이 들었지만 병의 뿌리를 뽑으려고 3개월 더 유황오리 약물을 복용했고, 그 밖에 여러 보조 치료법을 겸했습니다.

그 뒤로 지금까지 가끔 마늘을 구워 죽염에 찍어 먹고, 느릅나무 뿌리껍질 달인 차를 마시면서 건강을 지켜나가고 있습니다. 민속한 의원에서는 병원에서 한번 검사해 확인할 것을 권했지만 제 판단에는 몸이 완전히 나은 듯해서 병원에 가지 않았습니다. 다 나았는데 굳이 병원에 갈 필요가 없다는 것이 제 생각입니다.

제가 암과 싸우면서 크게 느낀 점은 모든 암환자는 음식을 잘 먹어서 체력이 떨어지지 않도록 하는 게 가장 중요하다는 것입니다. 치료를 잘못 받거나 음식을 잘 먹지 못하면 체력이 극도로 쇠약해져서 결국 목숨을 잃고 마는 암환자를 주위에서 많이 봤습니다.

제가 암으로 고생한 뒤로는 우리 집 식단이 된장과 김치, 산나물 같은 우리 고유의 음식으로 바뀌었습니다. 밥도 흰쌀밥을 먹던 것에서 서너 가지 혹은 대여섯 가지 잡곡을 섞어 짓는 것으로 바뀌었는데, 이것이 건강을 되찾는 데 큰 보탬이 되었습니다. 저는 우리 민족 고유의 음식이 난치병을 이기는 데 제일 좋은 식품이라고 생각합니다. 그리고 암과 싸운 불안과 절망의 세월 1년은 제가 지금까지 살아온 어느 때보다 많은 것을 배우고 깨달은 시간이었습니다.

저는 지금 거짓말같이 멀쩡하게 나아서 가족들과 함께 즐겁고 행복한 삶을 살고 있습니다. 병과 싸우는 동안 헌신적으로 뒷바라지해 준 아내와 좋은 약과 치료법을 알려주신 민속한의원에 고마운 마음을 전합니다.

(4) 백혈병

저는 나이가 서른아홉이고 백혈병으로 죽을 고비에 이르렀다가 살아난 사람입니다. 제 이야기가 저와 같은 병으로 고생하는 사람에게 조금이나마 도움이 될까 해서 이 글을 적습니다. 제 이름은 이규원입니다.

제가 백혈병이라는 판정을 받은 것은 1995년 12월입니다. 늘 건강에는 문제없다고 생각하며 살았는데 갑자기 몸이 나른해지고 기운을 차릴 수도 없고, 또 한기가 들곤 해서 가까운 병원에 다니며 치료를 받았으나 별 효과가 없었습니다. 몸이 갈수록 나빠지자 의사 선생님은 혈액검사를 해보자고 했습니다. 검사를 하고 나자 의사 선생님은 바로 큰 병원으로 가는 게 좋겠다고 했습니다. 무슨 큰 병에 걸렸나, 하는 막연한 불안감을 안고 서울에 있는 대학병원에 입원해 정밀검사를 받았습니다. 검사결과는 골수성백혈병이었습니다. 가끔 영화에서나 나오는 병이 나한테 걸릴 줄은 꿈에도 몰랐습니다. 나는 눈앞이 캄캄했습니다.

병원 치료는 항암요법이었습니다. 의사 선생님 권고대로 두 달 동안 두 번 항암제 치료를 받았습니다. 항암제 부작용은 무섭더군요. 머리가 뭉텅뭉텅 빠지고 입맛이 떨어져 음식을 제대로 먹을 수 없을뿐더러 몸도 극도로 쇠약해졌습니다. 이제 곧 죽음이 올 듯한 느낌이었습니다.

그러던 중에 한 친척이 민속한의원에서 암을 많이 고친다는 소문을 들었다면서 한번 가보기를 권했습니다. 항암제 치료로는 회복할 가망이 거의 없던 터라서 물에 빠진 사람 지푸라기라도 잡는 심정으로 민속한의원으로 찾아갔습니다.

민속한의원에서는 제 체질이 태음인이라면서 사람들이 흔히 먹는 신선초나 케일 같은 것은 먹지 말거나 적게 먹는 것이 좋다고 했습니다. 그 대신 당근이나 감자 같은 것을 권했습니다. 보리나 영지버섯 같은 것도 많이 먹는 게 이롭지 않다고 하더군요. 이렇게 한 시간쯤 자연요법에 대한 설명을 들으니 이대로만 하면 내 병이 나을 수 있겠구나 하는 생각이 들었습니다. 약사님은 자연의 원리를 거슬러서 병이 왔으니 철저하게 자연의 원리에 따라 생활하면 체력을 회복할 것이고, 그러고 나서 항암 효과가 높은 자연 약재를 쓰면 낫지 않겠느냐는 것이었습니다.

병원에서 퇴원한 뒤 곧바로 민속한의원에서 준 약을 복용하면서 중완, 신궐, 관원, 이 세 군데 혈에 하루 두 번씩 쑥뜸을 떴습니다. 쑥뜸은 몹시 뜨거운 직접뜸이 아니라 뜸장 밑에 콩가루와 밀가루를 반죽해 만든 받침대를 놓고 뜨는 간접뜸으로, 전혀 뜨겁거나 고통스럽지 않으면서도 치료 효과가 나타나는 것이었습니다. 쑥뜸을 뜨니까 배 속이 훈훈해져 소화가 잘되고 입맛도 훨씬 좋아졌습니다.

또 마늘을 껍질째 쪽을 내 프라이팬에 넣고 말랑말랑하게 구워서는 죽염에 찍어 부지런히 먹었습니다. 라면, 빵, 과자 같은 가공

식품은 멀리했고 가능하면 제철에 난 채소나 나물을 많이 먹었습니다. 물도 한의원에서 권하는 대로 생강, 감초, 대추, 겨우살이, 느릅나무 뿌리껍질 같은 것을 넣고 끓여 마셨습니다. 닭고기, 돼지고기는 몸에 좋지 않다고 해서 피하고, 술, 담배, 커피, 밀가루 음식 등 치료하는 동안 금해야 하는 것은 철저히 지키려고 애썼습니다.

약물 복용과 함께 여러 가지 종합적인 자연요법을 시작한 지 한 달쯤 지나자 얼굴빛이 좋아지고 입맛이 돌아오는 등 호전 반응이 나타났습니다. 체력도 웬만큼 회복되어 바깥으로 나가 산책도 할 수 있었습니다. 두 달쯤 지난 뒤 병원에서 골수검사를 받았는데 검사결과는 상당히 좋아진 것으로 나타났습니다.

병이 완전히 나을 수 있다는 생각이 들어 더욱 열심히 약을 먹고 뜸을 뜨고 약차를 마시고, 또 음식도 골라 먹으며 열심히 운동했습니다. 또 시장에서 오리를 사서는 머리와 발은 그대로 두고 털과 똥만 빼낸 다음, 마늘, 파, 생강, 죽염, 후추, 고추 등 양념을 많이 넣고 끓여 자주 먹었는데, 이 방법도 체력을 회복하는 데 좋은 효과가 있었습니다.

민속한의원 방법대로 치료해 나간 지 5개월 뒤에 같은 병원에 가서 다시 골수검사를 했습니다. 검사결과는 모든 기능이 정상이라는 것이었습니다. 저는 몹시 기뻐서 날아갈 듯한 기분이었습니다. 지금은 약을 전에 먹던 양보다 훨씬 줄여서 복용하고 있고, 약차와 마늘과 죽염은 예전처럼 먹고 있고, 식이요법도 전에 하던 대로 하고 있습니다. 민속한의원에서도 앞으로 얼마 동안은 이 방법을 계속해야 병의 뿌리를 뽑고, 재발을 막을 수 있다고 하더군요.

저는 지금 누가 봐도 환자로 여기지 않을 만큼 건강을 회복했습니다. 아직 완전하게 나은 것으로 생각하지 않지만, 이대로 꾸준히 치료해 나간다면 틀림없이 더 나은 결과가 있으리라고 믿습니다. 그동안 제 병치레를 옆에서 도와준 아내에게 고마운 마음을 전합니다. 그리고 이처럼 훌륭한 자연요법으로 많은 환자를 구료하고 있는 민속한의원에도 감사드리고, 앞으로 더 많은 사람의 목숨을 구하기를 기원합니다.

(5) 피부지방종양과 임파선종양

저는 전라남도 한 농촌에서 농사를 짓고 있는 사람으로 나이는 쉰여덟이고 이름은 박영진입니다. 5년쯤 전부터로 생각합니다. 목과 배에 조그마하고 딱딱한 혹이 생기더니 점점 커지더군요. 또 입맛도 떨어지고 기운도 빠지는 등 증상이 좋지 않아서 대학병원으로 가 진단을 받았습니다. 진단결과는 피부지방종양이고 임파선에도 전이가 되었다는 것이었습니다.

하늘이 무너지는 듯한 기분이었습니다. 암이나 교통사고 같은 불행한 일은 남의 일이라고만 여기고 있다가 벼락같이 내가 이런 병에 걸렸다고 생각하니 하늘이 원망스러웠습니다. 큰 죄를 지은 적도 없는데 어찌하여 나한테 이런 병이 걸릴 수 있습니까.

혹시나 하는 마음으로 병원을 몇 군데 더 다니며 검사를 받아보았으나 결과는 역시 피부지방종양이었습니다. 의사 선생님은 수술해서 떼어낸 뒤 항암제로 치료하자고 했습니다. 그러나 종양 부위가 목과 배 같은 민감한 곳이어서 혹시 잘못될지도 모른다는 생각 때문에 선뜻 따를 수 없었습니다.

수술하지 않기로 한 후 전국에서 소문난 병원과 한의원을 찾아다녔습니다. 좋다는 약은 다 구해서 먹고, 용하다는 의사는 다 찾아다니며 치료를 받았지만, 병이 낫기는커녕 날이 갈수록 종양 덩어리가 커졌습니다. 목과 배에 있는 종양 가운데 큰 것은 야구공만큼 자랐고, 종양 숫자도 목에 있는 것을 비롯해 배에 네 개가 더 생겨 모두 다섯 개나 되었습니다.

그러던 중에 아들이 어디서 들었는지 민속한의원에서 종양을 잘 고친다는 소문이 자자하니 한번 가보자고 했습니다. 저는 지금까지 이름난 곳을 많이 찾아다녔으나 별 효과를 보지 못했으므로 안 가겠다고 했습니다. 그러나 아들은 몇 번에 걸쳐 가자고 졸랐습니다. 하는 수 없이 한 번 더 속는 셈 치고 가보기로 했습니다.

민속한의원 치료법은 유황을 먹여 키운 오리에 수십 가지 약재를 넣고 달인 약물을 복용하는 것이고, 겸해서 마늘과 죽염을 먹고, 약차를 마시며, 뜸을 뜨고, 체질에 맞게 식이요법을 하고, 적절하게 운동하는 등 여러 보조요법을 합친 일종의 종합요법이었습니다. 어느 한 가지 약물이나 치료법으로 병을 고치기보다는 체력을 길러 주면서 치료하면 효과가 더욱 빠르게 나타날 것은 틀림없는 사실입니다. 저는 민속한의원에서 권하는 치료법에 한번 희망을 걸어 보기로 했습니다.

민속한의원을 다녀온 후 곧바로 태음인 체질에 맞게 식단을 바꿔 산나물, 들나물, 채소 등을 많이 먹었습니다. 유황오리 약물, 마늘과 죽염도 부지런히 먹었고 거기서 가르쳐준 방법대로 쑥뜸도 열심히 떴습니다. 쑥뜸은 배 위 세 군데에 쑥을 올려놓고 하루에 한 시간씩 꾸준히 떴는데, 쑥뜸을 뜨고 나면 배 속이 훈훈하고 편해지는 것을 느낄 수 있었습니다. 오리가 몸에 좋다고 해서 수시로 오리를 잡아서는 마늘을 많이 넣고, 파, 생강, 죽염으로 간을 해서 먹었고, 느릅나무 뿌리껍질에 산죽 잎, 솔잎, 생강, 감초, 대추 등 여러 약재를 넣고 끓인 약차를 물처럼 자주 마셨습니다.

한 달쯤 약을 먹으며 치료하니 딱딱하던 종양 덩어리가 물렁물렁해졌습니다. 기쁘기도 하고 신기하기도 했습니다. 이제는 살겠구나 하는 기분이었습니다. 그러나 집안 형편이 어려워 유황오리 약물은 더 먹을 수 없었습니다. 하는 수 없이 쑥뜸과 약차, 마늘과 죽염 복용, 식이요법 같은 것만 부지런히 했습니다. 증상은 계속 호전되어 종양 크기도 상당히 줄어들었습니다. 넉 달 뒤에 형편이 조금 나아져 다시 한 달 치 약을 주문하러 갔더니, 약사님이 목과 배에 있는 종양을 살펴보더니 많이 호전되었다면서 앞으로 약을 끊지 말고 여섯 달쯤 더 복용하라고 했습니다. 약을 한 달 더 복용하는 동안 목과 배에 있던 야구공만 하던 혹은 거의 사라져 조그맣게 되었습니다.

약을 더 복용하고 싶었지만 시골 살림살이가 여의치 못해 가을걷이가 끝나면 한 번 더 복용하려고 마음먹고 있습니다. 지금은 느릅나무 뿌리껍질에 겨우살이 등 여러 약재를 넣고 달인 약차를 물 대신 마시고, 마늘을 구워서 죽염에 찍어 먹는 등 민속한의원 가르침대로 하고 있습니다. 그러나 힘들고 바쁜 일이 많은 농촌에서 살다 보니 그나마 제대로 하지 못할 때가 많습니다.

지금은 병에 걸리기 전에 못지않게 기력이 돌아왔고, 종양은 조그마하게 남아 있지만 아무런 불편을 느끼지 못하고 있습니다. 계속 치료하면 더 나아질 것으로 믿습니다. 종양이 세상에서 제일 어려운 병 가운데 하나라고 하지만 좋은 약과 좋은 치료법으로 끝까지 포기하지 않고, 또 반드시 이기겠다는 신념으로 싸워나간다면 좋은 결과가 나타날 것으로 저는 믿습니다. 제가 치료한 이 좋은 치료법이 많이 알려져 더 많은 사람이 병고에서 벗어날 수 있기를 바라마지 않습니다.

09
윤제홍

풀뿌리 의술로 난치병자 구료한다

"그분은 늘 돈을 받지 않고 환자를 고쳤습니다. 저도 그 영향을 많이 받았지요. 그분은 성질이 괴팍해 같이 지내기 어려운 분이지만 환자들한테만은 온갖 정성을 다 기울였습니다. 아무리 구하기 어려운 약재라도 기어이 구해서 환자를 살리셨고, 그렇게 힘들여 치료하고도 돈을 달라고 한 적이 없습니다. 늘 말씀하시기를, 환자한테 돈 받으면 그게 다 죄악이라고 하셨지요."

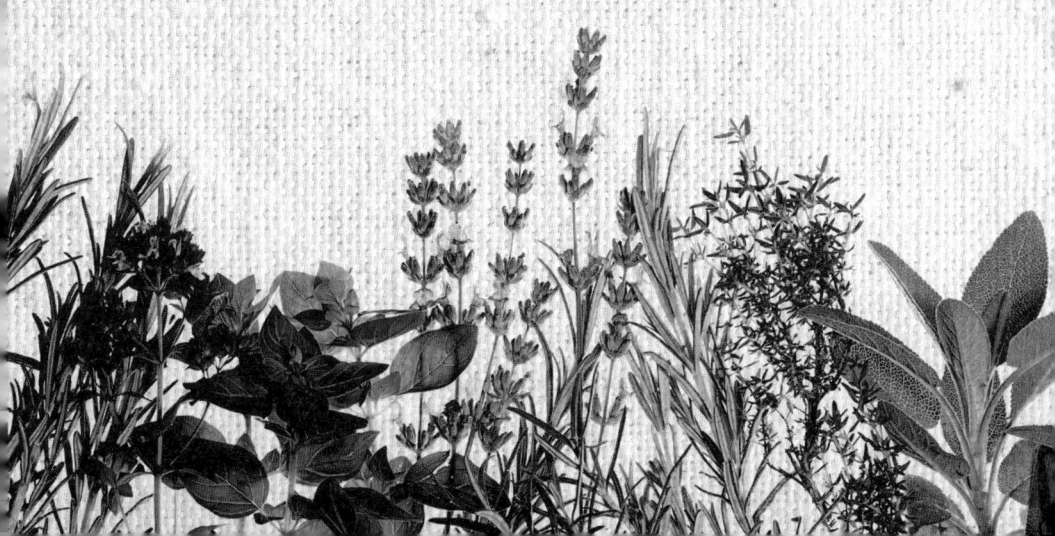

알암 윤제홍 씨는 갖가지 민간요법을 오래 연구한 민간의사다. 그는 독특한 쑥뜸법과 산야에 흔한 약초를 직접 채취해 갖가지 암, 백혈병, 당뇨병, 신경통, 관절염, 중풍, 골수염 등 갖가지 난치병을 치료한다. 그가 흔히 쓰는 약재는 옻나무 껍질, 솔잎, 부처손, 까마중, 쇠비름, 민들레, 느타리버섯, 인진쑥, 돌나물, 산머루 뿌리, 피마자, 느릅나무 껍질 등 한약방보다는 산이나 들에서 쉽게 구할 수 있는 것이다. 그는 이 같은 민간약재를 이용하면 어떤 병이든지 고칠 수 있다고 자신한다. 정식으로 의술을 공부한 일이 없는 그가 현대의학이 포기한 불치병을 고칠 수 있다고 장담하는 근거는 어디에 있는 것일까. 그는 정말로 암, 백혈병 같은 난치병을 고칠 수 있는가. 윤제홍 씨의 민간의학 세계를 소개한다.

그의 처방은 거의 민간요법이다.『동의보감』이나『방약합편』같은 의서에 적힌 처방은 거의 없다. 그는 한문을 공부한 적이 없어서 그 같은 의학책을 읽지도 못한다. 한마디로 그의 의술은 무식한 민초들이 경험으로 터득한 생활 의학이라 할 수 있다.

그는 병을 치료할 때 쑥뜸과 약을 사용한다. 환자 상태를 봐서 뜸으로 치료하기도 하고 약을 쓰기도 한다. 그의 쑥뜸법은 다른 쑥뜸과는 달리 독특한 데가 있다. 그는 약쑥에다 부자, 검정참깨, 살구씨, 호두, 인진쑥 같은 약재를 넣어 뜸쑥을 만든다. 그렇게 하는 것이 약쑥만 쓰는 것보다 효과가 훨씬 강하기 때문이다.

"약쑥 1근에 부자, 검정참깨, 살구씨, 인진쑥, 호두를 각각 100그램씩 더해서 뜸쑥을 만들어 써보니 쑥만 쓰는 것보다 효과가 훨씬 빠르더군요. 쑥만으로 뜨면 5일은 걸려야 나을 병이 이 방법으로 해보니 하루 만에 나아버렸어요. 신경통, 관절염, 허리 삔 데 등에 실험해 보니 쑥만으로 하는 것보다 효과가 두 배 이상 빨라요. 약쑥에 살구씨가 들어가면 기름이 져서 불이 더 오래 타고 냄새도 훨씬 좋아집니다. 부자는 약성이 뜨거우므로 쑥의 약성을 도와주고, 살구씨와 검정참깨는 쑥의 약기운이 모세혈관 속으로 잘 침투하도록 도와주는 효과가 있습니다."

뜸쑥에 들어가는 약재의 양은 병에 따라 다르다. 에이즈에는 부자를 많이 넣고, 간암이나 간염, 간경화 같은 간병에는 인진쑥을 많이 넣으며, 꼽추나 시각장애인은 부자와 검정참깨를 빼고 뜸쑥을 만든다. 그는 이렇게 만든 뜸쑥으로 뜸을 뜨고, 또 약물을 겸해서 쓰면, 에이즈, 암, 꼽추, 시각장애인, 뇌성마비 등 현대의학에서 불치 또는 난치병으로 꼽히는 어떤 병이라도 고칠 수 있다고 자신한다. 그러나 쑥뜸법은 환자들이 뜨거움을 잘 참지 못하기 때문에 즐겨 쓰지 않는다.

쑥봉을 빚는 방법도 특이하다. 그는 나무를 깎아 쑥봉을 빚는 기구를 만들었다. 쑥봉은 속이 비어 있어야 쑥불이 잘 붙고 오래 타며, 뜸 효과도 훨씬 좋아서 그렇게 만들었다. 그가 만든 기구는 쑥봉을 효율적으로 빚을 수 있을 뿐만 아니라 쑥봉 크기를 일정하게 할 수도 있다. 그는 이 쑥뜸법을 20년 전부터 써왔다고 하는데, 이 방법이야말로 종래 쑥뜸법의 단점을 보완한 제일 우수한 쑥뜸법이라고 주장한다.

갖가지 암 고치는 신기한 처방들

그는 쑥뜸보다는 간단한 약재로 질병을 치료한다. 그가 쓰는 민간약재와 치료법을 대강 살펴본다. 옻나무는 백 가지 병에 다 잘 듣는 약재다. 배 속에 적이 쌓였을 때나 암 치료에 널리 쓴다. 그러나 백 년 넘게 묵은 옻나무 껍질이라야 효과가 제대로 나고, 그보다 어린 것은 약성이 약해 가벼운 질병에나 쓸 수 있을 뿐 암 같은 난치병에는 쓸 수 없다.

들에 흔히 나는 풀인 까마중은 간경화나 암으로 인해 복수가 찰 때 쓰면 잘 듣는다. 뿌리째 뽑아 그늘에서 말려 잘게 썬 다음, 푹 달여 그 물을 마신다. 들에 있는 것보다 산속 거름기 없는 땅에서 자란 것이 효과가 더 좋다. 대개 생것 1근을 말리면 160그램이 나온다. 갖가지 암이나 간경화로 복수가 찰 때 쓰면 효과가 신비롭다.

바위에 붙어서 사는 식물인 부처손은 위암, 간암, 자궁암, 간경화에 효과가 좋다. 자궁이 냉해서 임신이 잘 안 되는 여성이 먹으면 몸이 따뜻해져 쉽게 임신할 수 있다. 독이 없으므로 많은 양을 채취해서 수시로 달여 그 물을 마신다. 오래 먹어도 부작용이 없다.

느타리버섯은 어떤 암이든지 효과가 있다. 한번에 2~3근씩 푹 달여 그 물을 마신다. 시중에서 쉽게 구할 수 있으므로 암환자는 느타리버섯을 무조건 많이 먹어야 한다.

느릅나무 뿌리껍질은 종기, 종창, 암 치료에 좋다. 그런데 햇볕이 내리쬐는 낮에 채취한 것은 효과가 훨씬 떨어진다. 해뜨기 전에 뿌리를 캐고 껍질을 벗겨 그늘에 말려서 쓴다. 느릅나무 뿌리껍질도 좋지만 느릅나무 뿌리도 비슷한 효과가 있다. 느릅나무 껍질은 햇볕을 쬐면 약효가 반 이하로 떨어진다. 위암이나 직장암에 효과가 있다.

쇠비름은 종기나 종창에 효과가 신비롭다. 길옆에 나는 것을 채취해 그늘에 말려두었다가 진하게 달여 고약처럼 종기나 종창에 바르면 잘 낫는다. 흉터에 바르면 흉터가 없어진다. 쇠비름을 날로 즙을 내 먹어도 몸에 이롭다. 부종이나 갖가지 속병이 다 없어진다. 쇠비름은 한여름 삼복더위에 뽑아 햇볕에 한 열흘 동안 내놓아도 잘 마르지 않고 죽지도 않을 만큼 생명력이 강한 식물이다.

미꾸라지는 관절통, 신경통 치료에 쓴다. 미꾸라지 1근을 산 채로 천에 싸서 아픈 부위에 감아둔다. 1시간쯤 지나면 미꾸라지가 죽는다. 그렇게 3번을 하면 쑤시고 아픈 신경통이나 관절통이 대개 낫는다.

찔레나무 뿌리에서 나는 버섯도 어떤 암에든지 효과가 있다. 푹 달여서 그 물을 마시는데, 암뿐만 아니라 간질이나 정신병, 기침에도 잘 낫는다.

당뇨병에는 달개비 말린 것 1근, 번데기 1근, 목화씨를 살짝 볶아서 가루 낸 것 150그램, 죽염 250그램, 유황 100그램을 한데 넣고 100시간 동안 푹 달여서 그 물을 마신다. 합병증으로 눈이 어두워지고 발바닥에서 진물이 나는 사람도 3~5개월쯤 열심히 먹으면 회복된다. 이 약과 겸해서 중완, 기해, 관원혈에 뜸을 떠주면 효과가 더욱 빠르다. 매미 허물과 야생 벌집도 당뇨 치료에 효과가 좋다. 그러나 구하기 어려운 것이 단점이다. 가루 내 먹는데 당뇨병뿐만 아니라 암에도 효과가 있다.

간암에는 번데기, 목화씨, 돌나물, 산머루 뿌리와 줄기와 잎, 개머루 뿌리, 노나무, 인진쑥, 원시호, 우렁이 등을 쓴다. 돌나물을 날마다 한 사발씩 즙을 내 마시고, 산머루 뿌리와 줄기와 잎, 개오동나무, 인진쑥 등을 그늘에 말렸다가 푹 달여서 수시로 마신다. 우렁이는 날로 짓찧어 먹거나 삶아서 말려 가루 내 한 숟갈씩 먹는다.

간암을 백반과 석웅황으로 치료하는 방법도 있다. 24시간 동안 불로 구운 백반 80그램과 곱게 수비한 석웅황 40그램을 밀가루로 반죽하고, 갈비뼈 아래쪽 간 부위에 붙이고 잘 싸매 두면, 5시간 안에 대변이 매우 많이 나온다. 대개 요강으로 하나 가득 나오는데 그러고 나면 대부분은 낫는다. 만약 변을 보지 못하면 한 번 더 해야 한다. 그는 이 방법으로 간암 말기 환자를 몇 사람 고친 적이 있다. 수원시 화서동에 사는 쉰두 살 박세혁 씨가 그 대표적인 예다. 그는 간경화에서 간암으로 진전되어 얼굴이 새까매지고 복수가 차서 누워 있기도 어려울 지경이었다. 병원에서는 고칠 방법이 없으니 퇴원하라고 해서 집에 돌아와 죽을 날만 기다리고 있었다. 그러다가 백반과 석웅황을 간 부위에 붙이니 시커먼 똥이 자루로 하나만큼이나 나오더니 몸이 회복되기 시작했다. 이와 겸해서 머루 넝쿨,

개오동나무, 우렁이, 인진쑥, 원시호, 옻나무 껍질을 달인 물에 꿩 한 마리를 넣고는 푹 고아서 열심히 먹었다. 40일 동안 먹고 나서 병원에 가 진단해 보니 간에 아무런 이상이 없다는 결과가 나왔다.

골수형 백혈병에는 당근을 갈아서 아침, 점심, 저녁마다 한 그릇씩 먹고, 겸해서 개오동나무, 머루 넝쿨, 개다래나무 뿌리 각 1근에 물 1말을 붓고 푹 달여 1되쯤으로 졸인 다음, 5~10일 동안 다 먹는다. 서울 은평구 불광동에 사는 마흔일곱 살 남자 이천득 씨는 이 방법으로 백혈병을 고쳤다. 암 중에서 백혈병이 고치기 제일 쉽고 치료비도 가장 적게 든다.

폐암은 고치기 제일 어려운 병 가운데 하나이다. 민들레 뿌리 3근 반, 인동꽃 3근 반, 홍화씨 1냥을 닭 1마리와 함께 넣고 푹 달인 다음, 댑싸리씨와 검정콩을 한 움큼 넣고 달여서 먹는다. 대개 40일에서 100일쯤 먹어야 낫는다. 약과 겸해서 환도혈, 족삼리혈, 기해혈, 관원혈에 40일 동안 뜸을 뜬다. 40일 이상 떠야 재발하는 일이 없다.

위암이나 자궁암에는 부처손과 돼지비계로 치료한다. 부처손 80그램과 돼지비계 40그램을 한데 넣고 푹 고아서는 부처손은 버리고 그 물을 수시로 먹는다. 이 처방은 간암, 간경화, 간옹, 위궤양에도 효과가 있다. 독성이 없으므로 체질에 상관없이 아무에게나 쓸 수 있으며 두 달 이상 복용해야 한다.

다른 위암 처방으로는 까마중을 단방으로 쓴다. 까마중 생것은 600그램, 말린 것은 160그램을 푹 달여서 물 대신 마신다. 위암, 유방암, 위하수, 복수가 차는 데 등에 두루 효과가 있다. 까마중과 겸해서 마늘을 불에 구워 소금에 찍어 먹는다. 소금 대신 죽염을 쓰는 것이 좋으나 죽염은 값이 비싸서 권하기 어렵다. 말기 암환자도 잘 나으며 2~3개월 열심히 먹으면 대개 낫는다. 통증이 심한 말기 암환자는 진통제를 맞으면서 약을 먹는다. 그리고 독이 없으므로 체질을 가리지 않고 쓸 수 있다. 앞으로 까마중을 많이 재배하면 암을 퇴치하는 데 크게 도움이 될 것으로 보인다.

뇌암 초기에는 중완혈에 5분 이상 타는 뜸장으로 10일쯤 뜨면 머리 아픈 증세가 없어지고 한 달 이상 뜨면 대개 완치된다. 중이염이나 축농증으로 말미암아 온 뇌암에는 지렁이와 땅강아지를 쓴다. 7월에 피마자 대 가장 굵은 마디에 구멍을 뚫어 땅강아지와 지렁이를 다섯 마리씩 넣고, 그 속에 빗물이 들어가지 않도록 반창고로 잘 봉해둔다. 3개월쯤 뒤에 보면 지렁이와 땅강아지가 서로 싸우다 죽어서 물이 되어 있는데, 그 물을 잠자기 전에 솜에 찍어서 코나 귀에 넣어서 자고, 이튿날 아침에 빼낸다. 원래 이 방법은 지렁이만을 쓰던 것이나 지렁이만으로는 효과가 신통치 않으니 땅강아지를 함께 넣어야 효과가 신통하다. 땅강아지는 밤에 인삼밭에 등불을 켜놓으면 그 불빛을 보고 달려드는 놈들을 잡는다. 하루 저녁에 100마리 이상 잡을 수 있다.

신경통, 관절염, 맹장염 등에는 감자떡을 만들어 붙이면 잘 낫는다. 감자 큰 것 1개와 생강 반쪽을 한데 넣고 갈아서 즙을 짠 건더기에 밀가루 1숟갈을 넣고 식초로 반죽한다. 그걸 신경통, 관절염, 맹장염, 어혈 뭉친 곳 등 어디든지 아픈 부위에 붙이고 비닐 같은 것으로 잘 싸매 둔다. 하루에 한 번씩 갈아서 붙이기를 3일 하면 아픈 것이 없어진다.

칼이나 낫에 다쳐 힘줄이 끊어졌을 때는 수세미 잎을 음력 5월에 따서 그늘에 말려두었다가 가루 내 끊어진 곳에 뿌리면 신기하게도 금방 힘줄이 붙는다.

노인들 눈이 어두워진 데에는 봉숭아씨를 볶아서 먹으면 눈이 밝아진다. 민들레 씨앗을 열심히 먹어도 눈이 좋아진다.

피부암에는 가래나무 열매의 진을 바른다. 열매가 익기 전에 가래 껍질에 상처를 내면 끈적한 진이 나오는데, 그 진을 자주 바른다. 모과 진도 피부암에 효과가 있다.

중풍은 치료가 어렵고 비용도 많이 든다. 목화씨 1근을 가루 내 유황 30그램, 오약 30그램을 함께 섞은 다음, 꿀로 우황청심환보다 조금 큰 알약을 7개 만들어 하루 1개씩 빈속에 7일 동안 먹는다. 재발한 사람은 치료가 안 되지만 그렇지 않은 사람은 대개 낫는다. 다른 방법으로는 동쪽으로 뻗은 솔뿌리 40~50근에 엿기름을 넣고 오래 달여서 조청을 만들어 수시로 먹는다. 이와 겸해서 천마탕 달인 물에 죽염 1근, 유황 200그램을 섞어 지은 알약과 백강잠, 녹용, 천궁을 법제해서 가루 내 지은 알약을 복용한다.

윤제홍 씨 의술은 민간비방을 모은 것이거나 스스로 터득한 것이다. 이 같은 치료방법이 난치병 치료에 얼마만큼 효험이 있는지는 증명하기 어렵다. 다만 병원에서 치료를 포기한 환자들이 그의 치료법으로 목숨을 구한 일이 흔한 만큼 아주 무시해 버릴 일은 아니다.

산속에 숨어 사는 도인한테 의술 배워

윤제홍 씨는 서울 동대문구 이문동이 고향이다. 집안이 가난해 초등학교에 다니다가 그만두고 절에 들어갔다. 타고난 명이 짧다고 해서 부모는 그를 절간에 보내면서 중이 되라고 했다. 그러나 그는 절간에 박혀 있는 것보다는 돌아다니기를 좋아해서 승복에 삿갓을 쓰고 발길 가는 대로 전국을 유랑했다. 전국을 방랑하던 20세 때 강원도 인제에서 박운하(朴雲夏)라는 노인을 만났다. 그 노인은 그때 나이가 71세로 풍수와 지리, 의술에 달통한 사람이었다. 그는 그 노인과 1년을 같이 지내면서 풍수지리와 의술을 배웠다.

그러다가 군대에 징집되었는데, 그 노인한테 의술을 배우기 위해 탈영했다가 1년 6개월 뒤에 붙들려 영창을 두 달 살았다. 그 뒤에도 3번을 더 탈영했다가 붙잡혀 2년 동안 안양교도소에 있다가 일등병으로 제대했다. 그가 그토록 집요하게 탈영한 이유는 단순히 박운하 노인과 같이 지내고 싶은 욕심 때문이었다.

박운하 노인은 젊었을 때 산에서 기도하던 중에 신인(神人)한테 책을 3권 얻었는데, 그 책에는 갖가지 난치병을 고치는 처방이 적혀 있었다. 그리고 나서 산속에 숨어 살면서 소문을 듣고 찾아오는 환자를 치료했는데, 나병, 중풍, 암 등 못 고치는 병이 없었다. 그는 또 앞으로 일어날 일을 훤히 아는 능력도 있어서 앞으로는 공해가 극심해 갖가지 난치병이 창궐할 것이니, 그것을 막으려면 생강과 미역, 다시마, 식초, 고추장과 된장을 많이 먹어야 한다고 늘 말했다. 윤제홍 씨는 박 노인한테 약 짓는 법, 달이는 법, 침놓는 법 등을 배웠다.

"그분은 늘 돈을 받지 않고 환자를 고쳤습니다. 저도 그 영향을 많이 받았지요. 그분은 성질이 괴팍해 같이 지내기 어려운 분이지만 환자들한테만은 온갖 정성을 다 기울였습니다. 아무리 구하기 어려운 약재라도 기어이 구해서 환자를 살리셨고, 그렇게 힘들여 치료하고도 돈을 달라고 한 적이 없습니다. 늘 말씀하시기를, 환자한테 돈 받으면 그게 다 죄악이라고 하셨지요."

윤제홍 씨는 박 노인한테 의술을 배운 뒤로 전국 절간을 떠돌며 돌팔이 의원 노릇, 선풍수 노릇, 엉터리 관상쟁이 노릇을 했다. 어느 절간에건 몸이 아파 요양 온 사람이 한두 명은 있게 마련이고, 그는 그런 사람을 찾아다니며 고쳐주었다. 35살 때 결혼했으나 결혼한 뒤에도 집에 있는 시간보다는 밖으로 돌아다니는 시간이 훨씬 많았고, 집안 살림을 돌보지 않았으니 형편도 말이 아니었다. 그는 47살이 될 때까지 20년이 넘는 세월을 방랑으로 보냈다.

그는 경기도 화성시 비봉면 구포리라는 한 허름한 농촌에 세 들어 산다. 가끔 소문을 듣고 찾아오는 환자가 그의 살림 형편을 보고는 혀를 끌끌 차며 그냥 돌아가 버리는 일도 있을 만큼 살림살이가 초라하다. 그는 요즘도 집에 있는 날이 많지 않고 약초를 구하러 산에 가는 날이 많은데, 소백산, 치악산, 충청남도 금산의 진악산 등을 두루 다니며 약초를 채취한다. 채취한 약초는 그늘에서 잘 말려 보관해뒀다가 약으로 쓴다. 찾아오는 환자에게는 큰 가마솥에 약을 달여 주거나 처방을 일러주며 스스로 구해서 먹으라고 한다. 약값은 약재를 구하는 데 들어간 원가 정도만 받는다.

그는 과천, 안양 등 전세가가 싼 곳을 찾아다니느라 이사를 수십 번이나 했고, 3년 전에 화성시로 이사했다. 그의 집을 찾아가려면 수원에서 하루에 열 번쯤 있는 시내버스를 타고 한 시간 가까이 가야 한다.

그는 또 환자가 빨리 낫도록 기도하기 위해 산에 자주 간다. 산속 적당한 곳에 천막을 치고 밥과 물을 차려 놓은 다음, '산왕대신 용왕님, 길대장군님, 하루빨리 누구누구의 병이 낫게 해주십시오. 조상님 음덕으로 전수받은 의술을 하루빨리 환자를 위해 쓸 수 있게 도와주십시오.'라고 이틀이나 3일쯤 기도하고 나면, 그동안 잘 낫지 않던 환자 병이 잘 낫고 새로운 환자가 찾아오는 등 신기한 일이 많이 일어난다고 얘기한다.

민간요법 의사 윤제홍, 그는 난치병자를 고치는 보람 하나로 세상의 부와 명예를 외면한 채 허름한 시골집에 숨어서 산다. 첨단 현대의학보다는 풀뿌리나 민초들의 투박한 의술에 기대는 사람에게는, 그는 가장 소중한 존재의 하나이리라.

10
연담 스님

온 세상 귀신이 내 양식이오

"죽을 사람은 죽어야 하는 것이 하늘의 뜻을 거스르지 않는 것입니다. 수행해서 병자를 치료할 능력을 얻은 사람은 환자가 선하게 살았는지 악하게 살았는지를 잘 살펴야 합니다. 만약 환자가 악한 행위에서 벗어나지 않았고, 또 그 환자가 병이 나아서 많은 사람한테 피해를 준다면 그 사람은 죽는 것이 더 나을 것입니다."

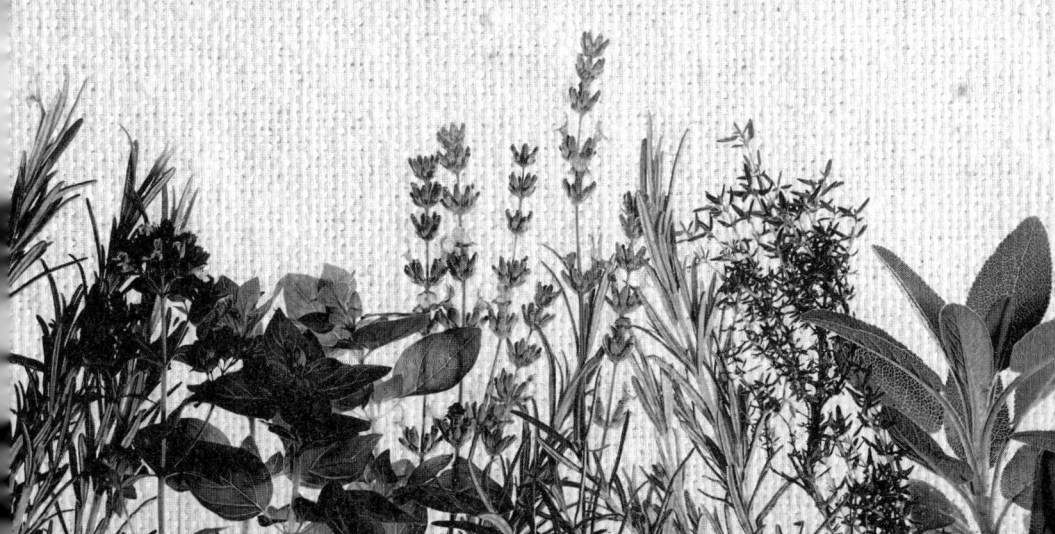

사람은 어디서 왔고 왜 살고 있으며 어디로 가는가? 이 질문은 가장 간단하면서도 가장 심오한 질문이다. 많은 사람이 이 근원적인 의문에 대해 그다지 깊이 생각하지 않고 하루하루를 편한 대로 살다가 죽는다. 인생의 원리와 목적을 나름대로 깨달은 사람을 우리는 도인이나 성자, 또는 예언자라고 부른다. 도인과 성자, 현인들은 사람이 왜 살아야 하는지 어떻게 사는 것이 제일 가치 있는 삶인지를 가르쳐준다.

그렇다면 도인이나 성인, 현자들처럼 우주와 자연법칙, 인간에 대한 깊은 이해와 통찰을 얻을 수 있는 방법은 과연 무엇일까? 인간 존재에 대해 근원적으로 성찰할 방법이 과연 있기는 있는 것일까? 예수, 석가, 공자처럼 차원 높은 깨달음을 얻는 방법, 곧 도통하는 방법이 실제로 존재하는 것인가? 여기 깨달음을 얻는 방법 가운데 하나인 쿤달리니 요가를 소개한다.

🦋 원초적 생명 에너지 쿤달리니

쿤달리니 요가는 인체 척추 끝에 잠들어 있는 원초적 생명 에너지인 쿤달리니를 일깨워 영적인 힘을 얻고, 완전한 인격체에 다다르게 하는 인도 요가의 하나이다. 쿤달리니는 모든 물질의 기초 에너지이다. 쿤달리니를 일깨우면 보통 사람이 보고 느끼는 것보다 더 정교하고 생생하고 폭넓게 세상을 볼 수 있다. 세상을 보는 안목이 넓어지고 진정한 자기 내면을 보며 우주와 만물에 대해 깊은 통찰력을 얻게 되는 것이다. 그러면 자신의 내면에서 무한한 지혜와 즐거움, 진리의 진수도 발견할 수 있다. 관능적이며 세속적인 만족을 위해서가 아니라 더 넓고 높으며 깊은 세계를 보기 위해 사람이 존재한다는 것을 알게 되는 것이다. 쿤달리니 수행은 궁극적으로 완전한 인간, 신과 같이 전지전능, 즉 모든 것을 알고 모든 것을 할 수 있는 인간이 되는 것에 목표를 둔다.

산스크리트어로 '쿤달'은 코일을 뜻하고, 쿤달리니는 '감긴 것'이라는 뜻이다. 쿤달리니란 말은 '쿤다'라는 말에서 왔는데, 쿤다는 깊은 공간, 즉 공동(空洞)을 가리킨다. 시체를 태우는 것도 쿤다라고 하고 땅에 구멍을 파는 것도 쿤다라고 한다. 또 쿤다는 똬리를 틀고 잠자는 뱀과 같이 두뇌 속 공동을 가리키는 말이기도 하다. 사람 뇌는 똬리를 틀고 있는 뱀의 형상을 쏙 빼닮았기 때문이다.

쿤달리니가 있는 곳은 척추 맨 밑에 있는 조그만 분비선이다. 남자는 회음부에 있고 여자는 치골 요도 부분에 있다. 이 부위를 '물라다라 차크라'라고도 하며 손으로 만져 보면 조그만 분비샘이 느껴지는데, 바로 여기에 무한한 영적 에너지가 감추어진 채 잠자고 있는 것이다. 특별한 방법으로 수행하면 분비샘에서 잠자고 있는 힘을 폭발적으로 나타나게 할 수 있다. 고대의 많은 성자, 선지자, 예언자, 신통력자는 쿤달리니 수행으로 영적, 육체적으로 초자연적인 신통력을 얻었다. 요가 수행으로 쿤달리니가 깨어나면 몸과 정신은 엄청난 힘을 얻게 된다. 육체의 구성요소가 바뀌고 의식 차원도 훨씬 높아진다. 몸과 마음이 바뀌어서 완전히 새사람이 되는 것이다.

마음도 물질이고 생각도 물질이지만 마음은 영혼과 다르다. 영혼은 마음을 초월할 수도 있고 높은 차원으로 이끌어 올릴 수도 있다. 그리고 사람은 마음을 통해서만 즐거움을 느끼는 것이 아니다. 몸도 인격의 한 부분이며 몸을 통해서도 기쁨과 즐거움을 느낄 수 있는 것이다. 또 사람은 몸과 마음뿐만이 아니라 감정과 욕망으로 이루어진 존재이기도 하다. 그래서 요가는 사람의 모든 인격을 완전하게 발전시킬 수 있는 수행법이라 할 수 있다.

요가에는 종류가 많다. 체조를 통해 척추와 내분비선을 조절하고 정화해 육체적인 능력을 발전시키는 '하타 요가', 이웃에 대한 봉사를 통해 깨달음에 이르는 '카르마 요가', 사랑과 헌신, 찬송, 영무(靈舞) 등을 통해 차원 높은 감정을 계발하고 신과 합일을 추구하는 '박티 요가', 존재의 근원에 대한 깊은 성찰로 인간 본성을 깨우치는 '지혜의 요가', 그리고 '쿤달리니 요가' 등이 있다.

모든 수행법을 생활 속에 하나로 모은 요가, 곧 '통합 요가'를 수행하면 다양하고 풍부한 경험을 쌓을 수 있다. 그리고 손이나 발, 두뇌의 자질을 높이기 위한 요가도 많다. 그러나 요가의 궁극적인 목표는 인격만을 발달시키기 위한 것이 아니다. 인격의 한 부분은 마음과 몸, 감정으로 이루어져 있지만, 인격의 깊은 부분은 다른 마음과 다른 감정으로 이루어져 있으므로 다르게 계발해야 한다. 이를 계발하기 위한 특별한 수행법이 바로 쿤달리니 요가이다.

깨달음을 얻은 사람이 박해받는 이유

쿤달리니는 잠자고 있는 에너지이므로 그것이 저절로, 한꺼번에 폭발하듯 깨어나지는 않는다. 명상과 참선, 수행으로 우주 공간에 있는 기를 모아 쿤달리니가 있는 곳으로 보내면, 잠자고 있는 에너지가 깨어나 척추 신경을 통해 뇌로 올라간다. 쿤달리니가 뇌로 올라가면서 뇌에 각성되지 않은 부분과 뇌에 이어져 있는 차크라, 곧 기의 센터를 지나간다. 쿤달리니가 깨어나면 잠자고 있던 두뇌의 여러 부분이 꽃이 피어나는 것처럼 폭발하게 되는데, 쿤달리니가 잠자고 있는 뇌를 일깨우기 때문이다.

쿤달리니가 깨어나면 여러 초의식이 생긴다. 남의 마음을 읽고, 앞일을 예언하며, 꿈에 본 일이 실제로 일어나기도 한다. 문학이나 예술에서 영감을 얻기도 하고 어떤 일이든지 마음대로 할 수 있는 힘이 생긴다. 쿤달리니 에너지는 누구나 꼭 같지만 이를 일깨웠을 때 나타나는 모양은 차크라 수준에 따라 저열하고 본능적인 것에서부터 매우 세련되고 높은 차원에 이르기까지 다양하다. 쿤달리니는 창조적인 에너지다. 아름다운 음악을 작곡하거나 영감에 찬 그림을 그릴 때 나타나는 것과 같은 에너지인 것이다.

쿤달리니가 깨어나면 몸 상태도 크게 바뀐다. 모든 세포가 생명력이 넘치고 젊어진다. 목소리도 바뀌고 몸 냄새도 바뀌며 호르몬 분비도 달라진다. 뇌 조직도 완전히 바뀌어 마치 몸이 새사람이 된 듯한 기분이 든다. 그리고 쿤달리니가 깨어나는 경험을 한 사람은 별난 행동을 하기도 한다. 보통 사람이 보기에 미친 사람처럼 보이는 것이다. 사람 후광을 보기도 하고, 계시와 환상을 보기도 하며, 몸이 이상해지고, 남이 알아들을 수 없는 말을 하며, 다른 사람한테는 들리지 않는 이상한 소리를 듣기도 한다. 이는 쿤달리니가 깨어나면서 의식의 뚜껑이 완전히 열리기 때문이다. 그러나 쿤달리니 각성과 미친 것은 완전히 다르다. 미친 사람은 정신이 혼미하지만 쿤달리니가 깨어난 사람은 의식이 어느 때보다 맑게 깨어 있는 상태이기 때문이다.

이 세상은 이상하고 남다른 것을 받아들이지 않는다. 지난 수천 년 동안 깨달음을 얻은 도인이나 성자가 황홀경을 체험했지만 세상이 보기에는 미친 것처럼 보였기 때문에 조롱당하거나 박해를 받았다. 소크라테스는 독약이 든 잔을 마셨고, 예수 그리스도는 십자가에 못 박혀 죽었다. 수피 성자인 알 할라지는 피부가 벗겨 죽었고, 잔 다르크는 산 채로 화형당해 죽었다.

🍃 우리 겨레 고유의 심신수련법

요즈음 시대는 영적인 깨우침을 무시하는 세상이다. 영적인 황홀경을 체험한 사람을 오히려 정신병원에 보내 웃음거리로 삼는다. 그 때문에 오늘날에는 원효대사나 최치원, 서산대사, 사명대사 같은 도인이나 각자들이 나오지 않는 것이다.

우리나라에는 고유의 심신수련법이 있었고, 영적인 깨우침을 얻은 사람을 숭배하는 전통도 있었다. 옛날에는 산속에서 참선하거나 수도해 영적인 깨우침을 얻은 사람을 존경하고 숭배했다. 우리 역사를 보면 기인이나 이인, 도인들에 대한 이야기가 많이 나온다. 또 옛사람들은 영적인 각성을 얻는 것이 생활의 한 부분이었다. 방 안에 앉아서 천 리 밖을 보고, 천 리 밖에서 나는 소리를 들을 수 있었으며, 천 리 길을 한순간에 오가는 사람도 적지 않았다.

　영적인 깨우침, 곧 쿤달리니 각성은 사람을 이 세상과는 전혀 다른 차원으로 보내는 거대한 폭발과도 같다. 쿤달리니 각성이 시작되면 이해하기 힘든 증상이 나타난다. 가장 일반적인 것은 전기 수만 볼트에 감전된 것처럼 척추 맨 밑에서 전율할 만한 힘이 솟구쳐 오르는 것이다. 이와 함께 북소리, 피리 소리, 새소리, 벌레 날갯짓 소리 같은 것이 들린다. 소낙비가 쏟아지는 듯한 소리가 들리는가 하면, 머리 위에 벼락이 떨어지는 듯한 느낌이 들기도 한다. 몸이 종잇장처럼 가벼워지고 척추가 환하게 빛을 내는 것 같은 느낌이 들기도 한다. 수천 개 불빛이 몸 안에서 타오르는 것 같기도 하고, 엄청난 분노와 정욕, 공포심이 생기기도 한다. 무서워서 잠을 잘 수도 없고, 황홀한 성적인 환상에 시달리기도 하다가 주체할 수 없을 만큼 식욕이 당기기도 한다. 이런 증상들은 대개 며칠 또는 몇 주가 지나면 사라진다.

　초능력을 얻는 사람도 있다. 텔레파시, 천리안, 유체이탈, 공중부양, 병을 치료할 수 있는 능력 등이 생기는데, 이 능력을 시험해 보고 싶은 유혹도 자제하기 어렵다. 오랫동안 밥맛이 없어 음식을 먹지 못할 때도 있다. 보름이나 20일 동안 밥을 먹지 않아서 주위에 있는 사람이 강제로 먹이려고 해도 소용없는 일이다. 의기소침해 자살이라도 할 것 같기도 하고, 넋 나간 사람처럼 멍하니 천장만 보고 앉아 있기도 한다.

모든 일이 재미없고 메마르게 느껴지다가 갑자기 활력이 넘치며 예술에 대한 심오한 영감을 얻는가 하면, 천사나 도인, 성인의 환상이 나타나기도 한다. 마음 깊은 곳에서부터 온갖 것들이 떠오르는 것이다. 그러다가 마음의 폭풍이 차츰 가라앉고 정상적인 모습으로 돌아오는데, 겉으로 보기에는 보통 사람과 다름없지만 내적으로는 훨씬 깊고 풍부한 깨우침을 얻은 것이다.

쿤달리니가 상승할 때 머리가 몹시 아픈 사람도 있다. 이런 현상은 성관계를 전혀 하지 않는 사람한테만 나타난다. 격심한 두통은 잠자고 있던 뇌가 깨어나면서 나타나는 현상으로 여인이 아이를 낳을 때 느끼는 통증과 같다. 보통 사람 뇌는 10분의 1만 깨어서 활동하고 있고 10분의 9는 잠들어 있는데, 격심한 두통은 잠들어 있는 뇌 부분이 깨어나면서 나타나는 것이다. 불면증에 시달리는 사람도 있다. 며칠 또는 몇 주 동안 전혀 잠이 오지 않아 잘 수가 없다. 잠을 자지 않아도 피곤하지 않고 의식은 맑게 깨어 있으며 마음은 행복하기 이를 데 없다.

사람이나 동물, 산, 나무, 꽃 같은 것과 말을 나눌 수도 있고, 몸이 마치 공기처럼 가벼워지며 주위에서 온갖 종류의 냄새가 나고, 귀신이 우는 듯한 소리가 들리기도 하며, 몸 여기저기에 찌릿찌릿한 느낌이 오기도 한다. 열이 심하게 나거나 원인도 모르고 치료법도 없는 이상한 병이 생기기도 한다.

쿤달리니 깨우침은 인생에서 가장 위대한 경험이다. 쿤달리니가 깨어나면 마음은 일상을 초월해 지식의 범위가 무한대로 넓어지고, 인생을 적극적이고 긍정적인 자세로 보게 된다. 그러나 깨우침을 얻는 과정은 몹시 어렵다. 불교나 도교, 유교, 선교 등에서 나름대로 옛날부터 전해 오는 수행법이 있으나 대부분 고된 수련을 거쳐야 한다. 깨달음을 얻는 방법은 극소수의 사람한테만 비밀리에 전해져 왔다.

귀신을 내쫓고 질병을 고치는 능력

전라북도 익산 미륵산 기슭에서 소나무 몇 그루를 벗하며 사는 연담(蓮潭) 추수호 스님은 인도 요가와는 달리 우리나라에서 오래 전부터 전해 오는 쿤달리니 요가를 수행해 경지에 오른 사람이다. 그는 온갖 귀신을 내쫓고, 사람 마음속에 들어가 탁한 의식을 정화해 온갖 질병을 치료하는 능력을 지녔다. 몸속에 들어 있는 독소나 불순물을 몸 밖으로 빼내기도 하고, 막힌 혈맥을 뚫어 현대의학이 포기한 온갖 난치병을 다스리기도 하며, 혼탁한 마음을 평화롭게 다스려 주기도 한다.

맑다. 연담 스님한테서 느껴지는 첫인상은 참 맑다는 것이다. 연못에 핀 연꽃, 우리나라의 가을 하늘, 잘 닦아 놓은 수정 구슬, 새털구름, 인적 없는 골짜기를 흐르는 투명한 물살……. 이런 이미지로 나타낼 수 있을까? 깨끗한 한복을 차려입은, 단정하고 준수한 생김새, 조용하고 차분한 말씨, 옥에도 티가 있다지만 티라고 할 만

한 것이 보이지 않았다.

그는 겉모습만 맑은 것이 아니라 영혼이 더 맑은 사람이다. 그에게서는 이 세상 것이 아닌 먼 하늘의 것인 듯한 향기가 났다. 그러나 그의 삶은 칠흑 같은 하늘에 타오르는 금빛 불꽃처럼 치열했다. 그는 자신의 마음을 고도로 정화해 태산이라도 움직일 수 있는 영적인 힘을 얻은 것이다. 마음이 순결하면 탁하고 악한 영을 제압하거나 사악한 기운을 물리칠 힘이 나오는 법이다. 그는 치열한 수련으로 인간 의식의 가장 깊숙한 곳까지 내려가 인간의 근원적인 문제에 대한 해답을 얻은 것이다.

연담 스님이 가장 관심을 기울이는 부분은 사람들한테 빙의하는 영들, 곧 귀신이나 혼령에 관한 것이다. 그는 사람 몸과 마음에 생기는 질병의 90퍼센트 이상이 악한 영들의 장난이라고 말한다. 여기 신령들의 세계에 대한 그의 이야기를 그대로 옮겨 적는다. 내용이 좀 길지만 이 분야에 관심 있는 분들한테는 좋은 참고자료가 될 것이다.

귀신은 백회나 장심, 용천혈로 들어온다

이 세상은 보통 사람 눈에는 보이지 않는 에너지로 가득 차 있는데 이 에너지는 제각기 의식이 있고 능력이 있습니다. 이 에너지를 기라고도 할 수 있고 귀신이라고 할 수도 있으며 영감이라고 할 수도 있습니다.

생명이 있는 것이든지 없는 것이든지 만물은 제각기 나름대로 고유의 기운이 존재하며 이 기운은 끊임없이 움직이며 사람이나 동물 몸속으로 침투합니다. 하늘의 기운은 백회혈(百會穴)을 통해 사람 몸으로 들어오고, 대기에 있는 기운은 장심혈(掌心穴)을 통해 들어오며, 땅 기운은 용천혈(湧泉穴)을 통해 들어오는 것입니다. 이 에너지가 들어오다가 손가락 관절이나 무릎 관절 같은 곳에서 막히면 신경통이나 관절염 같은 병이 생깁니다. 또 이 기운이 내장에서 정체되면 암이나 결절, 염증이 생기고 뇌에서 막히면 간질이나 정신이상이 옵니다. 수행의 경지가 높은 사람은 막힌 부분을 터서 막혔던 기와 혈이 잘 흐르게 하고, 몸 안에 있는 더러운 것들을 밖으로 빼내 병을 치료합니다. 그래서 어떤 병이든지 고칠 수 있을 뿐만 아니라 어디를 가든지 그 주변에 어떤 영이 있는지 간에 그 영들의 기운이 탁한지 맑은지를 알 수 있습니다.

제가 전에 어떤 곳에 갔더니 엄청나게 힘이 센 기운이 저를 넘어뜨리려고 하더군요. 저는 그 영과 오랫동안 씨름해서 간신히 쫓아냈습니다. 그리고 예전에 간경화 환자를 치료한 적이 있는데 몸에서 썩는 냄새가 몹시 나서 가까이 갈 수가 없을 정도였습니다. 몸에 병이 생기는 것은 나쁜 에너지, 곧 귀신이 몸 안에 들어가 정기를 흡수하고, 그 사람 형상으로 변해서 육체와 의식 세계를 조절하기 때문입니다.

원인이 있으면 반드시 결과가 따르기 마련입니다. 모든 생물은 인과응보 법칙에서 한 치도 벗어날 수 없습니다. 선업을 쌓으면 선한 것을 보상으로 받을 것이요, 악업을 쌓으면 그 행위만큼 벌을 받습니다. 그러므로 선업을 쌓는 것이 최고의 미덕이라고 할 수 있지요. 인과로 인해 새로운 과거가 끊임없이 만들어지고 미래가 선택되는 것입니다. 악업을 쌓으면 계속 후퇴하는 것이고, 수행은 인과를 소멸시켜 차츰 완전한 인간으로 발전해 나가는 과정을 말합니다.

선업을 계속 쌓으면 선한 결과들이 쌓일 뿐만 아니라 이미 쌓아놓은 악업을 탕감합니다. 저는 삼매에 들어 선업과 악업에 대한 원리를 깊이 깨닫고는 심한 공포감을 느꼈습니다. 이는 양심의 문제를 초월한 것입니다. 누구라도 이 원리를 깊이 깨달으면 털끝만큼도 악한 행위를 저지를 생각이 떠오르지 않는 것입니다. 저는 악업을 쌓으면 어떤 결과가 오는지를 똑똑하게 보았으므로, 그 무서움 때문에 눈곱만큼도 잘못을 저지를 수 없습니다. 예수 그리스도가 완전한 용기와 헌신을 지녔고, 또 털끝만 한 죄도 짓지 않고 완전한 삶을 산 것에 대해 저는 무한한 감동을 느꼈습니다.

귀신 장난으로 생긴 온갖 질병과 고통

암이나, 간질, 정신병, 나병 같은 무서운 병을 고쳐주는 것도 어쩌면 악업을 쌓는 것이 될 수 있습니다. 사람이 병에 걸리는 것은 그 사람이 전생에서건 이승에서건 그 원인을 만들었기 때문입니다. 질병은 인과에 따른 응보이며 사람은 윤회의 테두리를 벗어나기 어렵습니다. 죽을 사람은 죽어야 하는 것이 하늘의 뜻을 거스르지 않는 것입니다. 수행해서 병자를 치료할 능력을 얻은 사람은 환자가 선하게 살았는지 악하게 살았는지를 잘 살펴야 합니다. 만약 환자가 악한 행위에서 벗어나지 않았고, 또 그 환자가 병이 나아서 많은 사람한테 피해를 준다면 그 사람은 죽는 것이 더 나을 것입니다. 간혹 인연을 만나기 위해 병에 걸리는 수도 있고, 이 세상에서 경험을 얻고 훈련을 받기 위해 병에 걸리기도 합니다.

저는 예수 그리스도의 가르침 중에서 '범사에 감사하라'는 말을 제일 좋아합니다. 이 말에는 매우 깊은 뜻이 들어 있습니다. 우리가 과거에 지은 악업으로 인해 질병에 걸려 고통받고 있다면 우리는 그것을 마땅히 감사하게 받아들여야 합니다. 윤회의 실체는 간단한 원리로 운용되고 있습니다. 삶은 세상을 긍정적으로 보느냐, 부정적으로 보느냐에 따라서 천국과 지옥이 갈립니다. 삶을 부정하는 것은 끝없는 퇴보의 길이고, 반대로 긍정하는 것은 끊임없는 진보의 길입니다.

나의 미래는 나 스스로 만드는 것이지 남이 만들어 주는 것이 아닙니다. 이 세상에서 가장 좋은 삶은 무조건 그렇다고 하는 것, 곧 완전한 긍정, 지극한 긍정의 자세로 인생을 사는 것입니다. 저는 이 사실을 삼매의 경지에서 절실하게 깨달았습니다.

예수 그리스도의 수행법은 모든 것을 수용하고 긍정하는 것이었습니다. 무조건적인 사랑은 무조건적인 긍정, 즉 어떤 추하고 보기 싫은 것일지라도 받아들이는 것입니다. 절대 긍정의 경지에 이르러야 진정한 수행을 하고 있는 것으로 볼 수 있습니다. 그럴 때 비로소 잘못된 과거를 완전히 지워 버리고 인과응보의 사슬, 곧 윤회의 고리를 끊어 천상에 있는 완전한 세계에 도달하는 길을 발견하는 것입니다. 인간으로서 가장 완전한 사람, 신의 경지에 이른 사람은 예수 그리스도입니다.

귀신을 잡아먹어 양식으로 삼아

영적인 세계거나 물질적인 세계거나 에너지 법칙으로 인해 우주가 운용되고 있습니다. 그러나 그 에너지를 어떻게 활용하느냐에 따라 의식의 차원이 달라집니다. 만물은 에너지 교환을 통해 퇴보하거나 발전합니다. 가장 낮은 단계에서 에너지 교환은 무력이나 성적인 접촉이고, 그보다 더 높은 단계에서는 기를 주고받는 것이며, 가장 높은 차원에서는 의식을 주고받는 것입니다. 의식을 주고받을 때 완전한 의사소통을 할 수 있으며 가장 조화롭고 완전하게 에너지를 전달할 수 있습니다.

사람 몸속에는 혼이 있고 백이 있으며 정이 있습니다. 혼이란 육신의 주인이 되는 물질로 영원 전부터 존재하며 발전과 퇴보를 반복한 것으로, 곧 사람 영혼이며 이것은 하늘로부터 옵니다. 백이란 지기(地氣)에서 오는 것으로 우리 마음에서 감각과 의식을 주관합니다. 정은 백의 의식에서 나온 것입니다.

세상에는 가짜 수행자가 많습니다. 악한 영이 사람 몸에 들어가 사람들을 현혹하고 나쁜 길로 인도하는 예가 적지 않습니다. 수행을 통해 엄청난 힘만 얻고 깨우침을 얻지 못했을 때는 아수라, 곧 세상을 유리방황하는 악령이 됩니다. 왜 악령이 될까요. 이것은 집착 때문입니다. 돈, 성욕, 식욕, 원망, 분노 등을 다스리지 못하면서 엄청난 힘을 얻으면 저급한 감정과 경험에만 매달리게 되는 것이지요.

수행은 신통력이나 힘을 얻는 것이 중요한 것이 아니라 자신의 내면세계를 얼마나 깊이 들여다보느냐가 중요합니다. 도통한다는 것은 가장 높은 차원의 의식을 실현하는 것입니다. 사람마다 기질은 다르게 마련이고, 이 각기 다른 개성을 발전시켜 완성하는 게 도입니다. 장미나무에서 장미꽃을 피우고 솔씨가 자라서 큰 소나무가 되듯이 본래부터 지니고 있던 속성을 완전하게 꽃피워 큰 나무로 자라게 하는 것이 도의 완성입니다.

몸은 음식에서 에너지를 얻지만 마음의 양식은 눈에 보이는 것이 아닙니다. 저는 의식의 차원에서 귀신을 잡아먹고 거기에서 에너지를 얻습니다. 귀신은 곧 에너지입니다. 온갖 음귀들이 불빛에 달려드는 벌레들처럼 달려들면, 저는 그것을 밥 먹듯이 잡아먹어 수행에 필요한 에너지로 사용합니다.

아리랑에 담긴 깨달음의 비밀

저는 우리 민요 아리랑과 아리랑 춤을 옛날 도인들이 만든 것으로 생각합니다. 도를 얻는 과정을 노래와 춤으로 표현한 것이지요. 삼매의 경지에서 깨달아 자연스럽게 흘러나온 노래와 춤이 바로 아리랑입니다.

아리랑 노래 속에는 엄청난 비밀이 담겨 있습니다. 아리랑 노래와 춤, 그 율동 자체가 극치의 수행법이지요. 그 속에 엄청난 파장이 들어 있습니다. 노랫말에도 대단한 뜻이 담겨 있지요. 아리랑이란 말뜻이 무엇인지 아십니까. 단순하게 아무 뜻도 없이 붙인 말이 아닙니다. 아리랑의 '아'는 한자로 나 아(我), 곧 자기 자신을 뜻합니다. '리'는 한자로 다스릴 리(理)를 씁니다. '랑'은 신랑을 뜻하는 사나이 랑(郎) 자를 가리킵니다. 이를 종합하면 아리랑은 자기 자신을 다스려서 완전한 사나이, 곧 완전한 인격체를 만드는 노래라는 뜻입니다. 완벽한 조화를 이룬 노래지요. '아리랑, 아리랑, 아라리요' 하고 이어지는 것은 깨달음의 과정을 뜻하는 것이며, '아리랑 고개를 넘어간다'는 말은 수행 과정이 쉽게 잘 이루어진다는 말입니다. '나를 버리고 가시는 님은 십 리도 못 가서 발병이 난다'는 구절이 있는데, 여기서 '나'는 자신의 그릇된 본성을 가리키는 말이고, '가시는 님'은 자신의 과거 의식을 말합니다.

'풍년이 왔네, 삼천리강산에 풍년이 왔네.'라는 말은 높은 수행의 경지에 다다랐을 때, 즉 깨달음의 덕과 자비의 덕이 온 세상에 가득한 것을 은유적으로 표현한 것입니다. '문경 새재 구비 구비 사연도 많다'는 노랫말은 깨달음을 얻기까지 여러 관문을 거치면서 겪은 사연을 비유한 표현입니다. 아리랑 가락에는 다른 노래나 민요에서 찾아볼 수 없는 독특한 곡조와 파장이 있습니다. 수행할 때 느끼는 것과 꼭 같은 파장을 노래와 율동에서 느낄 수 있는 것입니다.

　아리랑에는 진도아리랑, 밀양아리랑, 정선아리랑 등 지방마다 다른 종류가 있는데, 진도니 밀양이니 정선이니 하는 말은 그 지방 명칭을 가리키는 것만은 아닙니다. 진도아리랑은 참 진(眞), 길 도(道) 자로 참된 도를 찾는 아리랑을 뜻하는 것이고, 밀양아리랑은 그윽할 밀(密), 밝을 양(陽) 자로 비밀리에 전해 오는 수련법을 지칭하는 것이며, 정선아리랑은 바를 정(正), 착할 선(善) 자를 써서 사람을 바르고 선하게 이끄는 아리랑이라는 뜻입니다.

　'아리 아리랑 쓰리 쓰리랑'이라는 말은 선한 신이 수행자한테 힘을 줄 때 나오는 말로, 술술 쉽게 어려운 고비를 잘 넘어간다는 뜻을 담고 있습니다. 아리랑 노래를 부르면 슬픔에 젖어 있는 사람도 흥이 저절로 나고, 차원 높은 영적인 에너지가 생깁니다. 몸이 아픈 사람도 아리랑을 정말 흥겹게 부른다면 나을 수 있는 것이지요. 중국 기공 같은 것보다 훨씬 차원이 높은 수행법이라고 할 수 있지요. 아리랑 노래를 부르면 저절로 마음이 흔쾌해지고 어깨춤이 저절로 나오지 않습니까. 이 저절로 나오는 춤이야말로 열락(悅樂)의 극치이며 가장 자연스럽고 완전한 형태의 기공이라고 할 수 있습니다. 중국 기공이나 인도 요가가 감히 따라오지 못하는 신비로운 힘이 아리랑 속에 감추어져 있습니다.

　깊은 삼매에 들어 아리랑을 부르면 절로 어깨춤이 덩실덩실 나오고 온몸에 리듬과 전율이 폭발합니다. 이 환희의 힘에 의해 주위에 있는 모든 악한 영들이 봄눈 녹듯이 녹아 버리는 겁니다. 깨달음을 얻었을 때 기쁨은 감히 말로 표현할 수 없고 상상도 할 수 없습니다. 깨달음을 얻기 위해서는 기꺼이 목숨을 걸 만한 것입니다. 아리랑을 부르며 흥에 겨워 춤을 추다 보면 손끝에서 전율이 느껴집니다.

의식이 지니고 있는 힘은 대단합니다. 대개 사람은 무의식적으로 살거나 올바른 자기의식을 확립하지 못하고 살기 때문에 늘 귀신이나 영들한테 찌들어 살기 마련입니다.

귀신 세계의 참모습

귀신 세계, 영의 세계는 우리와 늘 같이 있는데도 사람들 대부분은 그 세계를 볼 수도 없고 그 세계가 어떤 것인지도 모르고 지냅니다. 귀신은 여러 가지 형태로 존재합니다. 형상이 있는 것도 있고 형상이 없는 것도 있는데 대개는 형상이 없습니다. 무아경 상태에서 삼매에 들어가면 귀신 세계를 정확하게 볼 수 있습니다. 유체이탈을 하거나 영계로 들어가 보면 귀신 세계를 자세히 알 수 있는 것입니다.

귀신은 곧 눈에 보이지 않는 에너지체입니다. 에너지는 곧 물질이죠. 물질은 어떤 형태로든 형상이 있습니다. 귀신은 형상이 없다고 하는데, 이것은 귀신이 보통 사람 눈에 보이지 않는다는 뜻이지 형상이 없다는 뜻은 아닙니다. 모든 에너지는 의식이 있고 존재 목적이 있습니다. 그러므로 귀신이든지 영이든지 존재하는 모든 것은 목적이 있고 이유가 있습니다. 문제는 귀신이라는 이 에너지체가 어떤 목적을 갖고 있는가, 곧 선한 마음을 갖고 있는가, 악한 마음을 갖고 있는가가 문제입니다. 악신이냐 선신이냐는 바로 이 목적의 차이입니다. 영들은 선과 악의 양면성을 지니고 있습니다.

모든 사람한테는 보호 신이 늘 주위에 붙어 다닙니다. 선한 마음을 지니고 선한 일을 하면 선한 의식이 마음에 채워지고, 악한 마음을 갖고 악한 일을 하면 악한 의식이 마음에 채워지는 것입니다. 마음은 비어 있는 무대와 같아서 선으로 인도하는 연극이 공연될 수도 있고 악의 구렁으로 빠지게 하는 연극이 공연될 수도 있습니다. 우리 마음이 악한 마음으로 채워지고 있을 때는 악한 신이 힘을 더해 주고, 우리 마음에서 선한 의식이 싹트고 있을 때는 선한 보호령이 힘을 더해 주는 것입니다. 사람 주위에 존재하는 보호령을 흔히 오로라라고도 하지요.

살인이나 범죄는 인간 의식에서 악한 마음이 싹터서 차츰 격앙될 때 악한 영의 힘이 보태져서 일어납니다. 살인, 방화, 폭동 같은 악의 물결은 악한 인간 의식의 주파수와 악한 신이 하나로 연결되었을 때 생깁니다. 사람이 악을 행하면 악한 신의 영감을 받고 선을 행하면 선한 신의 영감을 받는 것입니다. 끼리끼리 모인다는 속담대로 선한 의지를 가진 사람한테는 선한 신들이 호위하고 악한 의지를 지닌 사람한테는 악한 신들이 따라다니는 것입니다.

예술적인 영감 같은 것도 인간의 고양된 의식이 차원 높은 신과 순간적으로 교감할 때 비로소 위대한 예술 작품으로 탄생하는 것입니다. 사람 주위에는 온갖 부류의 신들이 있습니다. 그 사람 주위에 선하고 긍정적인 신들이 있으면 그 사람을 둘러싼 오로라가 밝고 아름답지만, 악한 영으로 둘러싸여 있으면 오로라가 어둡고 탁합니다.

자살 충동이나 우울증 같은 것도 보호령이 보호 능력을 상실했을 때 나타나는 현상입니다. 곧 외부의 다른 신이 보호령인 울타리를 넘어 침입했을 때 나타나는 것이지요. 외부의 다른 신이란 악한 목적을 가진 신, 곧 무언가 원한이 있거나 한을 품은 신입니다. 깊은 원한이 있는 귀신은 보호령이 막아내기 어렵습니다.

악한 신들은 인간 의식, 곧 에너지가 약해졌을 때 에너지 통로로 침투합니다. 백회나 장심, 용천혈을 통해 들어오는 것이지요. 이 부분이 사람 몸

의식이 지니고 있는 힘은 대단합니다. 대개 사람은 무의식적으로 살거나 올바른 자기의식을 확립하지 못하고 살기 때문에 늘 귀신이나 영들한테 찌들어 살기 마련입니다.

귀신 세계의 참모습

귀신 세계, 영의 세계는 우리와 늘 같이 있는데도 사람들 대부분은 그 세계를 볼 수도 없고 그 세계가 어떤 것인지도 모르고 지냅니다. 귀신은 여러 가지 형태로 존재합니다. 형상이 있는 것도 있고 형상이 없는 것도 있는데 대개는 형상이 없습니다. 무아경 상태에서 삼매에 들어가면 귀신 세계를 정확하게 볼 수 있습니다. 유체이탈을 하거나 영계로 들어가 보면 귀신 세계를 자세히 알 수 있는 것입니다.

귀신은 곧 눈에 보이지 않는 에너지체입니다. 에너지는 곧 물질이죠. 물질은 어떤 형태로든 형상이 있습니다. 귀신은 형상이 없다고 하는데, 이것은 귀신이 보통 사람 눈에 보이지 않는다는 뜻이지 형상이 없다는 뜻은 아닙니다. 모든 에너지는 의식이 있고 존재 목적이 있습니다. 그러므로 귀신이든지 영이든지 존재하는 모든 것은 목적이 있고 이유가 있습니다. 문제는 귀신이라는 이 에너지체가 어떤 목적을 갖고 있는가, 곧 선한 마음을 갖고 있는가, 악한 마음을 갖고 있는가가 문제입니다. 악신이냐 선신이냐는 바로 이 목적의 차이입니다. 영들은 선과 악의 양면성을 지니고 있습니다.

모든 사람한테는 보호 신이 늘 주위에 붙어 다닙니다. 선한 마음을 지니고 선한 일을 하면 선한 의식이 마음에 채워지고, 악한 마음을 갖고 악한 일을 하면 악한 의식이 마음에 채워지는 것입니다. 마음은 비어 있는 무대와 같아서 선으로 인도하는 연극이 공연될 수도 있고 악의 구렁으로 빠지게 하는 연극이 공연될 수도 있습니다. 우리 마음이 악한 마음으로 채워지고 있을 때는 악한 신이 힘을 더해 주고, 우리 마음에서 선한 의식이 싹트고 있을 때는 선한 보호령이 힘을 더해 주는 것입니다. 사람 주위에 존재하는 보호령을 흔히 오로라라고도 하지요.

살인이나 범죄는 인간 의식에서 악한 마음이 싹터서 차츰 격앙될 때 악한 영의 힘이 보태져서 일어납니다. 살인, 방화, 폭동 같은 악의 물결은 악한 인간 의식의 주파수와 악한 신이 하나로 연결되었을 때 생깁니다. 사람이 악을 행하면 악한 신의 영감을 받고 선을 행하면 선한 신의 영감을 받는 것입니다. 끼리끼리 모인다는 속담대로 선한 의지를 가진 사람한테는 선한 신들이 호위하고 악한 의지를 지닌 사람한테는 악한 신들이 따라다니는 것입니다.

예술적인 영감 같은 것도 인간의 고양된 의식이 차원 높은 신과 순간적으로 교감할 때 비로소 위대한 예술 작품으로 탄생하는 것입니다. 사람 주위에는 온갖 부류의 신들이 있습니다. 그 사람 주위에 선하고 긍정적인 신들이 있으면 그 사람을 둘러싼 오로라가 밝고 아름답지만, 악한 영으로 둘러싸여 있으면 오로라가 어둡고 탁합니다.

자살 충동이나 우울증 같은 것도 보호령이 보호 능력을 상실했을 때 나타나는 현상입니다. 곧 외부의 다른 신이 보호령인 울타리를 넘어 침입했을 때 나타나는 것이지요. 외부의 다른 신이란 악한 목적을 가진 신, 곧 무언가 원한이 있거나 한을 품은 신입니다. 깊은 원한이 있는 귀신은 보호령이 막아내기 어렵습니다.

악한 신들은 인간 의식, 곧 에너지가 약해졌을 때 에너지 통로로 침투합니다. 백회나 장심, 용천혈을 통해 들어오는 것이지요. 이 부분이 사람 몸

중에서 가장 나약한 부위입니다.

사람 몸과 마음에는 고유의 떨림인 진동 또는 주파수가 있습니다. 이 주파수는 어떤 존재든지 간에 각기 다릅니다. 그런데 이 에너지 주파수가 나약해져서 그 수준에 맞는 영의 주파수와 일치되었을 때, 그 영이 몸에 들어와 인간의 에너지를 흡수해 자기 파장을 넓혀 가는 것입니다. 그렇게 되면 이 못된 귀신이 머물고 있는 몸 세포는 차츰 정해진 원리와 궤도를 이탈해 미치거나 병든 세포가 됩니다. 미친 아들이 부모를 죽이듯이 미친 세포는 몸을 망가뜨립니다. 암이라는 것은 이처럼 세포가 돌연히 미쳐 무한정 증식하는 병이 아닙니까? 오장육부 질병에는 이처럼 못된 귀신이 침투해 생기는 것이 많습니다. 암이라든가 간경화증, 당뇨병, 간질, 정신병 같은 고약한 병은 대개 이런 이유 때문에 생기는 경우가 많습니다.

술을 많이 먹어서 간경화증이 왔다면 대개 사람들은 술을 마셔서 간세포가 망가진 것으로만 생각합니다. 그러나 자세히 따져 보면, 술을 많이 마셔서 약해진 의식의 한 부분으로 악한 영이 들어와서는 간을 점령해 일으킨 것입니다. 병은 바깥에서 오는 것이 아니라 마음으로 짓는 것이 더 많습니다.

내장에 생긴 온갖 병은 나쁜 행위로 인한 것이며, 신경통이나 관절염 같은 것은 나쁜 마음으로 인한 것이고, 시각장애인이나 청각장애인 같은 것은 눈과 귀의 잘못으로 인한 병입니다. 이 세상 모든 삶은 전생과 연관이 있습니다. 전생에 살생을 많이 했다면 현재 세상에서 절름발이나 소아마비 환자로 태어날 수 있는 것입니다.

그러나 우리는 육신이 어떤 처지에 있든지 간에 이 세상에 태어난 것을 기뻐하고 감사해야 합니다. 전생의 업보로 말미암아 아무리 고통스러운 삶을 살고 있더라도 우리는 육신을 지니고 있다는 것만으로도 기뻐하고 감사해야 합니다. 남을 원망하고 자신의 처지를 한탄하는 것은 못난이들이나 하는 짓입니다.

도인 주위에서는 잡귀들이 스러져

현세에서 깊은 원한을 지니고 살거나 세상 물질, 색욕, 권세욕 등에 많이 집착하는 사람은 죽어서도 영의 세계에 가지 못하고 흔히 말하는 귀신이 되어 사람들 사이를 떠돌아다닙니다. 한이 많고 집착이 많은 사람은 죽어서 귀신이 되어도 자기가 죽었다는 사실을 알지 못합니다. 자기가 죽었다는 것을 의식하지 못하니 아무 곳에도 갈 수 없는 거지요.

귀신은 오래될수록, 나이를 먹을수록 주위에 있는 에너지를 흡수해 강한 힘을 지닙니다. 예전에 어떤 방에 들어갔더니 갑자기 악한 영이 달려들어 나를 꼼짝 못 하게 찍어 누르는데, 얼마나 힘이 셌던지 치열한 싸움을 한참이나 벌이고 나서야 간신히 물리칠 수 있었습니다. 악한 영들은 악한 영들끼리 한 무리로 뭉쳐서 엄청난 힘과 능력을 지니고 있습니다.

누구나 한두 번쯤 가위눌린 경험이 있을 겁니다. 가위눌리면 몇 분 동안 숨이 막히고 말도 할 수 없는데, 악령에 짓눌리는 경험이 이와 유사합니다. 귀신은 인간의 기운을 흡수하면 힘이 생깁니다. 사람 기운을 많이 흡수하면 어마어마한 힘이 생기는 것이지요. 정신병자 가운데는 다섯이나 열 사람이 달라붙어도 붙잡지 못할 만큼 힘센 사람도 있지 않습니까. 정신분열이나 간질은 귀신 장난으로 인한 것이 많습니다.

귀신은 각기 독립된 하나의 의식체입니다. 우주 공간에는 헤아릴 수 없을 만큼 많은 의식이 존재합니다. 그리고 이 세상 어디에도 존재합니다. 사람 몸은 뼈와 살로 가득 차 있어서 다른 물질이나 의식이 들어올 수 없는 것 같지만, 사실은 그렇지 않습니다. 사람 몸속에도 실로 무한한 공간이 있습니다. 사람이라는 개체는 하나하나의 세포 분자로 이루어져 있고, 분자는 원자로 이루어져 있으며, 원자는 수많은 전자로 이루어져 있으며, 전자와 전자 사이에는 엄청나게 무한한 공간이 있습니다. 실제로 사람 몸은 99퍼센트 이상이 공간입니다.

공간에는 수많은 의식 층이 있습니다. 그러나 이 의식은 각기 주파수가 다르고 파장이 달라 서로 충돌하지 않고 움직이는 것입니다. 귀신 세계도 인간 세계와 별로 다르지 않습니다. 집도 있고 음식도 있고 시장도 있습니다. 수행 중에 이런 일이 있었습니다. 아기 귀신 하나가 벽을 뚫고 고개를 내밀더니 저를 바라보더군요. 머리를 붙잡고 이놈이 어디에 있는가 하고 보니 시장 바닥에 앉아 있더군요. 살살 달래서 좋은 곳으로 보내려고 했더니 말을 듣지 않아서 대가리를 부수어 잡아먹어 버렸습니다.

귀신은 죽어서 비록 몸은 없지만 인간 의식이 갖고 있는 파장은 지니고 있습니다. 생명체이되 몸이 없는 것입니다. 이것이 귀신의 실상입니다. 귀신은 온 주위에 바글바글합니다. '고스트버스터즈'라는 영화처럼 정말 이 세계에는 귀신이 인간보다 훨씬 많습니다. 귀신 세계에 인간이 살고 있는 겁니다.

요즘 산속에서 혼자 수행하는 사람이 많습니다. 이 사람들 중에는 의식이 제대로 깨어 있지 않은 사람도 많습니다. 사람들은 산에서 수행하는 게 그렇게도 좋은지 무조건 산으로 들어갑니다. 그러나 깨어 있지 않은 상태에서 수행하면 악한 영, 곧 귀신 의식에 지배받기 쉽습니다. 수행하다 보면 백회가 열려 엄청나게 눈부신 빛이 몸으로 들어오는 듯한 느낌을 받는데, 이를 큰 능력이 오는 것으로 착각합니다. 그래서 산속에서 혼자 수행해 깨우침을 얻은 사람보다는 사악한 영의 지배를 받거나 자신의 내부에서 폭발하는 엄청난 에너지에 압도되어 폐인이 되는 경우가 더 많습니다.

무당이나 신접(神接)한 점쟁이들은 수준 낮고 하찮은 귀신한테 지배받는 것이지요. 귀신은 사람 의식을 정확하게 읽을 수 있으므로 그 사람 과거를 알 수 있습니다. 대개 무당이나 점쟁이는 지나간 일은 잘 맞추지만 다가올 일은 잘 맞추지 못합니다. 굿이나 푸닥거리는 저급한 신을 달래기 위한 의식일 뿐입니다. 무당들이 산에 가 기도하는 것도 바로 수준 낮은 귀신들한테 힘을 얻기 위한 것입니다. 저급한 귀신들이 지니고 있는 주파수에 자신의 주파수를 일치시키려고 하는 행위이지요.

저는 주변에 있는 귀신, 곧 악한 에너지체를 흡수해서는 그 귀신이 가진 나쁜 의식을 선한 의식으로 바꾸어 놓거나 잡아먹어서 양식으로 삼습니다. 귀신을 잡아먹어서 없애는 것이지요. 수행을 많이 한 도인이 한곳에 오래 머물러 있으면 그 근처에 있는 모든 잡신은 도인이 지닌 선한 의식에 감화하거나 정화되어 악한 의식을 버리고 선한 의식을 지니게 됩니다. 도인이 머무는 곳 주변에는 태양이 어둠을 내쫓듯이 모든 삿된 기운이 물러가고, 그 주위가 선한 영향력으로 가득 차게 됩니다.

귀신을 내쫓는 전문가

그는 귀신을 내쫓는 전문가다. 어떤 귀신이든지 내쫓을 능력을 지녔다. 아무리 능력이 센 무당도 그 앞에서는 신통력을 발휘하지 못한다. 그는 귀신을 잡아먹어 영의 양식으로 삼는 사람이다.

또 그는 귀신 들려 생긴 온갖 질병을 치료한다. 정신병이나 간질은 귀신 장난으로 인한 것이 많다. 암이나 간경화증, 관절염 같은 것도 마찬가지다. 인간 몸으로 들어가는 귀신은 본질적으로 악한 귀신이다. 귀신은 귀신 세계에서 살아야 하며 결코 사람 영역에 침범해서는 안 된다. 사람 몸으로 들어오려고 하는 귀신은 무언가 한을 품고 있거나 악한 뜻을 품고 있는 귀신이다. 선한 뜻을 지니고 있는 귀신은 사람 몸으로 들어와 사람 몸의 주인이 되려고 할 리가 없다.

그는 귀신을 내쫓기 위해 무당이나 주술사처럼 푸닥거리 같은 짓은 하지 않는다. 다만 고도로 정화되고 단련된, 순수한 의식의 힘으로 귀신을 내쫓을 뿐이다.

석가모니나 예수 그리스도는 한두 마디 말이나 몸에 손을 대는 것만으로 귀신을 내쫓을 수 있었지만, 그는 아직 그런 능력은 없다. 귀신을 떼어 내려면 그와 하루나 이틀 밤을 같이 지내야 한다. 그는 환자와 나란히 누운 다음 유체이탈을 하거나 의식을 몸 밖으로 빼내 상대방 몸으로 들어가서는, 그 속에서 주인 노릇을 하고 있는 귀신을 쫓아낸다.

귀신은 육체가 없다. 그러므로 육신으로 느낄 수 있는 감각이나 감정을 느낄 수 없다. 그리고 귀신은 비참하기 이를 데 없는 존재이다. 한번 사람 몸으로 들어가면 결코 나가려 하지 않는 것이다. 그는 처음에는 귀신한테 좋은 말로 타이르거나 선한 의식을 지니도록 구슬려 영의 세계로 인도한다. 그러나 그렇게 해서 말을 듣는 귀신은 별로 없다. 귀신 대부분은 아무리 타일러도 말을 듣지 않으며 결코 나가지 않겠다고 버틴다. 그러면 귀신과 한바탕 싸움을 벌일 수밖에 없다. 결국 귀신을 두들겨 패서 잡아먹어 자신의 에너지로 삼는다.

한두 개체 귀신이 사람 몸 안으로 들어가 있는 경우도 있지만 수천수만 개체 귀신이 제일 힘센 귀신을 중심으로 덩어리처럼 한데 뭉쳐 있는 경우도 있다. 제일 바깥쪽에는 하루살이처럼 별 힘이 없는 귀신이 붙어 있고 안쪽으로 갈수록 힘센 귀신이 붙어 있다. 제일 한가운데는 대장 귀신이 붙어 있는데, 이 대장 귀신은 엄청나게 나이가 많고 교활하며 힘센 놈이다. 그는 이 귀신들 하나하나한테 법문으로 천도하고, 말을 듣지 않는 놈은 힘으로 눌러 잡아서는 꼭꼭 씹어 삼켜버린다. 귀신 중에는 상상도 할 수 없을 만큼 힘이 세서 잡아먹으려면 며칠 동안 치열한 싸움을 벌여야 할 때도 있다.

가끔 그는 치료받는 사람의 영을 불러내 자신의 육신이 누워 있는 모습을 위에서 내려다보게도 한다. 곧 유체이탈을 시켜준다. 귀신은 숙주가 되었던 몸에서 빠져나갈 때도 그냥 곱게 나가지 않는다. 엄청난 고통을 주거나 간질 발작 같은 것을 일으켜 놓고 빠져나간다. 그러므로 귀신을 내쫓기 위해 그한테 온 사람은 귀신이 쫓겨날 때 나타나는, 온몸의 뼈마디가 으스러지는 것 같은, 엄청난 정신적, 육체적 고통을 경험한다.

🦋 암, 간경화, 정신병, 간질을 고쳐

그에게 치료받으면 몸과 마음이 모두 정화된다. 병이 있거나 탈이 난 부위가 몹시 아프고, 어떤 설명할 수 없는 힘이 장심이나 용천혈을 통해 들어와 몸속으로 흐르는 듯한 느낌이 들고, 몸에서 화끈화끈 열이 나기도 하며, 온몸에 전류가 흐르는 듯한 느낌이 들기도 한다. 치료하는 사람 능력이 치료받는 사람 몸 구석구석까지 들어가 막힌 기혈을 찾아내 뚫어 주고, 종양이나 염증이 있는 부위를 찾아내 고쳐주는 것이다.

귀신을 쫓아 버리고 나면 그 사람은 큰 병을 앓고 난 사람처럼 몹시 쇠약해진다. 이럴 때는 몸에 영양을 충분히 보충해야 한다. 좋은 약과 정결한 음식으로 영양을 보충하고, 쫓겨난 귀신이 다시 들어오지 못하도록 늘 마음을 선하고 깨끗하게 갖도록 노력해야 한다. 귀신은 육신의 주인인 사람이 허락하지 않으면 결코 몸속으로 들어올 수 없는 존재다. 마음이 악한 것에 이끌리지 않도록 주의를 게을리하지 말아야 한다.

그의 치료를 받고 나면 대개 삶에 대한 자세가 바뀐다. 마음이 맑고 편안해지며, 사고가 건전하고 긍정적으로 바뀌며, 모든 일에 자신감과 확신을 가진다. 또 그는 귀신을 내쫓을 뿐만 아니라 온갖 질병도 치료한다. 간경화증, 암, 오적육취, 디스크, 정신병, 간질 등 갖가지 난치병을 고친 사례가 적지 않다. 원인도 알 수 없고, 치료법도 알 수 없으며, 그래서 수십 년 앓은 병이 몇 번 그를 만나는 동안 나아버린 예가 많다.

그가 제일 싫어하는 것은 담배다. 담배를 피우는 사람은 치료를 거절한다. 환자를 치료하려면 그의 의식이 환자 몸으로 들어가 몸 안에 있는 독을 모두 제거해야 하는데, 온갖 독물 중에서 니코틴이 제일 분해하기 어렵고, 또 힘이 들기 때문이다. 담배를 끊지 못하는 사람이 그한테 치료받으면 담배를 끊게 된다. 대신 그는 환자 몸에서 흡수한 니코틴을 처리하느라 며칠 동안 애를 먹는다. 담배는 세상에서 가장 해로운 물질이라며 그는 힘주어 말한다. 담배를 피우는 사람이 꼭 치료받고 싶으면 담배를 끊고 가야 한다.

미륵산 기슭에 기대 있는 그 수도처에는 육신과 마음의 병으로 고통받는 사람이 거의 날마다 찾아온다. 그는 찾아오는 환자한테 온 정성을 다해 치료하고 보살핀다. 남부러울 것 없이 사는 사람보다는 가난하고 불쌍한 환자들이 더 많다.

그는 은자(隱者)다. 자신을 바깥에 드러내려 하지도 않고, 사람이 찾아오는 것을 좋아하지도 않는다. 그러나 울창한 대숲과 소나무 몇 그루가 서 있는 그 수도처에는 수행에 관심이 있거나 몸이 아픈 사람의 발길이 끊이지 않는다. 수행에 방해가 된다는 이유로 어지간해서는 사람을 만나지 않지만, 간혹 마음이 맞는 사람이 찾아오면 밤을 새우며 이야기꽃을 피운다. 꽃밭을 돌보듯 마음밭을 가꾸면서, 샘물처럼 솟아나는 즐거움 속에서, 그는 한가롭고도 치열한 도인의 삶을 살고 있다.

11
노재천

죽을병에서 살아나 교선건강법 창안

"병은 누가 뭐라고 해도 자기 자신이 만드는 거여. 자기가 만든 병은 자기가 고쳐야지. 남이 고쳐줄 수 없어. 자기 병도 못 고치는 의사가 남의 병을 고친다는 건 말도 안 되는 거짓말이라. 내 건강법으로 수련하면 누구든지 자기 병 고칠 수 있어."

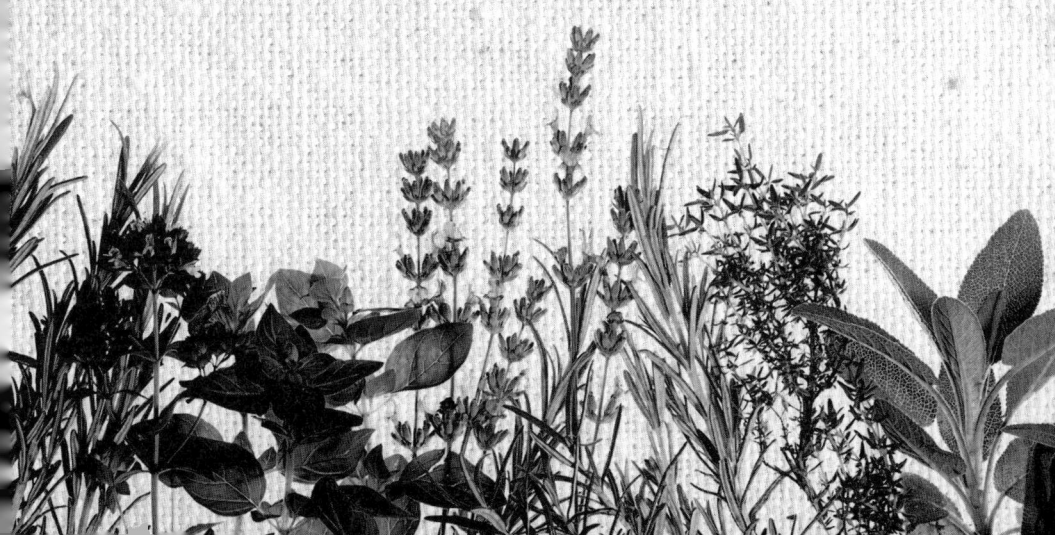

신선이란 늙지 않고 병들지 않으며 죽지 않는 사람을 가리키는 말이다. 인류가 시작된 이래 수많은 사람이 늙지 않고 죽지 않는 신선이 되기를 꿈꾸었지만, 그 꿈을 이뤘다고 명백하게 증명된 사람은 단 하나도 없다. 과연 사람은 신선이 되는 것은 불가능한 일일까?

그런데 여기 신선이 되는 법을 찾아냈다고 주장하는 사람이 있다. 교선(教仙) 노재천(盧載天) 옹, 그는 자신이 창안한 기이한 운동법을 누구든지 열심히 실천하면 신선의 경지에 이를 수 있다고 주장한다. 교선이란 그의 호로 '신선이 되는 법을 가르친다'는 뜻으로 자신이 지은 것이다.

'교선건강법'이라 이름 붙인 노재천 옹 건강법은 배꼽을 중심으로 하는 여러 가지 운동법이다. 누구든지 쉽게 할 수 있는 운동법으로 대개 누워서 손과 발, 허리, 목 등을 움직인다. 그는 얼핏 보기에 허무맹랑해 보이는 이 이상한 운동법을 열심히 실천하기만 하면 누구든지 몸이 무쇠처럼 튼튼해져서 정력이 놀랄 만큼 좋아지고, 어떤 병이든지 다 나으며, 정신적인 능력도 높아져서 거의 신선과 같은 경지에 다다를 수 있다고 자신만만하게 주장한다. 과연 그가 창안한 건강법은 만병통치의 신선 건강법인가?

교선건강법은 실천하기 어렵지 않지만 그 원리는 상당히 난해하다. 간단한 신체적 운동을 통해 몸 안의 기를 잘 유통하면 완전한 건강을 이룬다는 것이 그 원리이기는 하나 그것을 노재천 옹 자신도 제대로 설명하지 못했다.

"지구의 모든 변화가 기(氣, 공기), 온(溫, 햇빛), 수(水, 물)의 조화로 이루어지는 것과 마찬가지로 인간의 육신도 기(호흡과 기운), 온(온도), 수(혈액)의 조화로 생명이 유지되는 법이여. 이 기, 온, 수가 생명을 유지하는 3대 요소라고 할 수 있는데, 이 세 가지가 잘 보존되고 유통되면 건강하게 살고, 이 중에 하나라도 유통이 안 되면 병들어 죽는 거여. 기가 잘 유통되면 온, 수가 제대로 보존되고, 기가 한곳에서 막히면 체온에 이상이 오고 어딘가 아프고 쑤시는 병이 오게 돼 있어. 내 건강법은 바로 기가 잘 유통되도록 하는 운동법이여."

노재천 옹에 따르면, 모든 체온을 가진 동물은 배꼽을 중심으로 신장의 수기는 위쪽으로 올라가고, 심장의 화기는 아래쪽으로 내려오는, 이른바 수승화강(水昇火降)이 제대로 이루어져야 무병장수할 수 있다는 것이다.

"사람이 늙는 것은 기, 온, 수가 차단되었기 때문에 그런 거여. 먼저 기가 차단되면 피가 굳고 체온도 막혀버려. 그러니까 세포가 노화할 수밖에 없지. 기, 온, 수를 잘 조절하면 안 늙고 안 죽을 수가 있어요. 내 운동법을 열심히 실천하면 전신이 좋아져요. 안경 쓰던 사람은 눈이 좋아져서 안경을 던져버리고, 늙은이도 양기가 좋아져서 젊은이 못지않게 돼요. 기운이 잘 유통되면 소화흡수 기능이 좋아져서 만병이 다 물러가게 돼 있어요."

그는 모든 질병은 오장육부의 기능이 잘못되어 발생한다고 본다. 그러나 장기 그 자체가 잘못되어 병이 생기는 일은 거의 없고, 다만 그 장기로 통하는 기가 막혀서 피가 잘 통하지 못하고, 온도도 잘 전달되지 못해 장부 기능에 이상이 생긴다는 것이다. 그러므로 교선건강법으로 수련하면 기가 발바닥에서부터 피부를 타고 차츰 올라가고, 체온은 내려가면서 열을 몸속으로 몰아넣어 오장육부 온도가 정상적으로 되면, 장기 기능이 튼튼해지고 몸도 전체적으로 튼튼해진다는 것이다.

"오장육부가 건강하면 그 사람은 건강한 사람이여. 그런데 요즘은 오장육부가 제대로 조화를 이룬 사람을 보기가 힘들어. 기가 통하고 수가 통하면서 온도가 정상적으로 돼야 내장 기능이 정상적으로 되는 건데, 그런 사람은 소화 기능이 좋아져서 발효 똥을 누게 돼 있어. 발효 똥은 냄새가 별로 없고 그냥 한 덩어리로 쑥 빠져나오는 거여. 똥을 눠도 항문에 묻지 않으니까 휴지가 필요 없는 사람이 제대로 건강한 사람이여. 또 똥을 하루에 두 번 이상 눠야 건강한 사람이라. 만약 한 번밖에 안 눈다면 이미 그 사람은 병들어 있어. 세상에 변비보다 더 나쁜 것이 없어요. 변비 심하면 노인들은 바로 중풍이 와. 사람이 늙으면 결국 똥오줌 못 눠서 죽는 거여. 발효 똥 누고 오줌을 한 번에 2홉 이상은 눠야 오장육부가 제대로 조화를 이룬 사람이여."

교선건강법은 다른 운동법과는 달리 열심히 수련해도 땀이 나지 않는 것이 특징이다. 또 숨이 차지 않으므로 폐와 심장에 무리가 가지 않는 특징도 있다.

"내 운동법은 누워서 하는 거여. 그러니 에너지 소모가 제일 적지. 뛰는 것보다는 걷는 것이 더 편하고 걷는 것보다는 앉는 것이, 앉는 것보다는 눕는 것이 제일 편해. 나는 조깅 열심히 하는 사람이 무병장수한다고는 안 봐요. 뛰면 아무래도 심장에 탈이 생기게 되어 있어요. 보통 운동은 열을 밖으로 발산하기 때문에 호흡이 가빠지고 피로를 느끼며 힘이 쭉 빠져버려. 그러나 내 운동법은 그 반대라. 열이 몸 안으로 들어가서 에너지가 축적돼요. 그래서 호흡이 가쁜 일도 없고 힘이 나면서 몸이 가벼워지는 거라. 또 수련하는 동안 몸 안에 있던 노폐물이 다 밖으로 빠져나가기 때문에 피부가 깨끗하고 부드러워져요. 이 운동 열심히 하면 반드시 피부가 맑아지고 키도 커지며 성기 머리도 굵어져요. 백 살 먹은 사람이라도 반드시 키가 1밀리라도 더 자라요."

교선건강법은 기공이나 요가, 단전호흡 등 다른 수련법과 닮은 데가 없다. 노재천 옹이 혼자 창안해낸 것이기 때문에 그 방법이나 원리가 체계적으로 정리되어 있지도 않다. 그러나 누구라도 수련하기만 하면 빠르고 확실한 효력을 볼 수 있다고 주장한다. 10일 동안 수련하면 얼굴이 맑아지고 기미, 여드름이 없어지고 만성 두통, 치통, 소화불량, 불면증, 허리디스크 같은 병이 낫고, 20일 동안 수련하면 피부가 곱고 윤택해질 뿐만 아니라 비만증인 사람은 살이 4~7킬로그램쯤 빠지고 고혈압, 저혈압, 신경쇠약, 노이로제 등이 낫는다. 한 달 동안 수련하면 얼굴 잔주름이 펴지고 기미가 없어지며 초기 당뇨병, 치질 등이 낫고 정력이 놀랄 만큼 좋아지고,

3개월 이상 수련하면 늘 기해와 단전혈 부위에 시원한 기분을 느낄 수 있고, 온몸이 가벼워지고 정신이 맑아지며 마음이 행복해져서 신선이 된 듯한 경지를 느낄 수 있다는 것이다. 과연 이 말이 모두 사실이라면, 세계에서 유래를 찾아보기 어려운 희한한 건강법이라 할 만하다.

그렇다면 이 희한한 운동법이 어떤 것인지를 구체적으로 알아보자. 이 건강법은 누워서 하는 간단한 운동이다. 열 가지 기본 운동법이 있는데, 그중 초보자가 할 수 있는 간단한 것은 다섯 가지쯤이다. 그 열 가지 운동법을 모두 소개하면, 첫째는 지기상달(地氣上達), 둘째는 온냉교구(溫冷交構), 셋째는 기육자동(氣六自動), 넷째는 명기유통(命氣流通), 다섯째는 천기하달(天氣下達), 여섯째는 기육수동(氣六手動), 일곱째는 명기수동(命氣手動), 여덟째는 정좌수동(正座手動), 아홉째는 육기회출(六氣回出), 그리고 마지막 열 번째는 주문진동(呪文振動)이다.

이제 이 열 가지 운동법 중에서 중요한 것 일곱 가지를 자세하게 설명하겠다.

지기상달; 교선건강법의 가장 기본이 되는 운동법이다. 반듯하게 누운 자세에서 발뒤축을 축으로 두 발을 흔들어 서로 부딪치는 동작을 되풀이한다. 발바닥에는 이름 그대로 기가 샘처럼 끊임없이 솟는 용천혈이 있다. 지기상달은 이 용천혈을 자극해 기를 발생시켜 다리를 타고 위로 올려 보내는 운동이다. 발바닥에서 생긴 지기가 다리를 타고 올라가기 시작하면 발바닥에서부터 시원한 기분이 느껴지고, 지기가 차츰 위로 올라와 배꼽을 지날 때는 배꼽 부분이 시원해진다. 명치를 지나면 명치 부분이 시원해지고, 머리까지 올라오면 코가 상쾌해지고 눈이 열리는 듯하며 이마가 시원해진다. 그러나 기운이 올라가다가 막히면 그 부분이 무겁고 답답함을 느낀다. 만약 머리 부위가 막혔으면 코가 맵고 눈이 아프다. 이 운동법은 불면증, 류머티즘성관절염, 무좀, 습진, 그 밖에 발과 다리의 모든 병에 특효가 있다.

온냉교구; 반듯하게 누운 자세에서 둥글고 긴 막대기를 두 손으로 잡고, 배꼽을 중심으로 아래위로 쓸기를 반복하는 운동이다. 배꼽 위에서는 열, 아래서는 냉이 발생하는데, 이 운동법은 배꼽 위의 열과 배꼽 아래의 냉을 서로 조화시켜 체온이 정상으로 분포되게 하면서, 지기상달로 아랫배까지 올라온 발 기운을 상체로 전달하는 운동이다. 이 운동은 지기상달과 병행해서 하되, 발바닥 기운이 배꼽까지 올라오지 않을 때에는 명치 밑에서 배꼽 아랫부분을 위주로 하고, 배꼽 위로 발바닥 기운이 올라왔을 때에는 명치 윗부분에 중심을 두고 한다. 이 운동법은 장무력증, 소화불량, 변비, 심장병에 특효가 있다.

기육자동; 반듯하게 누워서 무릎을 구부리고, 엉덩이를 들었다 놓기를 반복하는 운동이다. 옆으로 누워서 할 때는 한 손을 바닥에 대고 엉덩이를 들었다 놓기를 반복한다. 이 운동은 지기가 상승하다가 엉덩이 부위에 막혔을 때 풀어주는 방법이다. 이 운동법은 방광과 신장 질병에 효과가 있고 정력을 강하게 하는 효과도 있다.

명기유통; 반듯하게 누운 채 양 팔꿈치를 구부려 바닥에 대고, 몸을 위로 올렸다가 내려놓기를 반복해 등뼈, 어깨, 목뼈 부위에 진동을 주는 방법이다. 이 운동은 지기가 올라가다가 등 부분이 막혀 답답할 때 한다. 등 부위에 막혔던 것이 풀어지면 등과 가슴 부위가 날아갈 듯이 시원해진다. 이 운동을 할 때 머리 부분이 덥거나 어지러운 느낌이 들면 진동을 조금 약하게 해 머리 부분을 풀어주고 나서 다시 한다.

천기하달; 반듯하게 누워 목침을 베고, 머리를 좌우로 굴리는 운동이다. 목침을 옆으로 세우고 옆으로 누워 머리를 앞뒤로 굴리기도 한다. 좌우 교대로 해야 한다. 이 운동은 머리까지 올라온 지기를 다시 아래로 내려보내는 운동이다. 머리 부분이 막혀 기운이 잘 통하지 않으면 코가 맵고 머리가 무거우며 덥고 땀이 나며 눈에 아픈 증세가 나타난다. 이럴 때는 양손 엄지손가락으로 귀 윗부분을 누르고 나머지 손가락은 이마 부위를 감싸서 머리 꼭대기까지 세게 주무른다. 천기하달은 기억력을 좋게 하고 시력을 정상으로 회복시켜 주는 효과가 있다.

기육수동; 반듯하게 누워 양손을 모으고 배꼽을 중심으로 위아래로 쓸어주는 운동이다. 양손을 깍지 끼고 배꼽 밑에 대 지그시 배를 싸잡고 진동을 주는 방법도 있다. 이 운동은 배꼽 부위가 막힌 것을 푸는 방법으로 눕든지 앉든지 서든지, 어떤 자세에서나 할 수 있다. 초보자가 이 운동을 열심히 하면 효과가 매우 크다. 머리가 좋아지고 정신이 맑아지며 소화 기능이 좋아지는 등 효과가 크다.

명기수동; 반듯하게 누워 양손을 모으고 명치 위에서부터 목 아랫부분까지 위아래로 쓸어주는 방법이다. 가슴 부위가 막혔을 때 푸는 운동법으로 이 운동도 역시 눕거나 앉아서, 또는 선 자세로 할 수 있다. 가슴 부위에 막혔던 것이 뚫리면 호흡이 시원해지고 눈을 감으면 아지랑이 같은 것이 나타난다.

노재천 옹은 이런 여러 가지 운동법으로 인간의 몸을 거의 완벽하게 만들 수 있다고 장담한다. 내장, 혈액, 피부, 관절 등 온몸 세포가 건강하게 바뀌며, 마음까지도 평화와 기쁨을 얻고, 심지어는 정신적인 수준도 한결 높아져서 깨달음의 경지에 다다를 수 있다는 것이다.

"병은 누가 뭐라고 해도 자기 자신이 만드는 거여. 자기가 만든 병은 자기가 고쳐야지 남이 고쳐줄 수 없어. 자기 병도 못 고치는 의사가 남의 병을 고친다는 건 말도 안 되는 거짓말이라. 내 건강법으로 수련하면 누구든지 자기 병 고칠 수 있어."

🍃 난치병과 싸우면서 건강법 터득

노재천 옹이 특이한 건강법을 창안한 데는 그럴 만한 사연이 있다. 그는 죽음의 질병과 싸우면서 이 건강법을 창안해냈다. 노재천 옹은 충청남도 보령시 천북면 사람이다. 부유한 집안에서 여섯 형제 중 셋째로 태어난 그는, 젊은 시절 우연한 기회로 정치계에 발을 들여놓기도 했고, 또 방탕한 생활을 일삼기도 했다. 이시영 부통령 비서로 일하면서부터 정치인으로 성공해 볼 꿈을 꾸기도 했으나 여의치 않아 일찌감치 포기하고 주색잡기로 한심한 세월을 보냈다.

"종교도 이것저것 다 심취해 보았지요. 동서양의 여러 가지 철학에도 탐닉해 보았지만 어느 것이나 웬만큼 알고 나면 더 이상 마음이 받아들이지 않았습니다. 그때부터 세상에 대한 회의와 방랑과 방탕이 시작되었습니다. 인생의 뿌리가 흔들리니 생활이 방탕하고 비참할 수밖에 없더군요. 10년 이상을 미친놈처럼 세상을 살았습니다."

오랜 방황과 방탕한 생활 끝에 남은 것은 망가진 육신뿐이었다. 폐결핵에다 위궤양, 대장염까지 겹쳐 배에 복수가 차서 남산만큼 부어올랐고, 숨쉬기조차 어렵게 되었다. 병원에서는 살아날 가망이 없다며 받아주지도 않았다. 좌절해서 병원을 나와 무작정 거리를 걷다가 종로5가 지하도에서 갑자기 피를 토하며 쓰러졌다. 들것에 실려 집으로 돌아온 그는 죽음을 맞이하기 위해 조용히 주변을 정리하고 고향인 충남 보령으로 내려갔다. 배는 복수가 차서 엄청나게 부어올랐고, 폐도 엉망이 되어 10초마다 가쁜 숨을 몰아쉬어야 했으며, 손발만 겨우 움직일 뿐 다른 곳은 마비되어 거의 식물인간이나 다름없는 상태였다. 온몸이 쑤시고 아픈데다가 몸은 쇠약해질 대로 쇠약해져 목숨이 붙어 있는 것이 오히려 이상했다.

죽을 날만을 기다리며 누워 있던 그가 할 수 있는 일은 발가락을 겨우 움직이는 것뿐이었다. 관절이 쑤셔 견딜 수 없었고, 가만히 있으니 더 아픈 것 같아 발을 한 번 흔들어보았다. 한 번 흔들어보니 잘 되지를 않아 잘 흔들릴 때까지 반복해서 흔들어보았다. 이상하게도 발을 계속 흔들다 보니 발이 시원해지는 것 같았고, 누워서 달리 할 일도 없던 터라 열심히 발을 흔드는 연습을 했다.

　발을 흔드는 이 간단한 운동이 그리 쉽지는 않았다. 허벅지가 뻣뻣해지고 허리도 뒤틀려 몹시 아팠다. 이왕에 죽을 목숨 이까짓 다리 흔드는 운동조차 못 한다면 어디 살아 있는 목숨이라고 할 수 있겠나 하는 오기가 생겨 다리가 끊어질 만큼 아파도 운동을 계속했다. 그렇게 다리 흔드는 운동을 계속했더니, 이상하게도 다리가 시원해지고 몸은 마비가 풀리는 듯했으며 머리도 맑아지고 잠도 잘 왔다. 차츰 단련되자 10분에 1,000~1,500번 정도로 발이 보이지 않을 만큼 빨리할 수 있었는데, 그때쯤부터 이상한 쾌감이 몸에 느껴졌다.

　발바닥으로부터 묘한 기운이 올라와 온몸으로 퍼져 나가자 온몸이 시원하고 마음도 편안해졌다. 교선건강법 첫째 방법인 지기상달은 이렇게 해서 만들어진 것이다. 발바닥을 맞부딪치게 하는 이 간단한 운동을 열심히 한 결과 몸은 마비가 점차 풀리고 위궤양과 대장염도 나아져서 음식을 먹을 수 있게 되었으며 6개월 뒤에는 건강을 거의 회복했다. 죽으려고 고향에 내려갔던 사람이 거짓말처럼 나아버린 것이다. 이는 과학으로 그 원리를 설명할 수 없는 기적과 같은 일이었다. 그 뒤로 7년 동안 나름대로 건강법을 연구해 지금의 열 가지 운동법을 만들어 냈고, 그것을 많은 사람에게 가르쳤다.

"나한테 배운 건강법을 실천해서 죽을병 고친 사람, 몸이 더 건강해진 사람, 정력이 변강쇠처럼 세진 사람은 무수히 많아. 이걸 해본 사람은 다 믿는데, 다들 해보지 않고 그깟 운동으로 병이 나을 리 없다면서 무시해 버려. 이거 누구든지 하기만 하면 제 병을 고치는 건데 안 하니까 문제여."

그는 자신의 건강법을 널리 알리기 위해 1988년에는 한국일보사 강당에서 교선건강법 강연회를 개최해 일반인의 관심을 끌기도 했고, 몸이 아픈 사람에게는 자신의 건강법을 가르쳐 수천 명의 병자를 고친 신통한 의사로 소문나기도 했다. 그러나 한편으로는 사촌 동생이 그가 혹세무민한다고 경찰에 고발해 얼마간 감옥살이를 한 적도 있다.

"이거 한다고 미친놈 취급받은 게 한두 번이 아녀. 그러나 내가 이 운동법으로 죽을병에서 살아난 건 틀림없는 사실이여. 내 운동법은 가장 짧은 시간에 가장 확실한 효과를 내는 운동법이여. 몸이 완벽하면 그게 신선이고 도통한 거 아닌가. 이거 실제로 해보면 몸도 바뀌고 마음도 바뀌어서 신선의 경지를 느낄 수 있게 되는 거여."

노재천 옹은 나이가 일흔한 살이다. 그런데도 스무 살쯤은 더 젊게 보여 건강한 50대로 보인다. 흰머리 하나 생기지 않았고 기력도 30대 젊은이에 못지않다. 이웃 사람들은 10년 전이나 지금이나 달라진 것이 없고, 오히려 더 젊어진 것 같다고 얘기한다. 교선건강법이 정말로 효과가 있는 것임을 스스로 증명하고 있는 셈이다.

"질병은 대개 욕심, 고집, 못된 성질 같은 것 때문에 생기는 거여. 남한테 지지 않으려고 하고, 남 잘되는 거 못 보는 사람, 이런 사람들 마음 고치게 하려고 육신이 고통당하는 거여. 못된 생각만 고치면 병 같은 건 저절로 없어지는데, 다들 제 심보 하나 못 고치고 죽어. 생각을 고쳐서 행동이 바뀌고 습관이 바뀌면 어떤 병이든지 다 나아요. 이 운동 열심히 해 봐. 안 낫는 병이 있나. 욕심으로 엉킨 몸을 운동으로 풀어주면 마음도 안정되고 생각, 말, 행동이 다 바뀌어요. 이 운동을 하루만 열심히 하면 무아지경의 상태가 와. 온몸이 공중에 붕 뜨는 것 같은 황홀경의 상태가 오는데, 그 기쁨을 말로 표현할 수가 없어. 그래서 '아이고, 행복해. 아이고, 행복해.' 하고 혼자 중얼거리며 누워 있곤 하는데, 그러면 보는 사람마다 미쳤다고 해."

그는 서울 동대문구 용두동에 '교선건강법연구회'라는 간판을 걸고 찾아오는 사람에게 '신선이 되는 운동법'을 가르치고 있다. 그의 건강법을 실천해서 난치병을 고친 사람이나 건강을 회복한 사람이 이 모임 회원인데, 그 숫자가 2천 명이 넘는다. 회원들은 언제라도 편리한 시간에 나와서 한두 시간 운동하고, 또 지도도 받을 수 있다. 회원이 되려면 가입비를 내야 한다.

"이 좋은 건강법을 널리 알리는 게 내 꿈이여. 앞으로 폐교된 학교 같은 거 하나 빌려서 퇴직 공무원 같은 사람 6개월쯤 훈련시켜 내보내 이 운동법을 널리 보급할 생각이여. 관심 있는 젊은 사람한테도 많이 가르칠 생각이고. 이 운동은 온 국민이 무병장수할 수 있는 운동이여."

과연 그의 건강법은 만병을 통치하고 신선의 경지에 다다르게 하는, 지금껏 유례가 없는 최고의 건강법인가.

12
김기현

얼굴 없는 명의

"사회과에 다닌다고 하니까 그럼 철학에 관해 얘기하자고 해요. 그래서 그분과 철학에 관해 토론하게 됐는데, 그분 말씀이 구라파 철학은 모두 개똥철학이다. 동양철학이야말로 만고불변의 진리다, 라고 그래요. 그때 서양철학에 심취해 있던 나는 그분 말씀에 상당한 충격을 받았지요."

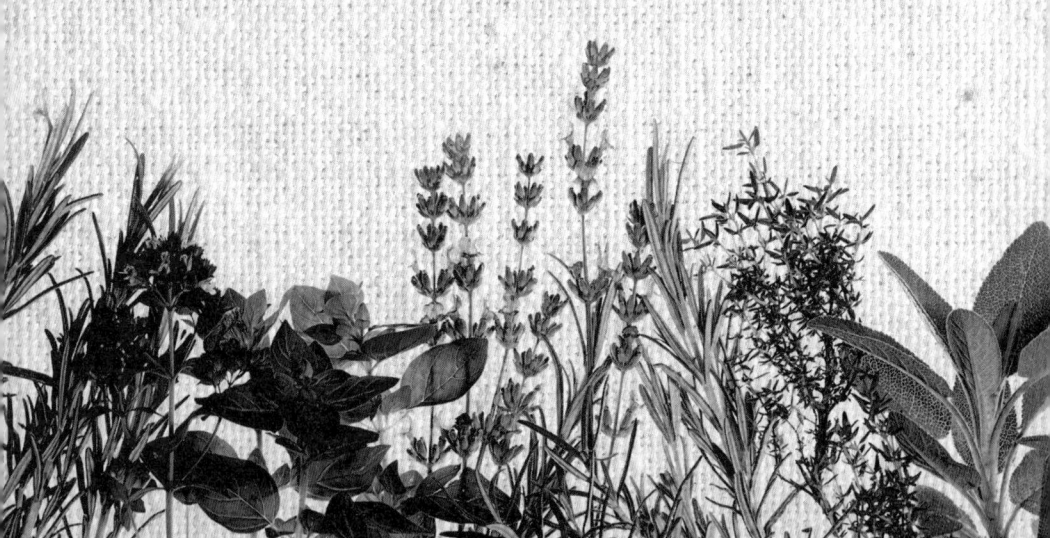

서울에서도 후미지고 허름한 골목 주택가에 한 명의가 살고 있다. 세상에서 못 고치는 병이 없다고 할 만큼 약을 잘 짓는다는 소문이 저자에 자자하지만, 정작 그를 한번 만나기는 하늘의 별 따기만큼이나 어렵다.

　김기현 옹은 얼굴을 감추고 사는 명의다. 그는 자신을 철저하게 감춘 채 숨어 산다. 바깥세상에는 통 관심이 없고 바깥세상 사람들 역시 그의 존재를 알지 못한다. 그는 상자 속에 숨어 사는 민간의사다. 그를 만나기 위해서는 그를 잘 아는 사람의 소개를 받아야 한다. 그의 가족이나 친척, 또는 그한테서 병을 고친 사람의 안내 없이 그를 만나기는 거의 불가능하다. 병든 이를 구제하는 사명을 가진 의원이 이렇게 죄인처럼 숨어 사는 까닭은 무엇인가.

　그의 집은 서울 은평구 북한산 자락에 있었다. 지하철역에서 걸으면 10분쯤 되는 거리에 있는 주택가, 문패도 없는 낡은 시멘트 집이 그 집이다. 낡은 철 대문에 달린 초인종을 누르니 잠시 뒤에 한 아주머니가 나오면서 물었다.

　"어떻게 오셨습니까?"

　글쓴이는 조금 열린 문틈으로 재빨리 발부터 들여놓으며 대답했다.

"김기현 선생님을 뵈러 왔습니다."

그 아주머니가 다시 물었다.

"처음 오셨습니까?"

"예, 그렇습니다."

"누구 소개로 오셨습니까?"

글쓴이는 그의 처방으로 폐결핵 말기에서 살아났다는 한 소설가 이름을 댔다.

"그 선생님 소개로 오는 분이 많습니다. 들어오시지요."

글쓴이는 곧 어느 방으로 안내되었다. 그 방에는 글쓴이보다 먼저 온 여자 손님 세 명이 차례를 기다리고 있었다. 그 여자 손님한테 김기현이라는 사람에 대해 물었다.

"김 선생님께서 약을 귀신같이 잘 짓는다는데, 사실입니까?"

"우리 동서가 자궁에 물혹이 생겼는데, 병원에서는 수술도 못 한다고 했는데, 여기 선생님께 처방받아 약 지어 먹고는 두 달 만에 나았습니다. 그래서 저도 허리가 늘 아파서 약 좀 지으려고 왔습니다."

"김 선생님은 어떤 병을 잘 고치시는지요."

"듣기에는 어떤 병이든지 다 잘 본다고 합니다. 암환자를 고쳤다고도 하고, 그 밖에 어려운 병 많이 고쳤다고 그럽디다."

한 시간을 기다린 뒤에 글쓴이는 그와 면담할 수 있었다.

죽을 목숨 살려주고 숨어 사는 사연

그는 나이가 70세 가까이 되어 보이는 할아버지였다. 부리부리한 부엉이 눈에 시원하게 벗겨진 이마, 하얀 머리칼과 길게 늘어뜨린 수염은 무협소설에 나오는 도인을 연상케 했다. 그는 지금까지 살아온 이야기나 듣고 싶어서 찾아왔다는 글쓴이를 내쫓지는 않았으나 사진을 찍거나 취재한 내용을 신문이나 잡지에 내는 일은 절대로 하지 말라고 당부했다. 그 이유는 간단했다. 의사면허가 없으니 말썽나기 쉽기 때문이다. 절대로 신문이나 잡지에 안 내겠다는 약속을 하고 대화를 시작했다.

김기현(金基賢) 씨는 1928년 서울에서 목사 아들로 태어나 비교적 유복한 환경에서 자랐다. 고등학교를 졸업하고 사범대학에 다니던 중에 우연히 고덕진이라는 한의사를 알았고, 그게 의술에 뜻을 둔 계기가 되었다.

"내가 열아홉 살 때인데 음악에 관심이 있어 기타를 배우려고 선생을 찾다가 고덕진 선생을 만났어요. 그 사람은 양평 사람으로 아버지가 800석을 하던 부자요. 그 사람은 장충체육관 근처에 있는 적산가옥 하나를 불하받아 한의원을 차렸는데, 나는 그분한테 기타를 배우러 다녔어요. 그러던 어느 여름, 비가 부슬부슬 내리던 날에 술상을 차려놓고 술 한 잔 같이 마시자며 저를 부르더군요. 그때 그분이 무슨 과에 다니느냐고 물어요. 사회과에 다닌다고 하니까 그럼 철학에 관해 얘기하자고 해요. 그래서 그분과 철학에 관해 토론하게 됐는데, 그분 말씀이 구라파 철학은 모두 개똥철학이다, 동양철학이야말로 만고불변의 진리다, 라고 그래요. 그때 서양철학에 심취해 있던 나는 그분 말씀에 상당한 충격을 받았지요. 그 뒤에 그분한테 갔더니 서양철학이 옳은가 동양철학이 옳은가를 스스로 따져보라며 책을 한 권 주더군요. 그 책이 바로『상한론』이었습니다. 그 책을 읽으면서 태극론, 음양오행설, 12경락설 등 한의학에 대한 이론을 배웠지요. 그것이 계기가 되어 동양철학과 한의학의 오묘한 세계에 빠져들어 23살 때까지 4년 동안『황제내경』,『동의보감』,『방약합편』,『의학입문』같은 의학책들을 열심히 읽었습니다. 또 고덕진 선생은 일본 책을 많이 가지고 있어서 그것들도 빌려서 읽었지요."

4년 동안 동양철학과 한의학에 심취했던 그는 사범대학 졸업을 눈앞에 두고 군대에 들어갔다. 육군사관학교에 배치돼 근무하면서 틈틈이 주변의 환자들을 치료해 주곤 해서 '명의'로 군대 안에선 모르는 사람이 없을 정도였다. 군에서 제대한 후에 학교 선생이 되기를 원했으나 사범학교를 졸업하지 못한 까닭에 종로3가에 음악학원을 열었다. 그때 군대생활을 같이했던 한 친구가 찾아왔다.

"군대에 있는 한 장군이 병들었는데, 그 병을 고칠 사람을 찾던 중에 제가 군에 있을 때 어려운 병을 많이 고쳤다는 소문을 듣고 저를 추적해 찾아온 거였지요. 장군이 지프차를 보내줘서 타고 가서 보니 그 장군 병은 간경화이고, 병원이나 한의원에서는 아무도 못 고친다며 손을 들었다고 해요. 어쨌거나 한번 약을 써보기로 하고 약을 한 제 지어 주었는데, 그걸 먹고 간경화가 나아서 40년이 지난 지금까지도 건강해요. 그런데 그때 장군을 따라다니던 김 선생이라는 사람이 하루는 나를 보고 '내일 저하고 어디 좀 가십시다.'라고 해요. 그다음 날 그 사람을 따라갔더니 녹번동에 있는 자기 집으로 가요. 집에는 그 사람 부인이 신부전증으로 몸이 부어서 누워 있고요. 약을 좀 써 달라고 하기에 약을 6첩 지어 주었더니 차비로 쓰라며 30원을 줘요. 그때가 1964년 무렵인데 10원이면 전차표를 4장 살 수 있을 때요. 그 김 선생이라는 사람이 뭘 하는 사람인지 몰랐는데 그 뒤에 편지가 왔어요. 자기 부인이 그 약을 먹고 다 나았으니 한 번 더 만나야겠다는 거라. 만나서 얘기를 들어보니, 그 사람은 점도 치고 사주도 보는 사람이라. 이 사람은 주로 병점을 보는데, 자기 점으로 못 고치는 병이 많으니 나하고 동업하자고 해요. 그래서 그때부터 그 사람 따라다니며 온갖 환자를 다 고치니까 이름이 나서 그 사람 돈 많이 벌었지요. 김 선생하고 처음에는 6개월 동안만 같이하기로 계약했는데 환자가 많이 찾아오니까 그 양반이 1972년에 죽을 때까지 같이했어요. 이사를 수십 번 다녔지요. 환자가 하도 많이 몰려오니까 밤중에 몰래 보따리를 싸서 도망갔는데도 어떻게 알고는 찾아와요. 하루에 보통 1백 명씩은 왔지요. 또 한때는 병원에 있는 환자를 직접 찾아다니며 약을 지어 주기도 했습니다. 그런데 지금은 절대로 안 갑니다. 병원 믿고 있는 이는 아무리 애를 써봤자 낫지를 않아요. 김 선생이 죽고 나니까 세 들어 살던 집에서 나가라고 쫓아내요. 갈 데가 없는 처지였는데, 군에 있을 때 알던 친구가 찾아와서 함 선생이라는 사람 병을 고쳐 달라고 해요. 그 사람 병은 위암인데 그 사람 매형이 수술하라고 권하는 걸 자기가 못하게 말리고는, 거지도 아니고 깡패도 아니고 한의사도 아닌 이가 한 사람 있는데 어려운 병을 잘 고치니까 한 번 꼭 만나보자고 했다는 거라. 그 함 선생한테 처방을 써주니까 20원을 줘요. 너무 많아서 받을 수 없다니까 50전을 놓고 갔어요. 함 선생은 나아서 지금까지 끄떡없이 잘 지내요. 그런데 함 선생이 두 달 뒤에 우리 집 근처 농협 지점장으로 발령받아 왔어요. 그분이 선생님 같은 명의가 셋방도 하나 없이 살아서야 되겠느냐며 4백만 원을 대출해줘서 지금 사는 이 집을 샀지요. 그 후로 이 집에서 살고 있는데, 환자가 오는 대로 처방만 해주고 있습니다."

숨어 사는 이 땅의 히포크라테스

그는 용약의 달인이다. 약을 직접 지어 주지는 않고 환자나 환자 가족들과 면담한 다음 처방전을 써주는데, 그 처방전대로 약을 지어 먹으면 된다. 그의 처방은 『동의보감』과 『방약합편』에 있는 것을 가감한 것이 대부분이다. 처방전을 써주고 그가 받는 대가는 대개 1만 원쯤이다. 이것도 정해진 것이 아니라 주는 대로 받다 보니 자연스럽게 형성된 값일 뿐이다. 돈이 없다면서 그냥 가는 사람도 있고 2만 원이나 3만 원쯤 주는 사람도 있다. 그를 찾아오는 환자는 대개 가난하고 힘이 없는 사람들이다. 돈이 많이 드는 병원이나 한의원에 갈 능력이 없는 사람들이 알음알음으로 그를 찾아오는 것이다. 그렇게 찾아오는 사람들에게 돈을 가장 적게 들이면서도 병을 고칠 수 있는 처방을 내린다.

그는 의사면허가 없다는 이유 하나로 얼굴을 감추고 숨어 산다.

암, 간경화, 폐결핵, 당뇨병, 백혈병 등 못 고치는 병이 없건마는 죽을 사람을 살려내고도 돌팔이 의사로 낙인이 찍히고, 불법의료행위자로 간주되어 벌금을 내는, 이런 곤욕을 치른 일이 한두 번이 아닌 까닭에 그런 세상하고는 담을 쌓고 사는 것이다.

  그의 집에는 석고로 만든 히포크라테스상이 하나 있다. 그의 처방으로 난치병을 고친 사람이 선물로 보내준 것인데, 그는 그 히포크라테스를 닮기 위해 턱수염을 길렀다. 자신을 철저하게 감추면서도 순수한 인술을 펴고 있는 그야말로 이 땅에 살아 있는 진짜 히포크라테스의 후예라고 할 수 있지 않겠는가.

13
주소금

세 치 혓바닥으로 온갖 눈병을 고친다

"나 스스로 배운 것이지 남한테 배운 것은 아녀. 옛날에는 눈에 티가 들어가면 입으로 후후 불어 빼내거나 혓바닥으로 핥아 꺼내지 않았나. 아이들 눈에 티가 들어가면 엄마가 혀로 핥아서 꺼냈어. 나는 그것을 오래 해서 숙달된 거야."

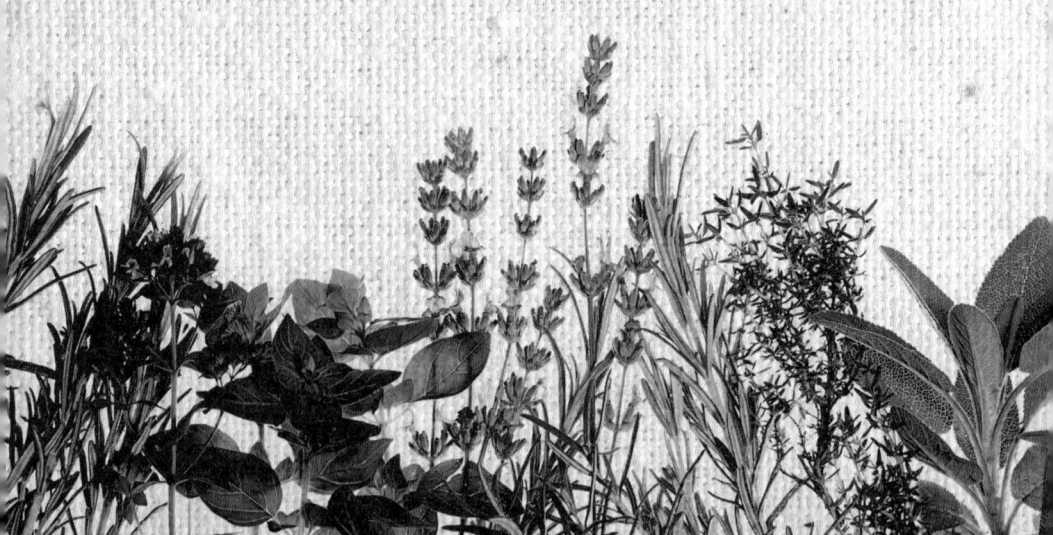

우리 속담에 '눈에 흙이 들어가기 전에'라는 말이 있다. 풀이하면 죽어 무덤에 묻혀 몸뚱이가 썩어 흙으로 돌아가기 전에, 라는 뜻이다. 이 말 속에는 사람이 죽어 무덤에 묻히기 전까지는 눈에 흙이 들어갈 리 없다는 뜻이 들어 있다. 그러나 이제 이 속담은 그 뜻이 바뀌어야 한다. 놀라지 마시라. 갓난아기나 한 번도 집 밖에 나가 본 일이 없는 사람이거나 눈까풀이 날 때부터 붙어 있는 사람을 제외하고는 살아 있는 모든 사람 눈에는 흙이 들어 있으니까. 그것도 작은 찻숟갈로 한 숟갈만큼이나 흙과 모래가 들어 있다.

　그렇다. 나도 내 눈에서 한 찻숟갈이나 되는 흙과 모래를 빼내기 전까지는 눈에 모래가 들어 있으리라고는 생각하지 않았다. 아니, 내 눈에서 나온 헤아릴 수 없이 많은 모래를 보고도 이게 정말 내 눈에 들어 있던 것인지를 의심하지 않을 수 없었다. 모래알이 한두 개쯤이야 들어갔을 수 있겠지만 어떻게 수백인지 수천인지, 헤아릴 수 없을 만큼 들어 있단 말인가.

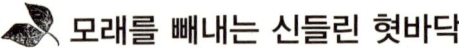 모래를 빼내는 신들린 혓바닥

　전북 부안군 백산면 용계리는 드넓은 김제평야 한가운데 있는 마을이다. 이 마을에는 언제나 바람이 분다. 흙과 모래를 날리는 바람, 나뭇가지를 흔드는 바람, 호수 물결을 일렁이는 바람, 가랑잎이나 마른 풀잎을 날리는 바람……. 이렇게 바람이 잠들지 않는 마을 한 귀퉁이에, 슬레이트 지붕을 인 초라하고 작은 집에 주소금 할머니가 산다. 조그마한 방 두 개에 부엌이 있고, 작은 마당에는 고추, 토란, 봉숭아, 과꽃 같은 것들이 심어져 있다.

　이 초라하고 낡은 집에는 주소금 할머니 혼자 산다. 나이 일흔이 넘어서 그런지 온몸은 아프지 않은 곳이 없다. 혈압이 몹시 높아 곧잘 쓰러지곤 하고, 무릎도 아파 걸음을 걸을 수도 없다. 이렇게 끼니를 지어 먹기 힘든 몸인데도 불구하고 마당에 붙어 있는 텃밭은 정성스레 가꾸어 놓는다. 어쩌다 서울 사는 딸네 집에 다녀오는 것 외에는 바깥출입도 거의 않는다.

　조물주는 간혹 평범하거나 별 재능이 없어 보이는 사람한테도 특이한 재능을 부여한다. 늙고 외롭고 가난하며, 누가 봐도 특별한 것이라고는 없는 주소금 할머니한테도 다른 어떤 사람도 지니지 못한 신기한 재주가 있으니, 바로 사람 눈알에 박혀 있는 티와 모래를 혓바닥으로 빼내는 기술이다.

　주소금 할머니가 신들린 듯한 혓바닥으로 내 눈알을 굴려서 밥그릇만 한 그릇에 혀를 씻어 낸 물을 보니 온통 황토물이었다. 그 황토물 밑바닥에는 헤아릴 수 없을 만큼 많은 모래가 가라앉아 있었다. 흙이나 모래만 들어 있으면 그나마 다행이었다. 작은 유리 조각이 들어 있는 눈도 있었고, 쇳조각이 들어 있는 눈도 있었고, 플라스틱 조각이나 작은 나뭇가지가 들어 있는 눈도 있었다. 열심히 산에 다니는 내 제자 눈에서는 볍씨보다 약간 작은 풀씨 하나가 나왔다. 놀라웠다. 이제 보니 모든 사람 눈은 흙투성이였던 것이다.

따지고 보면 사람 눈은 외부에 늘 돌출되어 있을 뿐만 아니라 잠잘 때를 빼놓고는 늘 열려 있으므로 티끌이나 모래 같은 것이 들어가기 쉽다. 누구든지 눈에 티나 흙이 들어가면 손으로 문지르거나 입으로 불어 빼낸 경험이 있을 것이다. 그렇다면 과연 그렇게 하면 눈알에 있던 티끌이나 모래가 다 빠져나왔을까.

눈에 모래 같은 것이 들어가면 아프고 껄끄럽고, 그래서 손으로 몇 번 문지르고 나면 괜찮아지는 경험을 해보았을 것이다. 그럼 몇 번 손으로 문질러서 모래나 티끌이 밖으로 나왔을까. 아니다. 티끌이나 모래는 밖으로 나오기는커녕 눈알 속에 더 깊이 박힌다. 어디에? 바로 눈 흰자위에 깊이 박히는 것이다. 손으로 문지르는 압력에 의해 모래나 티끌의 날카로운 한쪽이 눈 흰자위 속을 파고들기 때문에 겉으로는 보이지 않는 것이다. 눈 흰자위 부분에는 안쪽까지 모세혈관이 퍼져 있지 않다. 그러므로 모래나 쇳조각 같은 것이 웬만큼 깊이 박혀 있어도 피가 나지 않는다. 이렇게 자기도 모르게 들어간 모래, 흙, 쇳조각, 티끌, 유리 조각, 먼지 같은 것들이 눈 흰자위에 가득 박혀 있는 것이다.

겉으로 봐서는 맑고 투명하게 보이는 눈도 알고 보면 흙과 모래 투성이다. 티 없이 맑고 아름다운 눈도 알고 보면 모래가 잔뜩 들어 있는 것이다. 눈이 큰 사람은 이물질이 들어가기 더 쉬우므로 흙이나 모래 같은 것이 더 많을 것이다. 아마 모래바람이 심하게 부는 사막에 사는 사람들한테는 모래가 더 많은 들어 있을 것이고, 안경이나 선글라스를 낀 사람은 조금 적게 들어 있지 않을까.

🦋 눈에서 모래가 한 숟갈이나 나와

서울 명일동에 사는 가정주부 김명희 씨는 몇 년 전부터 자주 눈이 충혈되고 시력도 나빠졌으며, 눈이 아프고 눈물도 저절로 나오곤 했다. 아침에 일어나면 눈곱이 많이 끼고, 눈곱이 눈꺼풀이 달라붙어 눈을 제대로 못 뜰 때도 있었다. 눈이 흐릿해지고 눈앞에 아지랑이가 있는 것처럼 어른거려 잔글씨는 읽을 수 없었다. 텔레비전도 가까이서 봐야 하고, 청소나 집안일을 하는데도 불편하고, 때로는 눈이 가렵기도 해 여간 불편한 게 아니었다. 나이가 들어서 눈이 나빠졌거니 하고 안경을 써 보았지만 눈은 조금도 좋아지지 않았다. 안과에 가도 나이가 들어서 시력이 나빠졌다는 대답밖에 들을 수 없었다. 몸이 열 냥이면 눈은 아홉 냥이라고 했는데, 이토록 소중한 눈이 이처럼 망가져 버렸으니 앞으로 사람 구실을 제대로 못 할 것 같아 캄캄했다.

그러던 어느 날, 남편이 밖에서 들었다면서 전북 부안에 가면 눈에 들어 있는 모래를 혓바닥으로 꺼내는 희한한 할머니가 있는데, 그 할머니한테 가서 모래를 빼내고 나면 눈이 좋아질 것이라고 했다. 김명희 씨는 그 말을 믿지 않았다. 어떻게 눈알에 모래가 들어 있을 수 있으며, 그것을 어떻게 혓바닥으로 빼낸단 말인가. 아마 속임수로 사람을 현혹해 돈을 우려내려는 수작일 것으로 생각했다. 그러나 남편은 믿을 수 있는 사람한테 들었다면서 가서 확인해 보자고 졸랐다. 그래서 주말을 이용해 그 할머니가 있는 부안으로 내려갔다.

　바람이 몹시 부는 날, 김명희 씨는 남편과 함께 주소금 할머니 집으로 가서 문을 두드렸다. 약간 뚱뚱한 몸집에 키가 작고, 허리가 약간 굽은, 시골 어디서나 볼 수 있는 그런 시골 할머니였다. 손님이 와도 반가워하지 않는 것 같았고 친절하게 대하지도 않았다.

　눈이 아파서 왔다고 하자 할머니는 아무 말 없이 부엌으로 가 양치질을 하고는 물 한 바가지와 빈 그릇 하나를 들고 왔다. 그리고 김명희 씨를 앞으로 당겨 앉히고는 눈을 감지 말라고 했다. 그런 다음 얼굴을 가까이 대더니 순식간에 혀를 내밀어 김명희 씨 눈 속으로 집어넣었다. 눈까풀 안으로 혓바닥이 들어가 눈알을 몇 번 이리저리 굴리고 나서는 바가지 물로 입을 헹군 다음 빈 그릇에 뱉어냈다.

　눈이 아프거나 껄끄럽지는 않았고 약간 시원한 느낌이 들었다. 할머니는 이런 동작을 3~4분 동안 몇 번 되풀이하더니 이제 다 끝났다면서 김명희 씨에게 물그릇을 보여주었다. 맙소사, 물그릇에는 시뻘건 흙탕물이 들어 있었는데, 붉은 빛깔이 얼마나 진한지 바닥은 전혀 보이지 않았고 티끌 같은 것도 물 위에 떠 있었다. 흙탕물을 한쪽으로 기울이자 바닥에 깔린 자잘한 모래들이 찻숟갈로 한 숟갈쯤 보였다. 모래는 눈에 보이지 않을 만큼 작은 것에서부터 지름 2밀리미터쯤 되는, 저런 것이 어떻게 내 눈에 들어 있었을까 하고 생각할 정도로 큰 것까지 셀 수 없을 만큼 많았다. 어떻게 내 눈에 저렇게 많은 흙과 모래가 들어 있을 수 있단 말인가.

눈알에 박힌 이물질이 눈병의 원인

눈알에 박힌 모래를 빼냈다고 해서 눈이 금방 시원해지는 것은 아니다. 반대로 눈에 모래가 들어간 것처럼 껄끄럽고 아프다. 눈동자를 굴리면 여기저기서 모래가 눈알을 파고드는 것 같다.

"내일 아침까지는 눈이 조금 아플 거요. 아침에 일어나면 눈곱도 많이 낄 거고. 그러나 한 이틀 지나면 눈이 시원해질 거구먼."

눈에 안약을 한 방울 넣어주면서 할머니가 말했다. 눈알에 박힌 모래가 빠져나오면서 눈알에 상처가 생겼기 때문에 껄끄럽고 아픈 것이며, 그것 때문에 눈곱이 많이 나오지만 이틀쯤 지나면 상처가 다 나아서 눈이 맑아질 것이라는 말이다.

과연 신기한 일이었다. 할머니 말대로 이튿날 아침에 일어나니 눈곱이 많이 나왔고 눈까풀이 서로 달라붙어서 눈도 뜰 수 없었다. 김명희 씨는 물로 눈까풀을 한참 동안 씻어낸 뒤에야 눈을 뜰 수 있었다. 거울을 보니 며칠 동안 밤샘한 사람처럼 흰자위에 벌겋게 핏줄이 드러나 있었다. 그러나 눈은 오히려 밝아진 것 같았다. 그 다음 날 김명희 씨는 깜짝 놀랐다. 안경을 쓰고도 잘 보이지 않던 잔글씨가 선명하게 보이는 것이 아닌가. 눈앞에 아지랑이처럼 아른거리는 것도 없어졌고, 찔끔찔끔 나오던 눈물도 나오지 않았고, 언제나 벌겋거나 누렇게 보이던 흰자위도 백지장처럼 하얗고 깨끗해졌다. 눈이 수정처럼 맑고 투명해진 것이다.

그 뒤로 김명희 씨는 몇 번 더 눈에 박힌 모래를 빼내러 갔다. 두 번째는 첫 번째보다 훨씬 적게 나왔지만 그래도 제법 많이 나왔다. 세 번째와 네 번째는 한눈에 대충 세어 볼 만큼 나왔다. 할머니는 3~4번 빼내야 완전히 빠져나온다고 했다.

그런 일이 있은 뒤로 사람을 만날 때마다 할머니 얘기를 꺼냈다. 눈이 나빠져서 안경을 썼다가 안경을 벗은 이야기, 눈이 맑아지고 흰자위가 깨끗해진 이야기 등 자신의 경험을 들려주었다. 그러나 사람들은 그 말을 잘 믿지 않았고, 특히 교육을 많이 받은 사람일수록 그랬다. 사람 눈 속에 모래가 한 숟갈이나 들어 있을 리가 절대로 없다는 것이다. 어떤 안과 의사한테 그 얘기를 했더니 말도 안 되는 소리라며 화를 벌컥 냈다. 눈알에 모래가 그렇게 많이 박혀 있다면 엑스레이 사진에 찍힐 것인데, 한 번도 모래가 박힌 사진을 보지 못했다면서 그것은 틀림없는 속임수라고 반박했다.

사람들은 김명희 씨 얘기를 다 믿지 않았지만, 눈이 아프거나 흐릿하고 붉게 충혈되는 등 눈이 안 좋은 사람 몇 명은 주소금 할머니를 찾아갔다. 그래서 그 사람들도 눈병이 다 나았고, 눈도 맑고 깨끗해졌다. 그중 한 사람은 이상한 눈병에 걸려 안과에서 수술하기로 했는데, 할머니한테 가 모래를 빼내자 눈병이 씻은 듯이 나아 수술할 필요가 없어졌다.

그러나 그 사람들은 할머니가 혓바닥으로 모래를 빼내는 신기한 재주를 가졌다고 믿은 것은 아니며, 또 안전한 치료법이라고 생각한 것도 아니다. 틀림없이 눈치챌 수 없는 교묘한 속임수가 있었을 것이고, 또 사실이라 하더라도 눈알에 혓바닥이 들어가면 나쁜 질병에 걸리지는 않을까 하고 걱정했다. 간염이나 성병, 에이즈 같은 병에 걸린 사람을 치료하다가 할머니가 감염되었을 수도 있고, 그러면 할머니한테 시술받은 사람도 감염될 수 있지 않겠느냐는 것이다. 전염성 눈병 같은 것에 걸린 사람을 치료했다면 할머니도 전염될 위험이 있으므로 두 번 다시 가지 않은 것이다.

시력 좋아지고 온갖 눈병이 나아

김명희 씨는 7년째 주소금 할머니한테 다니고 있다. 1년에 한두 번, 또는 눈이 약간 흐릿해진 것 같은 느낌이 들 때마다 온 가족이 할머니한테 가서 눈알에 박힌 모래를 꺼냈다. 시술을 받고 나면 눈이 한결 시원해지고 밝아진다. 주위에도 할머니의 독특한 눈병 치료법으로 효과를 본 사람이 적지 않고, 주기적으로 할머니를 찾아가는 사람도 여럿 있다.

그동안 주소금 할머니는 많이 늙었다. 앓아눕는 일도 차츰 많아졌다. 혈압이 높아서 늘 어지럽고 뒷목이 뻣뻣하고 뒷골도 아프다. 때로는 무릎이 퉁퉁 부어서 일어나지 못할 때도 있다. 혈압과 관절염 때문에 늘 보건소에서 약을 타다 먹는다. 약을 먹으면 조금 낫는 것 같다가도 약을 끊으면 더 아프다. 한의원에 가 약을 지어 먹어도 별 효험이 없었다.

"이러다가 죽고 말지. 그런데 살아서도 별 낙이 없었는데 죽는다고 무슨 낙이 있겠나."

할머니는 자주 담배를 빨며 이렇게 한탄한다. 김명희 씨는 할머니의 그 신기한 기술을 전수받을 생각이었다. 온갖 눈병을 고치는 이 신비로운 의술이 사장되어서는 안 되겠다는 생각에서였다. 병약한 할머니가 돌아가시고 나면 눈이 아파도 치료받을 데가 없지 않은가. 김명희 씨는 꼭 그 기술을 전수받아야겠다는 생각으로 할머니를 찾아갔다.

"할머니는 그 기술을 어떻게 배우셨습니까?"

"나 스스로 배운 것이지 남한테 배운 것은 아녀. 옛날에는 눈에 티가 들어가면 입으로 후후 불어 빼내거나 혓바닥으로 핥아 꺼내지 않았나. 아이들 눈에 티가 들어가면 엄마가 혀로 핥아서 꺼냈어. 나는 그것을 오래 해서 숙달된 거야."

"그 기술을 꼭 배우고 싶습니다."

"아무나 한다고 다 되는 건 아니야. 나는 스무 살 무렵부터 했는데, 공부를 많이 해야 돼. 잘못하면 혀를 다칠 수도 있고 눈이 몹시 아플 수도 있어. 눈이나 혀나 다 같이 가장 민감하고 상처받기 쉬운 곳이지 않은가. 잘못하면 눈이 몹시 아프고, 또 상처를 내면 피가 날 수도 있어. 유리 조각 같은 것이 눈알에 박혀 있을 때는 혀가 상처를 입을 수도 있지."

김명희 씨는 할머니한테 눈알에 혀를 재빨리 집어넣는 방법과 혀로 눈알을 굴리는 방법을 대강 배웠다. 집에 와서는 가족들을 상대로 몇 번 연습도 해보았다. 그러나 마음먹은 대로 잘되지 않았다. 아이들은 눈에 혀를 집어넣자 따갑고 아프다며 소리를 질렀고, 남편은 징그럽다며 도망갔다. 몇 번 연습하고 나자 혓바닥이 아리고 아프며 목도 타는 듯이 말랐다. 말 그대로 피나는 노력을 하지 않고서는 되지 않을 성 싶었다. 포기할 수도 없었고 계속할 수도 없었다. 아무리 가까운 사람이라도 눈알에 혓바닥을 집어넣자고 자주 부탁할 수 없는 것 아닌가.

🦋 아픈 사람 고쳐주고 상은 못 받을지언정

김제평야 넓은 들에는 오늘도 바람이 분다. 그 바람에 날린 흙먼지는 농부 눈으로 들어간다. 농부는 눈을 몇 번 비비고는 하던 일을 계속한다. 요새 갑자기 눈이 부쩍 나빠졌다. 기계도 오래 쓰면 고물이 되듯이 나이가 들어서 눈도 나빠진 거겠지 하고 생각한다. 그는 바로 이웃에 사는, 행색이 초라한, 관절염 때문에 다리를 절룩거리며 다니는, 혼자 사는, 그 할머니가 자기 눈병을 고칠 사람이라는 것을 알지 못한다.

예언자는 고향에서 배척받는다고 했다. 모르는 사람에 대한 신통력은 믿을 수 있어도 같은 마을에서 수십 년을 같이 지낸 사람의 신통력은 믿기 어려운 것이다. 그래서 명의한테는 가까운 곳에 사는 환자가 찾아오지 않는다. 가까운 곳에 사는 환자는 명의를 눈앞에 두고도 먼 곳에 있는 명의를 찾아간다.

주소금 할머니를 찾아오는 사람도 많지 않다. 며칠 만에 한두 사람이 올 때도 있고, 하룻저녁에 대여섯 사람이 올 때도 있다. 한 번에 서너 사람을 시술해 주고 나면 할머니도 힘이 빠진다. 한 사람을 시술하는 데 5분 정도밖에 걸리지 않지만 온몸의 신경을 혀에 모아야 하기 때문이다. 나이가 들수록 혀에 정신을 집중하기 어려워진다. 때로는 손님이 찾아오는 것도 귀찮다.

안과 의사나 의료인 중에는 할머니가 법을 어기고 있다며 좋지 않게 보는 사람도 있다. 예전에 안과 의사라는 사람이 와서는 이런 일을 계속하면 경찰에 신고하겠다며 으름장을 놓고 간 적도 있다. 그 일이 있은 뒤로는 두 달 동안 환자를 모두 되돌려 보냈다. 그러나 뻔히 고칠 수 있는 환자를 돌려보내는 것도 가슴 아픈 일이었다.

할머니는 사람을 꺼린다. 특히 처음 보는 사람이 와서 꼬치꼬치 캐묻는 것을 제일 두려워한다. 이웃 마을에 주사약으로 치질을 잘 고치는 노인이 있었는데, 어느 날 밤에 자고 있는 것을 형사들이 깨워서 잡아갔다. 6개월 뒤에 노인이 돌아왔는데, 아무도 만나지 않고 방 안에만 틀어박혀 있다가 3개월쯤 뒤에 죽었다. 수십 년 동안 수많은 치질 환자를 고쳐준 대가가 감옥과 죽음이었다.

얼마 전에는 방송국에서 취재하겠다며 찾아온 적이 있었다. 할머니는 그 사람들을 쫓아냈다. 어느 잡지사 기자가 취재 온 적도 있었다. 할머니는 기자 질문에 아무 대답도 하지 않았다. 기자는 그냥 돌아갔다.

할머니는 조용히 죽음을 기다리며 살아간다. 희망도 없고 절망도 없어진 지 오래다. 배고프면 먹고 졸리면 잔다. 손님이 오면 맞아 주고 오지 않아도 기다리지 않는다. 할머니가 죽고 나면 눈알에 들어 있는 티끌과 모래는 누가 꺼낼 것인가. 그리고 그런 사실은 아무도 믿지 않을 것이다.

50년이 넘는 세월 동안 할머니 혓바닥으로 눈병을 고친 사람은 몇천 명이나 된다. 그동안 혓바닥이 뱀 혓바닥처럼 길어졌고, 힘도 소 혓바닥처럼 세졌다. 눈병을 수천 명이나 고쳐줬으니 죽더라도 여기보다 더 나쁜 곳으로는 가지 않겠지 하는 것이 할머니의 유일한 위안이다.

김제평야에는 오늘도 바람이 분다. 가을바람이다. 추석이 며칠 남지 않았다. 벼가 익어 가는 내음에 농약 냄새가 섞여 있다. 이제 온 세상이 죽음의 흰 빛깔로 옷을 갈아입을 날도 멀지 않았다. 눈병에 걸린 사람은 더 늦기 전에 주소금 할머니를 찾아갈 일이다. 눈알에 박힌 모래 한 숟갈을 빼내고 나면 서녘 하늘의 흰 구름처럼 맑은 눈매를 가질 터이니.

주소금 할머니는 별세했다.

14
정성열

지네로 난치병 치료

"집에 있는 날보다 산에 가 있는 날이 더 많지요. 지네를 잡으면서도 약으로 지네를 먹어본 일은 없지만 수백 번도 더 물렸으니 지네 독이 아마 좋은 약이 되었을 겁니다. 그 덕분인지 지금까지 감기 한번 앓아본 일이 없을 정도로 건강합니다."

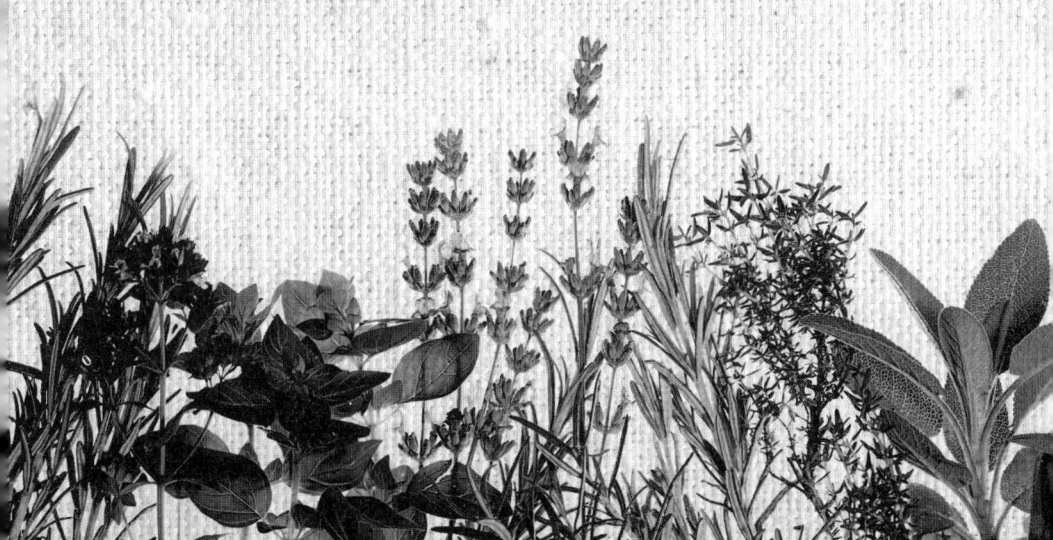

지네는 뱀과 함께 사람들이 제일 싫어하는 동물이다. 그 생긴 꼴이 몹시 징그러운 데다가 무서운 독까지 품고 있어서 요물이며 악물로 여겨 왔다. 민간에서 전해 오는 이야기에도 지네와 관련된 것이 많다. 어느 마을 신목(神木)에 사람 팔뚝만큼 굵은 지네가 살고 있어 해마다 제물을 바치지 않으면 사람을 잡아먹곤 한다는 얘기도 있고, 어느 절간에서 해마다 승려가 한 사람씩 사라지곤 해서 알아보니 모두 지네한테 먹혔다는 이야기, 또는 사람을 해치는 지네를 두꺼비가 싸워서 물리쳤다는 이야기, 요술을 부리는 지네를 흰 닭이 쪼아 먹었다는 이야기 등 지네에 얽힌 여러 가지 전설이 있다.

이처럼 지네는 흉악한 요물의 상징이기도 하지만, 한방이나 민간에서는 중풍을 치료하고 아픔을 멈추며 독을 풀고 사기를 물리치는 약재로도 퍽 중요하게 써왔다. 징그러운 독충인 지네가 중풍, 구안와사, 관절염, 신허요통, 화상, 악성종양 등 갖가지 난치병을 고치는 약으로 쓰인 것이다.

20년 넘게 지네를 수십만 마리 잡아온 지네 천적 정성열 씨는 지네를 우리나라에서 제일 많이 잡기도 했지만, 자신이 잡은 지네로 병원에서 치료를 포기한 수많은 난치병자, 즉 중풍, 와사풍, 신경통, 관절염, 요통 환자를 고친 민간의사라 할 수 있다. 아마 그는 지네에 관한 한 우리나라에서 가장 잘 아는 사람일 게다.

서울 인사동 골목길 한편에서 지네가 가득 든 통을 앞에 놓고, 살아 꿈틀대는 지네를 대여섯 마리씩 고량주에 담아 지나가는 사람들한테 팔고 있는 그를 처음 만났을 때, 그는 글쓴이가 취재하려는 것을 매우 꺼리는 눈치였다. 지네에 대해 이것저것 묻다가 사진을 찍으려 하니 자기 얼굴만은 절대로 사진 속에 넣지 말라며 당부했다.

"여러 번 겪은 얘긴데요. 오랫동안 잘 알고 지내던 사람도 내가 이거 만지는 거 알면 나중에 길에서 만나도 아는 체 안 합니다. 이거 책에 나가도 얼굴하고 집 주소만은 절대로 내지 마십시오."

그는 사람들이 혐오하는 독충을 만지는 까닭에 자신을 떳떳하게 내놓지 못하고 지네처럼 은밀하게 산다. 그런 반면에 자신이 잡은 지네로 갖가지 난치병자 수백, 수천을 고쳤다는 자부심은 대단했다. 아마 웬만한 의사보다도 더 많이 환자를 고쳤다고 할 수 있겠다.

충북 괴산이 고향인 그는 어려서부터 아버지가 지네를 잡는 것을 보면서 자랐다. 아버지를 가끔 따라다니며 지네 잡는 기술을 배우고 지네를 약으로 쓰는 법도 배웠다.

"괴산에 살 때는 가끔 지네를 잡으러 다니곤 했지만 초등학교 마친 뒤에 경북 경산으로 이사하고 나서는 그럴 기회가 없었습니다. 자유당 시절에 교통부 공무원 노릇을 하다가 정권이 바뀌고는 그만두고 비누공장을 운영하다가 실패했습니다. 나이 마흔이 넘어서 이 일을 시작했습니다. 이 일로 가족 부양하고 4남매 모두 공부시켰으니 후회는 없습니다."

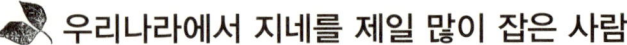
우리나라에서 지네를 제일 많이 잡은 사람

지네는 다족류 지네강에 딸린 절지동물로 돌 밑 축축한 땅에서 작은 벌레나 부드러운 풀을 먹고 산다. 야행성 동물로 낮에는 주먹만 한 돌이 쌓인 양지쪽 너덜 속에서 잠을 자고 밤이 되면 먹이를 찾아 돌아다닌다. 지네 한 마리의 활동 범위는 사방 10리나 될 만큼 넓다. 먹이를 찾아 사방 10리를 돌아다니다가도 낮에는 꼭 돌너덜 밑 자기 집에 와서 잠을 잔다. 지네를 잡는 방법은 그다지 어렵지 않다. 수십 마리씩 한데 모여서 잠을 자므로 쇠스랑으로 돌너덜을 긁어내고 그 속에서 우글거리는 놈을 면장갑을 낀 손으로 잡으면 된다.

"잡다가 많이 물립니다. 물리면 빨갛게 부어오르고, 온 전신이 쑤시고 찌르는 등 말로 표현하지 못할 만큼 아파요. 며칠 고생하고 나면 낫는데, 혈관에 물리면 죽습니다. 나는 하루에도 몇 번이나 물려 수백 번을 물린 까닭에 지네 독에 면역이 생겨 요즘은 물려도 조금 따끔하기만 할 뿐 붓지도 않아요."

지네는 돌이 많은 험한 산에 많이 산다. 나라 안에서는 충북 괴산에서 나는 지네가 크기도 크고 약효도 좋은 것으로 알려져 있다. 제주도에서도 많이 잡히지만 거기서 잡힌 것은 '물지네'라고 해서 괴산 지네의 반값도 받지 못한다. 지네는 독이 강할수록 약효가 좋다. 충북 괴산에서 나는 지네가 독이 강하고, 제주도에서 나는 것은 덩치는 크지만 독은 약하다. 겉으로 봐서 머리 부분이 더 붉고 몸통은 검은빛이 나며 광택이 진한 것이 괴산 지네고, 광택이 흐리고 몸통이 대체로 굵은 것은 제주 지네다. 요즈음 한약 건재상에 있는 지네 대부분은 중국에서 수입한 것이다. 수입 지네는 쪄서 말리는 과정에서 독과 기름이 많이 빠져서 값은 싸지만, 효과는 신통치 않다.

그는 한번 집을 나서면 보통 일주일 만에 돌아온다. 이른 새벽에 쇠스랑을 들고, 약초꾼 주머니 같은 자루를 허리에 달고, 산에 올라서는 온종일 따가운 햇볕 아래서 돌밭을 파헤치며 지네를 잡는다. 지네를 잡는 일은 몹시 고되다. 날마다 30리를 넘게 걷고, 돌너덜을 파헤치는 일은 다른 어떤 노동보다 힘이 더 든다. 지네가 많이 잡히는 철은 산란기인 오월이나 유월이다. 그때 부지런히 잡으면 하루에 200마리에서 300마리쯤 잡을 수 있다. 여름철에는 하루에 보통 100마리쯤 잡고 이른 봄이나 늦은 가을에는 60~70마리쯤 잡는다. 물론 지네가 동면하는 겨울철에는 잡을 수 없다.

그는 민간에서 지네를 잡는 방법으로 알려져 있는, 닭 뼈를 목이 좁은 항아리 속에 넣어두면 지네가 몰린다는 이야기는 사실이 아니라고 말한다. 지네가 닭고기를 좋아하는 것은 사실이지만 그런 방법으로는 지네를 잡을 수 없다는 것이다. 몇 번 닭 뼈나 닭고기를 항아리 속에 넣고 지네가 많은 곳에 둬 보았지만 한 마리도 들어가지 않더라는 것이다. 지네를 잡는 사람 중에 닭고기나 닭 뼈를 이용해 잡는 사람도 없다. 그리고 그가 자기 일에 보람과 기쁨을 느낄 때는 특별하게 큰 지네를 잡았을 때다.

"어쩌다 엄지손가락 굵기에 길이가 15센티미터쯤 되는 놈이 잡히는 수가 있어요. 그런 놈은 나이가 50~60살은 된 것입니다. 대개 큰 비가 오고 나서 바위를 들어내면 그렇게 큰 놈이 나와요. 지네란 놈은 축축한 데 살면서도 물은 싫어해서 지네가 사는 곳에 물이 들어가면 2~3분 이내에 다 죽습니다. 비가 많이 와서 땅속 깊숙이까지 물이 들어가면, 그 밑에서 살던 지네가 물을 피해서 밖으로 나오는 겁니다."

이처럼 특출하게 큰 놈은 몇 년에 한두 마리 잡힌다. 값도 많이 받을 수 있어서 한 마리에 100만 원 넘는 경우도 드물지 않다. 보통 지네 한 마리 값이 4,000원쯤이고 제법 굵은 놈은 10,000원쯤을 받는다. 지네는 나이가 여섯 살에서 열 살쯤 되고 길이가 10센티미터쯤 되는 것이라야 약효가 제대로 난다. 드물게는 온몸이 새하얀 백지네가 잡히는 일도 있다. 백지네는 지네 중에서 가장 귀한 것으로 친다.

그는 옛날 얘기에 나오는, 사람을 잡아먹을 만큼 큰 지네는 보지 못했다고 한다. 실제로 몇백 년을 묵어 뱀보다 더 큰 지네가 있는지는 알 수 없다. 글쓴이가 잘 아는 한 수도자가 지리산 뱀사골에 있는 바위굴에서 수도하던 중에 팔뚝만 한 굵기에 50센티미터나 되는 지네를 보았다고 한 적이 있다. 그 수도자는 그 지네가 둔갑과 요술로 수도를 방해하기에 생강과 마늘을 짓찧어 냄새를 피우고, 쑥불을 지펴 굴 안을 연기로 가득 채웠더니 쏜살같이 도망쳤다. 그런데 그다음 날 아침에 보니 그 지네가 굴 앞에 죽어 있더라는 것이었다. 과연 지네는 수백 년을 살면서 안개와 구름을 내뿜고, 독기와 살기를 내뿜는 신통력을 가진 요물일까.

지네가 싫어하는 것은 물과 햇볕이다. 축축하고 어두운 곳에 살지만 물에 넣으면 금방 죽는다. 뜨거운 볕에 내놓아도 20분만 지나면 죽는다. 웃어른들 얘기로는 지네 수명이 50~60년쯤이라고 하나 확실히 알 수는 없다. 지네는 겨울철에 뱀처럼 겨울잠을 잔다. 양력 11월 20일쯤이면 주먹만 한 돌이 쌓인 너덜 밑을 1미터쯤 파고 들어가서는 수십, 수백 마리가 한데 엉켜 잠을 자고, 이듬해 4월 10일경에 밖으로 나온다.

지네는 잡식성이라서 무엇이나 잘 먹는다. 정성열 씨 말을 따르면 사람들이 좋아하는 것은 무엇이나 잘 먹는다. 지네를 몇 달 집 안에 두고 키워봤는데 닭고기나 소고기 같은 고기류, 갖가지 생선, 배추와 시금치 같은 야채, 설탕이나 과자 같은 것도 잘 먹는다. 야생 상태에서는 작은 벌레와 풀을 먹고 산다. 곤충 중에서는 불개미를 제일 잘 먹는다. 밤나무 숲에 지네가 많이 모이는데, 이는 밤나무 뿌리 주위에 지네가 좋아하는 곤충이 많이 살기 때문이다.

지네는 5~6월에 좁쌀처럼 생긴 노란 알을 40~50개쯤 돌너덜 속에 낳는다. 이 알을 닭이 달걀을 품듯이 암컷이 발로 안고 품는다. 20일이 지나면 알이 부화해서 새끼 지네가 태어난다. 새끼 지네는 병아리가 어미 닭을 따라다니듯이 어미를 졸졸 따라다닌다. 지네는 암수를 구별하기 어렵지 않다. 발이 붉은 것이 수놈이고 노란 것은 암놈이다. 또 지네는 생명력이 지독하게 강해서 여간해서는 죽지 않는다. 3~4개월 동안 물과 먹이를 주지 않아도 죽기는커녕 몸무게도 줄어들지 않는다. 1년을 상자에 가두고 먹이를 주지 않았는데도 죽지 않았다고 말한다. 성질이 잔인해 자기들끼리 잡아먹기를 예사로 한다.

"지네란 놈은 성질이 더러워요. 배가 고프면 독 이빨로 다른 놈을 물어 마취시킨 다음, 등에 올라타서 뜯어 먹습니다. 뱀도 서로 잡아먹지 않는데, 이놈들은 뱀보다도 더 지독합니다."

지네잡이가 언제부터 있었는지는 알 수 없다. 그러나 『동의보감』이나 『향약집성방』 같은 의학책에 지네의 약성과 쓰임새를 꽤 상세하게 적어놓은 걸로 봐서는 수백 년 전에도 전문적으로 잡는 사람이 있었던 것으로 추측된다. 아마 땅꾼이나 심마니처럼 그들만의 독특한 습속이 있었을 것으로 짐작되나 그것이 어떤 것인지는 알 수 없다.

지네잡이는 돈벌이로 치면 꽤 괜찮은 작업이다. 충청도 지방에는 '지네잡이가 산에 한 번 들어가면 황소 한 마리를 번다'는 속담이 있다. 실제로 지네잡이는 지네를 잡으러 들어가기 전에 황소 한 마리를 계약해 뒀다가 한 달 동안 지네를 잡아 판 돈으로 황소값을 지급할 만큼 벌이가 좋았다. 수십 년 전만 하더라도 황소 한 마리 값은 상당한 거금이었으니 황소 한 마리를 한 달 벌어서 샀다면 꽤 인기 있는 직업이었으리라.

요즈음은 지네값이 옛날보다 더 비싼 만큼 정성열 씨 벌이도 나쁘지 않다. 지네 산란기에는 한 달 동안 열심히 잡으면 6,000~8,000 마리쯤을 잡는데, 지네 한 마리 값을 3,000원이나 4,000원씩으로 계산하면 황소 한 마리가 아니라 몇십 마리라도 살 수 있다는 얘기다. 실로 황금알을 줍는 일이라 할 만하다. 그러나 그만큼 고되고 위험하며, 사람들이 기피할 뿐만 아니라 지네가 동면하는 겨울 넉 달은 벌이가 전혀 안 되는 만큼 그렇게 좋은 직업이라고는 할 수 없다.

환갑을 넘긴 지 오래인 정성열 씨가 지네잡이를 그만두지 못하는 것은 지네를 먹고 난치병을 고친 이들이나 병고에 시달리는 이들이 소문을 듣고 끊임없이 찾아오기 때문이다. 정성열 씨가 잡은 지네로 신경통이며 관절염, 요통, 손이나 발이 저린 것 등을 고친 사람은 부지기수다. 그래서 지네를 찾는 사람이 많아도 없어서 못 줄 만큼 그가 잡은 토종 지네는 인기가 있다.

지네로 난치병을 고친 이야기

지네로 난치병을 고친 사례를 몇 가지 들어본다.

택시기사인 김철규 씨는 심한 관절염으로 발목이 부어 운전을 제대로 할 수 없었다. 병원을 몇 군데 옮겨 다니며 치료를 받았으나 차도가 없었다. 거의 포기하고 집에서 요양하던 중에 관절염에 지네가 좋다는 얘기를 듣고 정성열 씨한테 2홉짜리 지네술 다섯 병을 구해 먹었더니 자신도 모르게 깨끗하게 다 나았다.

나이 칠십이 넘은 손기복 할아버지는 한국전쟁 때 허리를 다쳐 40년 넘게 허리를 움직일 수 없을 만큼 몹시 아팠다. 허리에 염증이 생겼다고 해서 병원도 여러 군데 다니고, 좋다는 약은 다 구해 먹었으나 별 효험을 보지 못했다. 우연히 지네술이 허리 아픈 데 좋다는 얘기를 듣고 정성열 씨한테 3병을 구해 먹었더니 보름 만에 40년 앓던 요통이 깨끗하게 나았다.

50대 중년인 김희자 아주머니는 20년 전부터 손발이 저리고 혈액순환이 잘 안 되어 아무 일도 할 수 없는 상태였으나 지네술을 먹기 시작한 지 열흘 만에 아픈 증세가 모두 없어졌다. 지네술 두

병을 먹고 나은 것이다.

　이런 보기를 들자면 끝이 없다. 드물게 체질에 맞지 않아 효과를 못 본 사람도 있지만 지네가 중풍, 구안와사, 관절염, 신경통, 요통, 악성종양, 피부병 등에 아주 효과가 좋다고 그는 말한다. 그는 대개 지네를 산 채로 고량주에 담가서 판매한다. 살아 있는 지네를 고량주에 담그면 독을 하얗게 뿜으면서 죽는다. 소주에 담그는 사람도 있는데, 소주에 담그면 알코올 도수가 낮아 지네가 부패하기 쉽고, 약성도 잘 우러나지 않는다.

　그는 2홉들이 고량주 한 병에 지네 10마리를 넣어 4만 원쯤 받는다. 술에 담근 지 일주일 뒤부터 마실 수 있으며 오래된 것일수록 좋다. 맛은 약간 흙냄새가 날 뿐 먹기가 역하지는 않다. 소주잔으로 조금씩 마시면 보통 2홉들이 한 병으로 5일 먹는다. 조금 많이 먹어도 부작용은 없다. 그는 지네를 산 채로 씹어 먹은 적도 있는데, 좀 미끈미끈한 느낌만 들 뿐이지 먹을 만하다고 한다. 지네를 수숫대에다 머리와 꼬리 부분을 묶은 다음 발을 엮어 그늘에 말리는 것이 전통적인 지네 가공법이다. 예전 시골 사람은 지네를 잡으면 이렇게 발을 엮어 처마 밑에 매달아 말리곤 했다. 그러나 그는 특별히 주문을 받았을 때만 그렇게 말리고 대부분은 술에 담근다.

　한방에서는 지네는 독이 있으므로 생강을 얇게 썰어 프라이팬 밑에 깔고, 그 위에 지네를 얹고 뚜껑을 덮은 다음, 생강이 타서 연기가 날 때까지 푹 쪄서 독을 뺀다. 그러나 그는 그럴 필요가 없다고 말한다. 지네의 독 이빨과 발톱을 떼어낸 다음 산 채로 먹는 사람도 더러 있는데, 그렇게 먹어도 아무 부작용이 없다는 것이다.

지네 독을 빼지 않고 먹으면 머리가 아프다는 사람도 있으니, 이에 대해서는 더 연구가 필요하다. 지네 약성은 다양하다. 참고로 북한에서 펴낸『동의학사전』에서 지네 약성을 알아본다.

'지네는 우리나라 각지에서 나는데 황해북도에서 나는 것이 좋다. 봄부터 이른 여름 사이에 잡아 막대기에 동여매거나 끓는 물에 담가 죽인 다음 햇볕이나 건조실에 말린다. 맛은 맵고 성질은 따뜻하다. 간경에 작용한다. 풍을 없애고 경련을 멈추며 독을 푼다. 약리실험에서 진정 작용, 항경련 작용, 염증 없애기, 억균 작용 등이 밝혀졌다. 경풍, 파상풍, 경련 등에 쓰며 신경통, 관절염, 류머티즘성관절염, 얼굴 신경마비, 뱀한테 물린 데, 헌데, 연주창 등에 쓴다. 하루 0.3~1그램을 가루약, 알약, 약술 형태로 먹는다. 외용약으로 쓸 때는 가루 내 기름에 개서 바른다. 민간에서는 지네를 닭 배 속에 넣어 닭곰을 해서 보약으로 쓴다.'

지네를 약으로 쓰는 법도 여러 가지다. 지네는 닭과 상극이므로 닭과 말린 지네 300마리를 한데 넣고 푹 고아서 먹으면 요통, 신경통에 효과가 신통하다. 지네를 볶아 압착기로 눌러 기름을 짠 다음 화상, 악성종기, 피부병, 중이염, 치질, 무좀 등에 발라도 잘 낫는다. 지렁이, 전갈, 백강잠, 지네 가루를 각각 같은 양으로 섞어 먹으면 중풍, 구안와사, 신경통에 효과가 좋다. 지네는 항암 효과도 있어서 암 치료에도 쓴다. 위암, 식도암, 폐암, 유방암, 피부암, 자궁경암에 말린 지네를 하루에 2~3마리 가루 내 먹였더니, 총 유효율이 65퍼센트쯤 되었으며 완치하는 사람도 있었다.

지네 독은 산성이다. 술이나 에테르, 알칼리에 파괴되고 물로 끓여도 파괴된다. 지네에 물려 중독되었을 때는 뽕나무 뿌리껍질이나 줄기껍질, 또는 잎을 달여서 그 물을 마시면 곧 해독된다. 북한에서는 지네를 중요한 약재로 여겨 보호 동물로 지정하고, 봄철 산란기에는 잡지 못하게 하는 등 보호에 관심을 쏟고 있다. 지네가 많이 사는 곳 사방에 도랑을 파고 물을 흐르게 해 도망치지 못하게 한 다음, 구덩이를 파서 지네 먹이로 뼈나 집짐승의 똥을 흙과 섞어서 묻는다. 이런 방법으로 지네를 자연 사육해 약재로 쓴다고 한다.

정성열 씨는 지네한테 수없이 물려서 그런지 매우 건강하고 정력도 좋다. 젊은이 못지않게 산도 잘 오르내린다.

"집에 있는 날보다 산에 가 있는 날이 더 많지요. 지네를 잡으면서도 약으로 지네를 먹어본 일은 없지만 수백 번도 더 물렸으니 지네 독이 아마 좋은 약이 되었을 겁니다. 그 덕분인지 지금까지 감기 한번 앓아본 일이 없을 정도로 건강합니다. 지네를 잡다가 천둥, 번개가 요란할 때는 놀라서 내려오기도 하고, 늘 험한 산을 혼자 다녀야 하는 어려움도 있지만 앞으로 건강이 허락하는 한 계속 지네를 잡을 생각입니다. 한겨울에도 지네를 구하러 오는 사람이 있는데, 없어서 주지 못하면 가슴이 아파요."

지네잡이 정성열 씨, 오늘도 그는 먹이를 찾아 나서는 지네처럼 쇠스랑을 손에 들고 자신만이 아는 지네 휴식처를 찾아 산으로 오른다. 지네들은 그곳에 모여 있기로 약속이나 한 듯이 돌너덜 속에서 우글거리며 그를 기다리고 있다. 그 징그럽고 꺼림칙한 지네와 같이 사는 지네잡이가 있어서 난치병에 시달리는 이들이 도움을 받는 게 아니겠는가.

굼벵이는 간 질환 치료에 효과 커

정성열 씨는 지네가 겨울잠을 자는 겨울철에 하는 일이 하나 더 있다. 그것은 매미나 풍뎅이 애벌레인 굼벵이를 잡는 일이다. 굼벵이 역시 지네만큼이나 사람들이 징그럽게 여기는 벌레다. 그러나 이 굼벵이가 간경화, 간염 등 여러 가지 간병에 좋다는 소문이 나면서부터 굼벵이를 잡아서 파는 사람을 가끔 볼 수 있다. 정성열 씨는 80년대 중반에 처음으로 서울 청량리 결혼회관 앞에서 굼벵이 장사를 시작해 전국적으로 굼벵이 바람을 일으킨 장본인이다.

"시골 초가지붕이 푹 썩어서 비가 새는 곳이나 찌그러진 변소간, 빈 헛간 짚더미가 썩은 것 같은 곳을 돈 주고 삽니다. 썩은 짚을 걷어내면 그 속에 굼벵이가 우글거리는데 그것을 자루에 주워 담으면 되지요. 지네 잡으러 다니면서 썩은 초가지붕이 있는 데를 봐 두었다가 겨울철에 가서 뜯어내고 잡지요. 많이 나오는 데는 쌀부대로 네댓 개가 나옵니다."

굼벵이는 1근에 30만 원쯤 받는다. 초가지붕을 잘 만나면 몇백 근이 나오는데 그러면 굉장히 횡재한 것이다. 그러나 요즘은 초가지붕이 사라져 찾기가 쉽지 않다. 깊은 산골 마을에 어쩌다 눈에 띄일 뿐 죄다 없어져 버린 것이다. 아직 제주도에는 초가집이 제법 남아 있는 편이라서 제주도에서 굼벵이가 가장 많이 잡힌다.

굼벵이는 매미 굼벵이, 집게벌레 굼벵이, 풍뎅이 굼벵이 등 여러 종류가 있다. 대개 초가지붕 썩은 데서 잡히는 것은 참먹풍뎅이 애벌레다. 이 중에서 약효가 가장 좋은 것은 매미 굼벵이로 갖가지

간 질환에 효과가 크다. 매미는 굼벵이 상태로 땅속에서 6~7년이란 긴 세월을 지낸 뒤에 번데기가 된다. 그러고 나서 허물을 벗고 매미로 탈바꿈하는 까닭에 부활과 재생, 또는 해탈의 상징이다. 나무 수액만을 마시고 청아한 노래를 부르며 살기 때문에 미인이나 고결한 선비, 혹은 세속을 초월한 신선의 상징이 되기도 한다. 도교에서 일컫는 시해(尸解)는, 육신은 허물로 남겨두고 신선이 되어 날아가는 경지를 뜻하는데, 이를 선세(蟬蛻)란 말로 표현한다. 이는 매미가 허물을 벗듯 새로운 몸으로 변신한다는 뜻이다.

매미 허물은 선퇴(蟬退)라고 해서 간질, 백내장, 중풍, 피부병 등을 치료하는 약으로 썼고, 매미를 먹으면 목소리가 고와진다고 해서 아녀자들이 불에 구워 먹는 풍습도 있었다. 한방에서는 매미 허물을 해열, 소염, 경풍, 안면신경마비, 편도선염, 후두염, 홍역, 습진, 결막염 등에 가끔 썼다. 매미 허물은 항암 작용도 하는데 암세포 성장을 억제할 뿐만 아니라 정상 세포에는 아무런 영향을 미치지 않는다.

매미는 나무 수액을 빨아먹고 사는 까닭에 나무 기운을 가장 많이 빨아들이는 곤충이다. 오행으로 볼 때 우리 몸에서 간은 목(木)에 해당하므로 매미 굼벵이가 간병에 좋은 약이 된다. 또 영양물이 매우 풍부한 고단백 식품이기도 하다. 그러나 굼벵이는 먹기가 매우 거북하다. 달여서 먹으면 짚 썩은 듯한 냄새가 나서 여간 어려운 게 아니다.

"비위가 썩 좋은 사람이 아니면 못 먹어요. 인진쑥, 늙은 호박, 생강 다섯 쪽, 말린 밤, 대추를 같이 넣고 푹 달여 찌꺼기는 짜서 버리고 그 물만 마시는 방법이 있는데, 그러면 먹기가 좋아요. 아침

저녁으로 반 사발씩 먹는데 그것만 열심히 먹고도 간경화나 간염을 고친 사람이 많습니다."

굼벵이를 먹고 간병을 고친 사람은 많다. 그러나 체질에 따라서 효과가 별로 없는 사람도 있다. 굼벵이는 대체로 몸이 마른 사람한테 잘 듣는다.

대구에 사는 40대 남자는 간경화로 병원에서는 살아날 가망이 거의 없다는 진단을 받았다. 굼벵이가 좋다는 얘기를 듣고 정성열 씨한테 굼벵이를 구해 두 달 동안 30근을 먹고 나니 몸에 이상이 없는 것 같았다. 병원에 갔더니 다 나았다는 진단이 나왔다.

서울 노량진에 사는 40대 아주머니는 간염으로 3년 동안 고생했다. 정성열 씨한테 굼벵이 열 근을 구해다 먹었더니 몸이 건강해졌다.

정성열 씨는 굼벵이가 이처럼 간병에 확실한 효과가 있는 만큼 민간약뿐만 아니라 한방에서도 널리 이용해야 한다고 주장한다. 또 어른이나 아이의 퇴산불알에는 살아 있는 굼벵이를 바늘로 찔러 그 즙을 바르면 거짓말같이 잘 낫고, 야뇨증에도 신기한 효과가 있다.

"굼벵이를 한 해 겨울에 보통 100근쯤 잡습니다. 그러나 갈수록 초가집이 귀해져서 잡기 어려워요. 요즘은 찾는 사람도 전보다 줄었습니다. 그런데 볏짚을 쌓아놓고 가끔 물을 주기만 하면 2~3년 후에는 풍뎅이가 알을 까서 굼벵이가 많이 생겨요. 인공 양식이 얼마든지 가능하지요. 아마 앞으로는 인공 양식을 하게 될 겁니다."

지네처럼 험한 돌산을 기어오르고, 굼벵이처럼 구르며 살아가는 법을 체득한 정성열 씨. 지네가 기는 것은 용이 되어 승천하기 위함이고, 굼벵이가 구르는 것은 매미가 되어 하늘을 날기 위함이라 하였던가. 징그러운 지네, 굼벵이와 함께 살아왔지만 그의 삶은 아름답다. 뭇사람의 병을 지네와 굼벵이로 고쳐주었으니까 말이다. 비록 남들이 천시하는 일을 하고 있지만 그의 마음은 늘 정직하고 깨끗했다고 하니 하늘 아래 무엇을 부끄러워하랴.

15
박치완

면역약침요법으로 말기 암도 물리친다

"지금 우리한테 필요한 것은 신뢰할 수 있는 의술과 의약입니다. 약은 누가 먹어도 안전한 것이라야 합니다. 그런데 지금 항암제 같은 것은 모두 독극물이 아닙니까? 환자가 먹는 것을 담당 의사도 먹을 수 있어야 최소한 안전한 약이라고 할 수 있습니다. 지금 우리는 잘 알지도 못하는 서양의술을 맹신해서 의사가 배를 째라면 째고 독극물을 먹으라면 먹고 있습니다."

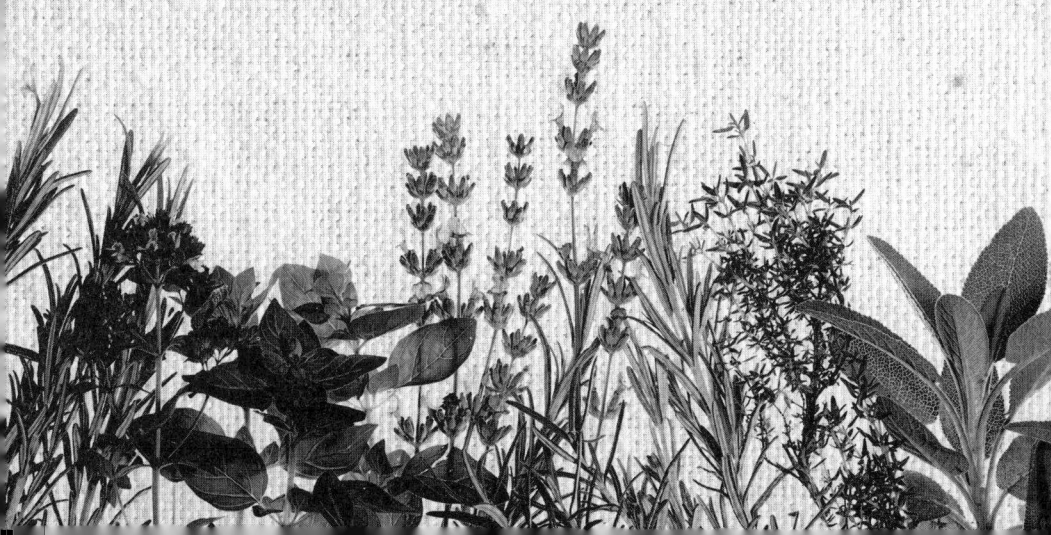

세상에 병이 있으면 그 병을 고칠 약도 어디엔가 반드시 있기 마련이다. 세상에는 불치병이란 있을 수 없는 것이기 때문이다. 그런데 요즘 세상에는 어찌 된 일인지 첨단시설을 갖춘 병원도 많고 이름난 의사도 많으며 좋다는 약도 많지만, 하찮아 보이는 병도 여간해서는 잘 고치지 못한다. 의료 기술이 눈부시게 발달하고 좋은 치료약도 무수히 개발되었지만 왜 요즘 사람의 질병은 낫지 않는 것일까? 의사는 많지만 왜 감기 하나 제대로 고치는 의사가 없고, 암, 당뇨병, 신부전증, 간경화, 백혈병 같은 난치병으로 죽어 가는 사람은 해가 갈수록 늘어만 가는 것일까?

여기 의술의 가장 근본적인 문제에 대해 오랫동안 고민했고, 또 어떻게 하면 현대인의 난치병을 고칠 수 있을까에 대해서도 깊이 연구한 젊은 한의사가 하나 있다. 서울 강남에 있는 오당한방병원 박치완 원장은 이미 경희대학교 한의과대학 시절부터 쥐약을 먹고 죽어 가는 개, 다리가 마비된 고양이, 다리가 부러진 돼지 같은 짐승을 쑥뜸이나 금침요법 등으로 치료하는 실험을 했는가 하면, 온 나라를 샅샅이 뒤지다시피 하며 이름난 명의를 찾아서는 그분의 의술을 배우고 낱낱이 검증했다. 또 잘못된 부분이라도 보이면 날카롭게 지적해 말문이 막히게 하는 등 이런 철저한 실험정신 때문에 미친 사람 취급을 받기도 한 괴짜 한의사이다.

검은 고양이건 흰 고양이건 쥐를 잘 잡는 것이 진짜 고양이라는 말대로 그는 한의학, 서양의학, 자연의학, 민간의학, 대체의학을 가리지 않고 사람 병을 고칠 수 있는 의술이 진짜 의학이라는 신념을 갖고 있다. 이렇게 그는 온갖 의술을 다 섭렵하며 노력한 끝에 이제 어떤 질병이든지 고칠 수 있다는 자신감을 얻었고, 현대인의 온갖 난치병을 고칠 수 있는 약도 개발했으며, 나름대로 독특한 의학이론을 창조하는 경지에도 이르렀다.

병을 잘 고치는 의사가 진짜 의사

"의술은 의사들을 위한 것이 아니라 환자들을 위한 것입니다. 의사가 돈을 많이 벌고 유명해지는 것은 의술의 목적이 아닙니다. 환자 병이 낫고 환자 삶의 질을 높여 주어서 환자가 만족을 느끼도록 하는 것이 의술의 궁극적인 목표입니다. 이 방법이 한의학이건 흔한 풀뿌리를 쓰는 민간요법이건 대체의학 가운데 하나이건 상관없이 병을 고칠 수 있는 의술이 가장 훌륭한 의술이고, 그런 의술이 대접받아야 합니다. 저는 지금까지 여러 의술을 섭렵했고, 그 결과 우리나라에서 자생하는 토종약초를 주재로 한 자연의학이 한의학이나 서양의학보다 현대인의 난치병이나 만성질환을 고치는 데 훨씬 더 효과가 크다는 사실을 깨달았습니다. 저는 우리 산야에서 자라는 토종약초를 연구하면서 암이나 당뇨병, 만성 장염, 만성 위염, 축농증, 간경화증, 백혈병 같은 온갖 난치병을 완치할 수 있는 실마리를 찾아냈다고 자부합니다."

그의 의술은 전통 한의학과는 다른 면이 많다. 한약재 시장에서 흔히 구할 수 있는 약초들은 거의 쓰지 않고, 자신이 산과 들을 다니면서 채취한 독특한 약초들을 쓴다. 또 보통 한의사들이 보약을 위주로 처방하는 것에 비해 그는 환자 병을 고치는 것을 목표로 하기 때문에 인삼, 녹용 같은 보약은 거의 쓰지 않는다. 전통 한의학의 관점에서 본다면 한마디로 그는 이단자이며 혁명가이다.

이단자나 혁명가의 길은 본디 가시밭길이다. 세상을 앞질러 가는 사람은 아무도 좋아하지 않는다. 주위 동료들도 그를 곱지 않은 눈으로 보고 가장 가까운 가족조차 그를 이해하지 못한다. 주위의 몰이해와 조롱, 비웃음과 싸우면서 처절한 노력을 기울여야 세상을 바꾸는 위대한 진리를 발견하는 것이다. 지금까지 인류 역사의 모든 위대한 발명과 발견은 모두 이렇게 해서 이루어진 것이다. 박치완 원장은 아직 젊은 나이임에도 불구하고 난치병을 고칠 방법을 많이 찾아냈으니, 그동안 겪은 어려움과 마음고생은 또 얼마나 컸겠는가.

"저는 제가 가진 확고한 신념 때문에 가족과 헤어지는 아픔을 겪었고, 또 대학에서 졸업하지 못할 뻔도 했습니다. 공부를 못해서가 아니라 제가 옳다고 생각하는 것을 고집한다고 해서 적잖은 비난과 핍박을 받은 것이지요. 그러나 저는 제 명예를 걸고 남한테 욕먹을 짓은 결코 하지 않았고, 앞으로도 하지 않을 것이며, 또 제가 옳다고 생각하는 일은 반드시 할 것입니다."

토종약초로 암, 당뇨병, 만성 장염 퇴치

박치완 원장은 주로 토종약초를 써서 환자를 치료한다. 함초, 겨우살이, 부처손, 찔레버섯, 꾸지뽕나무 같은 것이 그가 즐겨 쓰는 토종약초다. 특히 함초는 서해안 갯벌에서 자라는 희귀한 약초인데, 숙변 제거, 면역기능강화가 뛰어나 이를 주재로 약을 처방해 당뇨병과 만성 장염, 악성 위장병, 편도선염, 악성 변비, 편두통, 만성피로 등 병원에서 못 고치는 환자를 많이 고쳤다.

"현대인의 난치병과 만성질환은 온갖 공해로 인한 독소가 몸 안에 쌓여서 자율신경 기능이 마비되었기 때문에 생기는 병이라고 생각합니다. 음식물이나 공기, 물 같은 것에 들어 있는 독소가 온갖 질병의 원인이라고 할 수 있지요. 그래서 병을 고치려면 먼저 몸속에 있는 독을 빼내야 합니다. 그다음에는 인체의 자율신경 기능을 높이고 면역기능도 극대화해 병이 저절로 낫게 하는 것입니다. 저는 천연 해독제와 천연 면역제를 주재로 약을 처방합니다. 제가 처방한 약을 먹으면 냄새가 지독한 방귀를 많이 뀌고, 끈적끈적한 기름 같은 새까만 숙변이 밀려나옵니다. 온몸을 깨끗하게 청소하는 것과 같은 것이지요. 숙변이 다 빠지고 나면 몸은 날아갈 듯이 가벼워지고, 신체의 모든 기능이 정상으로 돌아오며, 자율신경 기능이 되살아나 병을 근본적으로 치유하는 것입니다."

그는 오랫동안 난치병 중의 최고 난치병인 암과 당뇨병을 고치는 데 가장 큰 목표를 두고 노력해 왔다. 암을 잘 고친다고 소문난 의사들을 열심히 찾아다녔고 암에 효과가 있다는 온갖 약과 치료법을 연구한 끝에, 암은 불치병이 아니라 고칠 수 있는 병이라는 자신을 갖게 됐다. 실제로 그는 암환자를 비롯해 당뇨병, 악성 관절염, 만성 장염 등 수십 년을 앓던 만성병 환자와 병원에서 치료를 포기한 환자들을 많이 고쳤다. 여러 난치병 중에서 그가 제일 자신 있게 고치는 병은 당뇨병과 만성 장염, 신경성 위염, 만성 두통, 축농증, 알레르기성비염이다. 그가 처방한 약으로 난치병을 고친 사례를 몇 가지 소개한다.

⊙ 대기업 과장인 박성철(38세, 가명) 씨는 당뇨병으로 오랫동안 고생했다. 공복 시에 혈당이 280쯤 되었으며, 몸이 늘 나른하고 기운이 없으며, 배에 가스가 차고 정신이 몽롱하며, 소화도 잘되지 않았다. 처형이 약국을 운영하고 있어서 이것저것 좋다는 약을 구해 먹었으나 별 효험이 없었다. 치료가 불가능한 병이라는 진단서를 들고 박치완 원장을 찾아갔다. 박치완 원장이 처방한 약을 복용하기 시작하자 방귀가 나오고 냄새가 심한 변이 오랫동안 나오더니 차츰 몸에 기력이 생기고 밥맛도 좋아졌다. 3개월 뒤에는 당뇨병이 완치되어 공복 시 혈당이 120 이하로 떨어졌으며, 오랫동안 약을 끊어도 재발하지 않았다. 결코 완치되지 않을 병으로 여기던 당뇨병이 완치된 것이다.

⊙ 부산에서 사업하는 이진현(44세, 가명) 씨 역시 당뇨병으로 공복 시 혈당이 280쯤 되고 합병증으로 협심증이 있었으나 박 원장이 처방한 약을 2개월 동안 복용하고는 모든 기능이 정상으로 돌아왔

다. 당뇨병은 불치병이 아니라 의사와 환자가 같이 노력하면 얼마든지 완치할 수 있는 병이라는 확신을 이 환자를 치료하면서 느꼈다.

⊙ 서울에서 사업하는 김덕호(55세, 가명) 씨는 만성 장염으로 30년 이상을 고생했다. 밀가루나 고춧가루를 먹기만 하면 배 속이 쓰리고 아파서 아예 먹지 않고 수십 년을 살았으며, 변비도 몹시 심했다. 30년 동안 이름난 의사를 찾아다녔고 좋다는 약도 먹어보았으나 별 차도가 없었다. 박 원장한테 치료받기 시작하고 1달 만에 짜장면과 고춧가루를 마음대로 먹을 수 있었다. 의사가 절대로 낫지 않을 거라고 하던 병이 1달 만에 나아 버린 것이다.

⊙ 수원에 사는 김성연(73세, 가명) 할머니는 임파선암으로 병원에서 4개월밖에 살지 못할 것이라는 판정을 받았다. 집에 와서 죽을 날만 기다리고 있던 중에 혹시나 하는 마음으로 박 원장한테 가 치료를 받았다. 치료를 시작한 지 3개월 만에 기력이 좋아지고 몸무게도 늘어났다. 병원에 가서 검사를 받아 보니 암이 완전히 나았다는 판정을 받았다. 그 뒤로 할머니는 하얗던 머리가 다시 새까맣게 변해 지금까지 건강하다.

⊙ 국악인 정숙현(36세, 가명) 씨는 허리, 유방, 자궁, 위장 등 어디 할 것 없이 온몸이 안 아픈 데가 없을 만큼 만신창이가 되었다. 이름난 의사한테 큰 수술을 네 번이나 받았고 치료도 오래 받았으나 효험이 없었다. 이틀에 한 번씩 몸살을 앓았으며, 늘 오싹오싹 한기

가 들고, 견비통도 심해 일을 제대로 할 수 없었다. 박 원장이 치료한 지 2개월 만에 온몸의 병이 완전히 나았고, 견비통도 없어졌다.

⊙ 올해 19세인 장지현 학생은 오른쪽 다리가 마비되어 2년 동안 다리를 절면서 지냈다. 온갖 유명한 병원은 다 다녔고, 중국까지 가서 치료를 받았으나 낫기는커녕 더 심해졌다. 박 원장이 침과 약으로 치료를 시작한 지 2달 만에 마비된 다리가 풀려 정상적으로 되었으며, 아랫배에 늘 가스가 차서 불편하던 증상도 없어졌다.

⊙ 주부 한현숙(51세, 가명) 씨는 편두통을 30년 동안 앓았다. 그동안 약을 한 트럭이나 될 만큼 먹었으나 두통이 낫기는커녕 갈수록 더 심해져 잠조차 잘 수 없었다. 박 원장이 처방한 약을 먹기 시작하자 새까맣고 악취가 나는 변이 엄청나게 나오더니 하루도 안 아픈 날이 없던 두통이 2개월 만에 완전히 나았으며, 몸무게도 5킬로그램이나 줄어들었다.

우리 의술을 세계에 수출하겠다

박 원장의 치료법은 자연치료법에 가깝다. 사람이 자연을 멀리 하고 자연을 학대했기 때문에 온갖 난치병에 시달린다는 것이 그의 주장이다. 그러므로 자연계에 있는 식물의 자연치유 에너지, 즉 생명 에너지를 몸속에 받아들이기만 하면 병이 나을 수밖에 없다는 것이다. 이 세상 모든 병을 고칠 수 있는 약은 반드시 자연계에 있고, 사람은 그것을 찾아내 받아들이기만 하면 병이 낫는다는 뜻이다.

그는 자연의 섭리에 따르고, 또 토종약재로 난치병을 고치는 방법을 더 깊이 연구하기 위해 '한방창조학회'라는 연구단체를 만들었고, 그 모임의 회장으로 취임했다. 뜻을 같이하는 30대 젊은 한의사 20여 명이 모여서 결성한 이 단체는 앞으로 토종약초와 여러 대안 의학을 체계적으로 연구하고, 학술 세미나도 정기적으로 개최해 학회지를 발간하는 등 다양한 활동을 벌일 계획이다.

또 그는 현재 인터넷 주치의로 난치병 클리닉을 담당하고 있는데, 하루에 2~3통씩 문의가 온다. 박 원장의 인터넷 홈페이지는 내용이 충실하게 잘 만든 것으로도 유명해 외국에서 상담하러 오기도 한다. 박 원장은 우리나라 의료제도에 대해서도 고쳐야 할 것이 많다고 주장한다. 의사가 환자를 제대로 고치지 못했을 때는 환자한테 받은 치료비 일부를 되돌려 주는, 즉 책임치료제도가 절실히 필요하다고 강조한다.

"의사가 자기가 맡은 환자를 치료했는데도 병이 낫지 않거나 환자가 만족할 만한 결과를 얻지 못하면 마땅히 책임을 져야 합니다. 또 모든 의술은 객관적으로 확인하고 검증할 수 있어야 합니다. 많은 환자가 병원에서 엄청난 돈을 쓰고도 전혀 효과를 보지 못하거나 오히려 악화된 경우도 많지 않습니까? 그럴 경우에 의사는 마땅히 환자의 고통을 분담해야 할 도의적인 책임이 있는 게 아닐까요? 저는 소비자보호단체 같은 단체와 협력해 환자의 병을 고치지 못하면 치료비를 되돌려 주는 책임치료제도 같은 것을 꼭 만들고 싶습니다."

그가 궁극적인 목표로 삼는 것은 우리 의학, 곧 토종의학의 세계화다. 우리의 뛰어난 의술과 의약을 세계에 널리 알리고, 전 세계의 난치병자를 고치며, 그리하여 의료 기술만큼은 세계적인 선진국이 되는 것이다.

"지금 우리한테 필요한 것은 신뢰할 수 있는 의술과 의약입니다. 약은 누가 먹어도 안전한 것이라야 합니다. 그런데 지금 항암제 같은 것은 모두 독극물이 아닙니까? 환자가 먹는 것을 담당 의사도 먹을 수 있어야 최소한 안전한 약이라고 할 수 있습니다. 지금 우리는 잘 알지도 못하는 서양의술을 맹신해서 의사가 배를 째라면 째고 독극물을 먹으라면 먹고 있습니다. 그러다 보니 의사를 믿을 수 없어 큰돈을 싸 짊어지고 외국으로 치료하러 가는 사람이 얼마나 많습니까. 이제 이 사람들을 다시 돌아오게 하고, 나아가서 외국 사람이 우리 의술을 믿고 우리나라로 몰려오게 해야 합니다. 저는 그것이 그렇게 어렵다고 생각하지 않습니다. 저는 온 세상의 난치병을 고칠 수 있는 약과 방법이 우리나라에 있다고 믿습니다."

면역약침요법으로 말기 암환자 치료

박치완 원장은 말기 암환자를 주로 면역약침요법으로 치료한다. 면역약침요법이란 인체의 자연치유력, 곧 면역기능을 강화시켜 주는 천연물질을 암이 있는 부위나 경혈에 주사하면 암 덩어리가 괴사해 고름으로 변하고, 그것이 몸 밖으로 빠져나오게 하는 방법이다. 약침 원료가 되는 천연물질은 주로 여러 약초 씨앗에서 추출한 기름 성분이며, 이 기름 성분은 종양 덩어리를 괴사시키고 인체의 면역력을 키워 암을 스스로 물리치게 한다.

그는 10년이 넘는 세월을 어떻게 하면 말기 암을 치료할 수 있을까 하는 고민으로 보냈다. 아무도 인정하지 않는 암 치료법을 연구하면서 조롱과 비웃음을 당한 일도 적지 않았고, 경제적인 문제나 정신적인 문제로 받은 고통도 적지 않았다. 그러나 이제는 말기 암을 고칠 수 있겠다는 확신을 얻었고, 또 말기 암환자 여러 명을 고친 경험도 있다.

그는 말기 암을 고칠 모든 가능성을 열어 두고, 5천 가지 이상이나 되는 약초를 하나하나 실험하고 연구한 결과, 마침내 암 치료에 효과가 있는 치료약과 치료법을 찾아냈다. 첨단과학은 우리가 손댈 수 없을 만큼 먼 곳에 있기 때문에 자연에서 암을 치유할 수 있는 물질을 찾으려고 애썼고, 자연계에는 수백만 종의 식물과 동물, 곤충, 광물질이 있었던 것이다.

그는 오랜 방황과 좌절, 연구, 실험, 고민 끝에 암 치료에 효과가 있는 물질을 몇 가지 찾아냈다. 그가 찾아낸 암 치료약은 몇 가지 식물 씨앗에서 추출한 기름 성분이다. 식물 씨앗은 생명력의 덩어리다. 씨앗에는 강력한 생기가 감추어져 있고 생기는 곧 면역력이다. 이 면역력은 식물 씨앗의 씨눈에 고도로 농축되어 있다. 야생식물 씨앗에 들어 있는 기름과 정유 성분에는 암세포를 비롯해 온갖 병원균을 죽일 수 있는 물질이 들어 있다. 도토리 한 알에 거대한 참나무가 되는 능력이 잠재되어 있지 않은가. 키가 100미터가 넘고 둘레도 30미터가 넘는 거대한 나무인 세쿼이아도 자세히 보지 않으면 눈에 보이지 않을 정도로 작은 씨앗에서 시작된 것이다.

식물 생명은 씨앗에 있고, 씨앗 생명은 씨눈에 있다. 이 씨눈에는 씨앗이 싹이 터서 자라는 데 필요한 모든 영양, 그리고 생명을 지키는 데 필요한 면역물질이나 방어물질이 들어 있다. 그는 이 면역물질이나 방어물질이 암을 완벽하게 억제할 수 있다고 보고, 식물 씨눈에서 추출한 물질이야말로 가장 훌륭한 면역 부활제며 암 치료약이라고 생각한 것이다. 그래서 그는 오랜 기간에 걸쳐 우리나라에서 자라는 식물은 말할 것도 없고 외국 여러 나라에서 자라는 식물까지 광범위하게 수집하고 연구해 암세포를 억제하는 물질을 찾아냈다.

하지만 그는 이 물질을 섭취하는 것만으로는 암을 고칠 수 없다고 생각했다. 어떻게 하면 효과적으로 이 물질을 종양 부위까지 침투시킬 것인가를 고심한 끝에, 약침요법이 제일 좋을 것이라는 확신을 얻었다. 약침요법이란 식물 씨앗에서 추출한 면역증강물질을 주사기로 종양 부위나 경혈 부위에 주입해 환자 면역력을 높이고 암세포를 줄이는 방법이다. 그는 이 치료법을 면역약침요법이라고 불렀다.

면역약침요법과 함께 보조요법으로 천연식물에서 추출한 탕제와 쑥뜸요법을 쓴다. 천연식물에서 추출한 탕제는 환자 체력을 늘리고, 소화 기능을 좋게 하며, 통증을 줄여 주는 등의 작용을 한다. 쑥뜸은 통증을 줄이고 면역력을 길러 준다. 면역약침요법에 쓰는 물질은 항암제나 방사선 같은 것과는 달리 인체에서 특별한 부작용을 일으키지 않는다. 식물에서 추출한 천연물질은 사람이 인위적으로 합성한 물질보다 훨씬 안전하고 부작용은 거의 없다. 사람 목숨을 위협하는 독성물질 대부분은 사람이 합성한 화학물질이다. 항암제, 제초제, 살충제와 같이 생체에 치명적인 피해를 주는 물질은 사람이 합성한 인공물질이지 천연물질이 아니다. 사람은 자연의 한 부분이며 당연히 자연에서 얻은 천연물질로 병을 치료해야 하는 것이다.

그는 면역약침요법으로 말기 암환자 수백 명을 치료해 그중의 상당수가 치유되거나 호전되었고, 아니면 생존 기간이 훨씬 연장되는 결과를 얻었다.

🍃 면역력을 높이면 암이 낫는다

말기 암에서 회복하고 있는 환자들을 보면 몇 가지 공통적인 반응이 나타난다. 그것은 면역체계와 암세포의 싸움으로 인한 발열과 오한, 그리고 환부 상처를 통해 엄청나게 나오는 고름, 백혈구가 증가하는 것 등이다. 즉 면역약침요법으로 치료받는 환자는 열이 심하게 나고 오한이 들며 고름이 나오고, 혈액검사에서 백혈구 수치가 많아지면 치유될 가능성이 높아지는 것이다. 그래서 치료하면서부터 환자는 맥이 빠지고 밥맛이 없어지고 오슬오슬 춥고 열과 땀이 나는 등의 증세가 나타난다. 며칠 동안 열과 땀이 심하게 난 뒤에는 주사를 맞은 부위나 종양에서 가까운 피부 표면이 벌겋게 부어오른다. 며칠이 더 지나면 부어오른 부위가 욱신욱신 쑤시고 아프면서 곪는다. 시간이 더 지나면 곪은 부위가 터져서 깊게

파이고, 고름이나 진물이 흘러나온다. 내장 속에 있던 암 덩어리가 괴사해 고름으로 빠져나오는 것이다.

종양 크기가 클수록 고름이 많이 나오는데, 3~4개월 동안 엄청난 양의 고름이 빠져나오기도 한다. 이 고름은 냄새가 지독하게 나서 다른 사람은 가까이 갈 수 없을 정도이다. 고름 종류와 모양도 다양하다. 누런 것도 있고 시커먼 것도 있으며 푸른빛이 나는 것도 있고 쌀뜨물처럼 하얀 것도 있다. 진물 형태의 고름도 있고 덩어리진 고름도 있다.

고름으로 변한 종양이 약침 주사를 맞은 부위로만 빠져나오는 것은 아니다. 면역약침 주사를 맞은 환자 대부분은 심한 악취가 나는 방귀가 많이 나오고, 대변도 많이 본다. 어떤 사람은 몸 전체에서 나쁜 냄새가 심하게 나서 다른 사람이 가까이 갈 수 없는 경우도 있다. 이런 현상은 장에 있던 숙변, 나쁜 가스 같은 온갖 독소가 면역기능이 되살아나면서 몸 밖으로 배출되기 때문이다. 어떤 사람은 소변도 몹시 탁해지고 심한 악취가 나기도 한다.

상처 부위가 욱신욱신 쑤시고 오한이 나며, 고름이 많이 나올 때가 환자들이 가장 고통스러울 때다. 몇몇 환자는 이때 괴로움을 견디지 못해 치료를 포기하기도 한다. 그러나 이 고통은 암 말기에 나타나는 통증이나 항암 치료 부작용으로 인한 고통보다 심하지는 않다. 고름이나 진물이 나오고, 악취가 심한 대변을 많이 보고 나면 환자의 전반적인 상태는 좋아지기 시작한다. 입맛이 좋아지고 기운이 나며 통증이 줄어들고 기침을 하지 않으며, 복수가 차 있는 환자는 차츰 빠지는 등 여러 호전 반응이 나타나기 시작한다.

고름이나 진물 같은 것이 다 빠져나오고 나면 환부가 아물고 새살도 돋아나서 파인 부분은 메워진다. 새살이 돋아나오면 치료가 거의 끝난 것이다. 종양이 있던 부위에서 가까운 피부에 가벼운 흉터를 남기고 암세포는 사라져 버리는 것이다. 이런 여러 현상은 현대 면역학에서 말하는 면역반응과 정확히 일치한다. 면역이 살아나거나 활성화할 때 열이 나고 통증이 생기며 밥맛이 떨어지고 식은땀이 나는 등의 현상이 나타난다.

말기 암환자에게 약침 치료를 시행해 위에서 말한 반응 가운데 하나가 하루 만에 나타나면 앞으로 얼마쯤 뒤에 암 덩어리가 고름으로 바뀌어 녹아 나오거나 성장이 멎는지를 정확하게 예측할 수 있다. 면역이 강화되어 나타나는 여러 반응을 살펴보면서 일관성 있게, 또 체계적으로 치료할 수 있으며, 그 예후도 추정할 수 있다.

면역약침요법은 통증으로 암을 치료하는 방법이다. 열로써 열병을 다스리고, 고통으로써 더 큰 아픔을 이기게 하는 것이다. 작은 질병을 앓게 해 큰 병을 이기게 하는 것, 이것이 면역약침요법의 핵심이다.

면역약침요법 치료 사례

다음은 면역약침요법으로 치료해 말기 암이 치유되거나 상태가 크게 호전된 환자들에 대한 기록이다. 암은 치유하기 어려운 질병이고, 더구나 말기 암에서 회복하는 사례는 세계적으로도 몹시 드물다. 그러므로 이 기록은 세계에서도 그 유례를 찾아보기 어려운 희귀한 기록이다. 그 하나하나가 기적이라고 할 수 있을 만큼 놀라운 것이다. 그러나 이것은 결코 기적이 아니라 면역약침요법을 사용해 얻은 당연한 결과물이다.

또 큰 병을 앓았던 환자들은 자기가 앓은 병을 가능하면 빨리 잊고 싶어 한다. 그런 분한테 전화하거나 찾아가 당신 암이 정말로 나았느냐며 따지는 것은 매우 실례가 될 뿐만 아니라 스트레스를 주는 일이다. 그래서 이 기록은 더 소중한 것이다.

목숨이 며칠 남지 않은 말기 암환자는 어떤 치료법으로도 완치가 어렵다. 그러나 인체의 면역력을 키워서 갖가지 암을 치료하는 이 치료법은 수술이나 항암제, 방사선요법 같은 서양의학 치료법보다 치료 효율이 월등하게 높은 것임이 틀림없다. 면역약침요법이 앞으로 암 치료에 널리 적용될 것이며, 큰 성과 또한 거둘 것으로 믿어 의심치 않는다.

⊙ 서정식(44세), 간암 말기

2000년 봄, 그는 삼성의료원에서 3개월밖에 살 수 없다는 판정을 받았다. 암이 간에서 시작해 부신으로 전이되었다는 것이다. 3개월 뒤에 복수가 차면서 죽을 것이라고 해서 모든 병원 치료를 포기하고 면역약침요법으로 치료받기 시작했다. 약침요법으로 치료받는 동안 옆구리에 염증이 크게 생기고 통증도 심했으며, 악취가 심한 고름도 많이 나왔다. 3개월 뒤에 염증이 아물고 병원에서 정밀검사를 받아 보니, 삼성의료원 내과 과장이 깜짝 놀라면서 어디서 어떤 치료를 받았는지 모르겠지만 암이 크게 줄었다고 말했다.

컴퓨터단층촬영으로도 종양 크기가 현저하게 줄어든 것을 확인할 수 있었다. 현재 암으로 인한 증상은 완전히 없어졌고, 기력도 많이 회복해서 그만두었던 사업을 다시 시작했다. 혼자 차를 운전하거나 밤늦게까지 일하는 등 조금 무리해도 크게 피로를 느끼지 않았다.

⊙ 이태휘(62세), 후두암 말기

갑자기 목소리가 나오지 않아 근처에 있는 이비인후과에 가서 검사를 받아 보니, 후두 부분에 암일지도 모르는 덩어리가 있다면서 큰 병원으로 가 정밀검사를 받으라고 권했다. 한양대학병원에서 검사를 받아 보니, 후두암이라는 판정이 나왔다. 절제수술을 하기로 하고 날짜를 잡아 두었으나 성대를 수술하면 말을 못한다는 게 두려워 수술하지 않고 고칠 방법을 찾던 중에 면역약침요법을 알게 되었다.

치료를 맡았던 이비인후과 한증엽 원장이 면역약침요법으로 치료받을 것을 권해서 치료를 시작했다. 그러나 오당한방병원에는 후두와 성대에 약을 투여할 기구가 없어서 면역약침 원료를 이비인후과로 보내 그곳 의사가 환자한테 직접 시술하도록 했다.

2달 정도 치료하니 얼굴빛이 매우 건강해졌고, 서양의학적인 검사에서 암 덩어리가 반으로 줄어든 것으로 나타났으며, 목소리도 정상적으로 낼 수 있었다. 환자는 수술하지 않고 암을 치료했을 뿐만 아니라 목소리도 잃지 않아 몹시 기뻐했다.

4개월 뒤 후두 내시경으로 진단해 본 결과, 종양이 90퍼센트 이상 줄어든 것으로 나타났다. 그 후 서울대학교 의과대학 성명훈 교수가 진단했는데, 조직검사를 할 부위조차 암이 사라졌다면서 면역약침요법의 치료 효과를 인정하며 치료법을 자세히 물었다. 양·한방 협진으로 환자를 치료한 모범적인 사례라고 할 수 있다.

⊙ 송부돌(53세), 위암

삼성병원과 백병원에서 심한 위궤양을 동반한 위암이라는 판정을 받았다. 삼성병원과 백병원 의사는 반드시 수술해야 한다고 했으나 주위에서 수술이나 항암제 치료는 부작용이 몹시 크다고 해서 수술을 거부했다.

수술하지 않고 암을 고치는 곳을 찾아다니다가 면역약침요법에 대한 소문을 듣고 찾아갔다. 면역약침요법으로 치료를 시작한 지 3개월이 지나자 새벽만 되면 극심하던 위장 통증이 없어졌다. 기력도 예전 상태로 회복되었으며 음식도 마음대로 먹을 수 있었다. 집에서 가까운 곳에 있는 종합병원에서 검사를 받아 본 결과, 암과 궤양이 완전히 없어진 것으로 나타났다.

⊙ 주재영(38세), 골수이형성증후군

골수이형성증후군(MDS) 환자로 이 병이 더 진행되면 백혈병이 될 가능성이 매우 높다. 몸은 물에 적신 솜처럼 축 늘어지고, 피곤해서 늘 누워서만 지내고, 혈소판이 몹시 부족해 정기적으로 수혈을 받아야 했다. 골수이식을 하지 않으면 목숨이 위험하다고 해서 7,000만 원이나 드는 골수이식을 준비하고 있었다.

면역약침요법으로 2달 정도 치료했더니 악취가 심하게 나는 새까만 대변이 많이 나왔고, 혈소판 수치가 정상으로 올라가고, 피로감도 사라졌으며, 식욕이 좋아지는 등 병으로 인한 모든 증상이 개선되거나 없어졌다. 환자 자신도 면역약침요법의 치료결과에 매우 만족했다.

⊙ 김기형(52세), 간암 말기

2000년 3월, 제천병원에서 간에 3센티미터 크기인 암 덩어리가 3개 있다는 진단을 받았다. 수술할 수 없다고 해서 몇 달 동안 여러 방법으로 치료해 보았으나 별 효과가 없었고, 날이 갈수록 증상은 더 심해졌다. 며칠에 한 번씩 피를 토하고 복수가 차며 피가 모자라서 수혈도 수시로 받아야 했다. 그런 중에 면역약침요법으로 말기 간암을 고칠 수 있다는 소문을 듣고 갔다.

그러나 상태가 너무 위중해 아무도 호전되거나 나을 것으로는 기대하지 않았다. 누가 보더라도 며칠밖에 살지 못할 것으로 보였다. 환자는 말할 것도 없고 환자 가족들까지 완전히 체념하고 있는 상태에서 치료를 시작했다. 그때가 2000년 8월 무렵이었다.

2달가량 면역약침요법으로 치료했더니 상처 부위에서 악취가 심하게 나는 고름이 많이 나왔다. 대변과 소변에서도 심한 악취가 났으며, 그 양도 평소보다 몇 배나 많았다. 그 뒤부터 피를 토하지 않았고, 복수가 빠졌으며, 수혈하지 않아도 되었고, 음식도 잘 먹을 수 있었다. 차츰 모든 증상이 호전되어 간암으로 인한 어떤 증상도 나타나지 않고 있다.

⊙ 이문규(48세), 직장암 말기

1993년 직장암에 걸려 세브란스병원에서 항문은 막아 버리고 옆구리에 인공항문을 다는 절제수술을 받았다. 그러나 암이 재발해 방사선 치료를 30회 받았으나 별로 효과가 없었다. 병원에서는 6개월에서 3년 정도밖에 살 수 없다는 진단을 내렸다.

항암단이라는 약을 오랫동안 복용했으나 별 효과가 없었고, 아랫다리 부분에도 통증이 날이 갈수록 심해져 진통제를 복용해도 멎지 않았다.

면역약침요법으로 한 달가량 치료받고 나자 상처 부위에서 악취가 심하게 나는 고름이 나오기 시작했다. 대변과 소변에서도 심한 악취가 났다. 그러나 통증은 차츰 없어지고 몸 상태도 호전되었다. 그 뒤 진통제를 끊어도 통증은 느껴지지 않았으며 기력이 늘어나는 등 몸 상태가 좋아졌다.

⊙ 전정수(58세), 위암 말기

암이 위에서 시작해 복막까지 전이된 경우이다. 술을 몹시 좋아해 매일 소주를 1병씩 30년 동안 마신 것이 가장 큰 원인으로 생각했다. 2000년 5월, 중앙병원에서 6개월밖에 살 수 없다는 선고를 받았고, 항암 치료를 3번 받았으나 수술은 불가능한 상태였다.

면역약침요법으로 치료를 시작한 지 1달 만에 상처 부위에서 고름이 나오기 시작했다. 그 뒤로 상태가 많이 좋아져 1년 이상 생존하고 있다. 담당 병원인 김정문내과의원에서도 면역약침요법의 치료 효과를 인정했다.

⊙ 박동훈(36세), 폐암, 기관지확장증

등산을 하거나 빨리 걸으면 숨이 몹시 차 병원에서 검사를 받아 보니, 폐암으로 진단이 나왔다. 당뇨병과 기관지확장증을 앓은 지도 오래되었다. 병원 검사에서는 폐에 지름 2센티미터 정도 되는 암 덩어리가 있는 것으로 나타났다.

4개월 동안 면역약침요법으로 치료받았다. 치료받는 동안 상처 부위가 헐고 고름이 많이 났으며 통증도 심했다. 그러나 폐암으로 인한 증상이 차츰 없어지고, 4개월 뒤에는 마음대로 산을 오르내려도 숨이 차지 않았다. 기관지확장증과 당뇨병으로 인한 증상도 차츰 없어졌다. 4개월 동안 치료한 뒤에 병원에서 컴퓨터단층촬영을 했더니, 암 덩어리가 더 이상 자리지 않는 것으로 나타났다.

⊙ 이혜순(48세), 유방암

현재 미국에 살고 있으며, 결혼하기 전에는 간호사였고, 남편은 서울대학교 공과대학을 졸업한 학자다. 서양의학으로는 결코 유방암을 완치할 수 없다는 것을 알았고, 더 나은 치료법을 찾아다니다가 면역약침요법에 대한 소문을 듣고 찾아갔다.

1999년 5월부터 4개월가량 면역약침요법으로 치료받았고, 환부에서 고름이 매우 많이 나왔다. 그 뒤로 유방에 있던 종양 덩어리가 차츰 사라지고, 몸 상태도 매우 좋아졌다. 현재는 거의 완치 단계에 이른 것으로 보인다.

⊙ 김경희(24세), 췌장암 말기

부산 메리놀병원에서 췌장암 말기 판정을 받고는 바로 수술했다. 그러나 병원에서는 췌장암은 틀림없이 재발하는 특성이 있기 때문에 1년을 넘기기 어려울 거라고 했다.

2달 동안 면역약침요법으로 치료받고는 암 수치(tumor marker)인 CA 19-9가 정상 수준으로 회복되었으며, 건강 상태도 좋아졌다. 병원에서 1년밖에 살 수 없다고 했으나 2년이 지난 지금까지 건강하게 살고 있으며, 머지않아 완치에 이를 것으로 보인다.

⊙ 신의재(62세), 전립선암 말기

국내 굴지의 대기업 간부로 병원에서 전립선암 말기라는 진단을 받았다. 국내에서 고칠 방법이 없으면 미국으로 가 치료받을 예정이었다. 면역약침요법으로 몇 달간 치료받은 뒤, 삼성병원에서 컴퓨터단층촬영을 해보니 암이 크게 줄어든 것으로 판명되었다.

⊙ 이순옥(43세), 유방암

종합병원에서 유방암이라는 진단을 받았다. 면역약침요법으로 치료받는 동안 유방에서 고름이 많이 나오고, 냄새가 심하게 나는 방귀와 소변, 그리고 누런 빛깔의 냉도 많이 나왔다. 그 후로 기력을 회복했고 암으로 인한 모든 증상도 사라졌다.

⊙ 최남진(36세), 흑색종 말기

얼굴 부위에 흑색 암종이 생겼는데, 병원에서 고칠 수 없다는 판정을 받았다. 면역약침요법으로 치료받는 동안 환부에서 악취가 심한 고름이 나왔다. 그 뒤로 암종이 차츰 줄어들고 있는 것을 눈으로 확인할 수 있었다.

⊙ 조명순(76세), 신장암 말기

2000년 2월, 삼성병원에서는 신장과 자궁에서 암이 발생해 방광으로 전이한 것으로 판단했다. 몸이 몹시 피로하고 하혈이 심해 검사를 받아 보니, 신장암 말기라는 판정이 나왔다. 하복부 통증이 몹시 심하고 병원에서는 2개월 이상 살지 못할 것이라고 했다.

2000년 3월부터 면역약침요법으로 치료를 시작했더니 차츰 몸이 회복되어 암으로 인한 증상은 거의 나타나지 않았다. 통증이 몹시 심했으나 가족들도 놀랄 정도로 건강이 호전되었고, 지금까지 아무런 불편 없이 정상적으로 생활하고 있다.

2001년 5월, 보건복지부에서 근무하는 자녀한테 전화가 왔는데, 암은 줄어든 상태이며 식사도 잘하고 매우 건강하게 지낸다면서 고맙다는 말을 전했다.

⊙ 이미화(44세), 위암 말기

1997년에 위암 3기로 진단받고 절제수술한 환자이다. 1999년 12월에 재발해 난소까지 전이된 것으로 나타났고, 수술하려고 배를 절개했다가 암이 너무 넓게 퍼져 있어서 제거하지 못하고 그대로 덮어버렸다.

면역약침요법으로 치료받는 동안 배에서 심한 냄새가 나는 고름이 나왔고, 치료를 시작한 지 6개월 뒤부터 상태가 차츰 호전되어 지금은 별 무리 없이 생활하고 있다. 양방병원에서 판정내린 것보다는 훨씬 오래, 또 건강하게 살 것으로 보인다.

⊙ 이양우(44세), 유방암, 폐암, 골반암

유방에서 암이 발생해 차츰 온몸으로 퍼진 경우이다. 수술, 항암제, 방사선 치료를 여러 차례 받았으나 거의 효과가 없었고, 오히려 폐, 골반 등으로도 옮겨가서 온몸은 만신창이가 된 상태였다. 원자력병원에서는 6개월밖에 살 수 없다는 진단을 내렸다. 똑바로 누워서 왼쪽 다리를 들지도 못하고, 걸음도 제대로 걷지 못했다.

3개월 동안 면역약침요법으로 치료받은 뒤 병원에서 혈액검사를 받아 보니 암 수치가 거의 정상인에 가깝도록 회복되었다. 지금은 마음대로 뛰어다닐 정도로 건강을 회복했을 뿐만 아니라 집안일을 해도 몸에 이상을 느끼지 못하고 있다. 6개월밖에 살 수 없다는 사람이 2년 6개월이 지난 지금까지도 건강하다.

⊙ 방연옥(42세), 흑색종 말기

흑색종으로 종합병원에서 보름밖에 살 수 없다는 진단을 받았다. 그러나 2달가량 면역약침요법으로 치료받고 나서는 건강을 되찾아 시골로 내려갔다. 보름밖에 살지 못할 것이라고 했지만, 1년 6개월이 지난 지금은 경남 하동에서 농사지으며 건강하게 살고 있다.

⊙ 김정숙(42세), 유방암 말기, 폐암

양방병원에서 암이 유방에서 생겨 폐로 전이된 것으로 밝혀졌다. 면역약침요법으로 치료하니 유방에서 고름이 매우 많이 나왔다. 4기 말 암환자가 1년 반이 지난 지금까지 생존하고 있다.

⊙ 윤정자(43세), 신장암 말기

병원에서 신장암 말기로 판정을 받았는데 조직검사를 하기도 어려운 환자였다. 2달 동안 혈뇨가 심하게 나오고 몸도 몹시 피로하며 허리도 아프고 생리 불순도 심했다. 면역약침요법으로 치료한 뒤 피로가 사라지고, 극심하던 두통도 한결 가벼워졌다. 윗배가 답답하고 아프던 증상도 없어졌으며, 생리도 고르게 나왔고, 치질도 거의 나았다. 2달 뒤에 초음파검사를 해본 결과, 암이 완전히 사라진 것으로 나타났다. 그러나 담당 병원에서는 약침 효과를 인정하지 않고 처음에 진단을 잘못한 경우라고 주장했다.

⊙ 조삼락(35세), 자궁암

하혈이 심하고 생리통이 있으며 변비가 있고 허리와 어깨가 몹시 아프며, 간혹 호흡곤란 증상도 심하게 나타났다. 삼성제일병원에서 조직검사를 받아 보니 자궁에 덩어리가 있는 것으로 나타났다. 담당 의사는 암으로 확진하고 자궁내막암 2기 정도로 추정했다.

면역약침요법으로 1달 정도 치료받고 나자 얼굴빛이 좋아지고, 하혈, 생리통, 요통, 견비통, 호흡곤란 등의 증세가 사라졌으며 온몸이 건강하게 되었다. 성가병원에서 검사를 받아 보니 암이 없어진 것으로 나타났다.

⊙ 정성화(68세), 간암 말기

B형간염이 간경화를 거쳐 간암으로 진전된 경우이다. 항암 치료를 2번 정도 받았으며, 색전술 시술도 2번 정도 받았으나 호전되기는커녕 더 악화되었다. 면역약침요법으로 2달가량 치료하고는 식사를 보통 사람처럼 할 수 있었고, 알파태아단백(AFP) 수치가 떨어졌으며, 전반적인 건강 상태가 호전되었다.

⊙ 신기춘(56세), 위암 말기

위암 말기로 진단받았고, 1999년 10월에 위암이 갑자기 터져서 터진 부위만 봉합하는 수술을 했다. 항암 치료를 13번이나 받았으나 간으로 전이되었고, 간에서 지름 2센티미터 크기의 암이 자라기 시작해 간암 말기 상태가 되었다. 그러나 환자는 자신이 간암 말기인지 모르고 있었다. 밥은 먹지 못하고 간신히 죽을 먹으며, 통증이 심해 마약 진통제를 복용하고 있는 중이었다.

면역약침요법으로 치료하던 중에 약침을 맞은 부위에서 고름이 매우 많이 나왔지만, 통증은 줄어들고 몸 상태도 호전되었다. 이를 상계백병원 원장은 대단히 신기하게 여기며 암 덩어리가 녹아서 나왔다는 것을 인정했다.

⊙ 이영옥(40세), 유방암

2001년 1월 15일, 중앙병원에서 2기 말로 추정되는 암종을 오른쪽 유방에서 발견했다. 의사는 수술을 권했으나 거부하고 식이요법으로 치료를 시작했다. 그러나 상태가 더 나빠져서 5월 11일부터 면역약침요법으로 치료받기 시작했다. 초기 유방암 환자라서 그런지 치료를 시작한 지 보름 만에 암 덩어리가 반 이상 녹아 나왔고, 크기도 현저히 줄어들어 전반적인 상태가 좋아졌다.

⊙ 한종석(39세), 간암 말기

2000년 6월, 성모병원에서 간암으로 진단받고 색전술 시술을 4번이나 받았고, 2달 뒤에는 암이 척추뼈로도 전이된 경우이다. 4기 말 암환자로 방사선 치료를 10번 정도 받고 나서 암이 관해(觀解)된 것으로 나타났으나 다시 오른쪽 갈비뼈에 암이 전이된 것으로 나타났다. B형간염에서 간암으로 진전된 경우이며, 술을 좋아해 소주를 하루에 1병씩 마셨다. 그는 서점을 운영하고 있으며 평소에는 요통이 심했다.

면역약침요법으로 치료를 시작한 지 며칠 지나지 않은 2001년 4월 2일 무렵부터 요통이 현저하게 줄어들었으며, 그 뒤로 악취가 심하게 나는 대변과 소변이 1달 이상 나왔다. 컴퓨터단층촬영 결과 암은 성장이 정지된 것으로 나타났으며, 전반적인 건강 상태도 좋아졌다.

⊙ 천달원(69세), 하인두암

2000년 1월 세브란스병원에서 하인두암으로 진단받았고, 의사는 수술을 권했으나 수술하면 말을 못할 거라고 해서 수술을 거부했다. 음식물을 삼키기조차 어려웠으나 민간요법으로 복어알을 3개월 동안 복용하고 나서는 음식물을 삼킬 정도로 호전되었다. 2001년 1월부터는 하인두암 부위 외부 목에서 손바닥만 한 붉은 덩어리가 돌출되어서 목을 돌릴 수조차 없었다. 순천향병원에서 1차 항암 치료를 받고 나서는 병원 치료를 포기했다.

3월 말부터 2달가량 면역약침요법으로 치료받았다. 냄새가 심하게 나는 대변과 소변, 방귀도 많이 나오고, 목 부분 종양 부위에서는 피고름이 쏟아져 나왔다. 그 뒤로 목 부위 종양 덩어리가 눈에 띄게 줄어들었고, 목을 마음대로 움직일 수 있었다.

⊙ 박준배(55세), 폐암 말기

1999년 11월 성모병원과 세브란스병원에서 수술이 불가능한 폐암 말기로 판정받았고, 항암 치료 6번, 방사선 치료 1개월을 받았으나 오히려 악화되었다. 목숨이 3개월밖에 남지 않았다는 선고를 받고 나서 면역약침요법으로 치료를 시작했다. 1달 동안 악취가 심하게 나는 방귀와 대변이 많이 나왔고, 가래 또한 많이 나왔다. 그 후로 전반적인 몸 상태가 좋아졌다.

〈언론보도 1〉
"후두암 말기 환자가 수술하지 않고 완치되다."

후두암 말기 환자가 수술하지 않고 완치되었는데, 후두암 말기 환자한테는 더없이 반가운 소식이 아닐 수 없다. 이는 오당한방병원의 면역약침요법과 한증엽이비인후과의 양·한방 협진을 통해 이루어낸 개가이다.

서울 성동구 금호동에 사는 이태휘 씨는 담배도 피우지 않고 술도 거의 마시지 않는 건전한 생활 습관으로 살아왔다. 그러나 작년 봄에 별 이유 없이 목소리가 잠기기 시작하면서 목에 이상을 느꼈다. 그는 동네에 있는 한증엽이비인후과를 찾았다.

한증엽 원장은 그를 한양대학병원으로 보내며 정밀검사를 받으라고 했고, 검사결과 말기 암으로 나타났다. 수술하는 것밖에는 다른 도리가 없다고 해서 1달 뒤에 수술하기로 했다. 그러나 수술하면 말을 못한다고 해서 암담한 마음으로 한증엽 원장을 찾아가 목소리를 잃지 않고 병을 고칠 수 있는 방법은 없느냐고 물었다. 아무것도 하지 않고 수술만을 기다리는 것보다 그동안 다른 방법을 찾아보고 싶다며 무슨 좋은 치료법이 있으면 가르쳐 달라고 졸랐다.

한 원장은 주로 말기 암환자를 치료하고 있는 오당한방병원의 박치완 원장과 전부터 알고 지내던 터라서 오당한방병원에서 약침요법을 받아 보면 어떻겠냐고 권했다. 이태휘 씨는 수술하지 않고 고칠 수 있다면 무엇이든지 하겠다는 생각으로 1달 동안 오당한방병원에서 복부에 약침 치료를 받았다. 1달 동안 약침 치료를 받았지만 이태휘 씨는 별 반응을 느끼지 못했다. 그러나 종양 부위를 내시경으로 관찰한 한중엽 원장은 채취한 암 조직이 매우 부드러워진 것을 보고 깜짝 놀랐다. 약침요법이 효과를 발휘한 것이 틀림없었다.

"한참을 망설였습니다. 이대로 기다리다 수술을 받게 할 것인가, 아니면 약침요법으로 계속 치료받게 할 것인가. 결국 수술하지 않고 약침요법으로 치료받게 하기로 결정했습니다. 암 덩어리가 자라지 않고 부드러워진 것을 보고는 수술하지 않고 고칠 수 있다는 희망이 보이는 것 같았습니다. 저로서는 매우 어려운 결정이었지요."

한중엽 원장은 약침요법으로 치료하는 것이 좋겠다고 해서 이태휘 씨의 승낙을 얻었고, 오당한방병원에서 2000년 7월부터 약침과 약침 재료를 가져다가 환자한테 주사했다.

"8월 중순쯤 되니까 목소리가 트이기 시작하더군요. 내시경검사 결과 암 덩어리 때문에 가려졌던 성대가 형체를 드러내기 시작했습니다. 뚜렷한 효과가 나타나는 것을 보고 완치될 것이라는 확신을 가졌습니다. 그 무렵 의약분업 때문에 의료계가 시끄러워 수술 날짜가 잡혔더라도 수술을 제때에 할 수 없을 것 같아서 약침요법에 한번 의지해 보았던 것인데, 놀랍게도 엄청난 효과가 나타났습니다. 이태휘 씨한테는 큰 행운이었습니다. 약침 치료를 시작한 지 5개월이 지난 12월에 내시경으로 관찰해 보니 종양의 95퍼센트 이상이 사라졌습니다."

한중엽 원장은 서양의학을 전공한 의사인 까닭에 대체요법을 그다지 신뢰하지 않는 편이었다. 그런데 이번에는 자신이 직접 약침요법으로 환자를 치료했으니 그 효과를 믿지 않을 수 없었다.

"제가 직접 시술하고 확인했습니다. 어떻게 믿지 않을 수 있겠습니까. 후두암 말기 환자가 목소리를 잃지 않고 암을 제거한 것은 처음 있는 일이었습니다. 환자를 7개월 동안 관찰한 결과 체중이 늘어나고 몸이 가벼워지는 등 신체상 변화도 두드러지게 호전되었습니다. 처음 이태휘 씨를 보았을 때 있던 암은 90퍼센트 이상 소멸되었고, 머지않아 완치될 것이 틀림없어 보입니다."

이태휘 씨도 다 나았다면서 이제 자신은 후두암 환자가 아니라고 했다.

"후두암으로 진단받았을 때는 말도 못하고 음식도 먹지 못했는데, 오당한방병원의 약침요법에 따라 경혈 부위에 약침을 맞고 뜸을 뜬 뒤부터 목소리가 터지고 음식도 먹을 수 있게 되었습니다. 숨이 차는 증상도 없어지고 몸도 한결 가벼워졌습니다."

한증엽 원장은 약침 치료법에 대해 서양의학계에서 여러 이견을 내세울 것 같기는 하지만, 자신은 약침요법이야말로 말기 암을 완치시킬 가능성이 가장 높은, 세계적인 치료법이 될 것이라고 했다.

"수술과 항암제, 방사선요법을 위주로 하는 미국식 암 치료법은 이미 그 한계에 도달했다고 볼 수 있습니다. 앞으로 더 나은 치료법이 나올 것이라는 희망도 없어 보입니다. 항암제요법은 빈혈이나 체력의 급격한 저하, 탈모 등의 부작용이 심하지만 약침요법은 거의 부작용 없이 암을 완치할 수 있습니다. 의사 임무가 어떤 방법으로든지 환자를 살려야 하는 것인데, 이 방법이 옳다, 아니다, 저 방법이 옳다, 하고 자기주장만 하고 있어서야 되겠습니까? 검은 고양이건 흰 고양이건 쥐만 잘 잡으면 된다는 말대로 서양의학이건 동양의학이건 암을 잘 고치기만 하면 저는 그 방법을 따를 준비가 되어 있습니다. 앞으로 양·한방이 서로 힘을 합쳐 암 치료에 도전한다면 얼마든지 좋은 치료법을 찾아낼 수 있을 것입니다."

한증엽 원장은 후두암으로 고생하는 환자들한테 절제수술을 하지 말고 약침으로 치료하기를 간곡히 권한다. 후두암에 걸려 후두 절제수술을 해서 그 후유증으로 고생하다가 목숨을 잃은 사람이 적잖다. 이태휘 씨 사례는 수술하지 않고 말기 후두암을 완치한 최초의 사례로 기록될 것이다.

한증엽 원장의 양심적이고 용기 있는 자세도 의료인들한테 시사하는 바가 크다. 한증엽 원장에 바라는 대로 양·한방 협진체계가 하루빨리 이루어져서 말기 암환자가 암의 고통과 공포에서 벗어나 새로운 삶을 살아갈 수 있도록 '환자 중심의 의료문화'가 이 땅에 정착해야 할 것이다.

〈언론보도 2〉
"말기 암은 고칠 수 있다."

최고 의료 선진국이라고 하는 미국에서는 해마다 56만 명 이상이, 이웃 일본에서는 20만 명 이상의 말기 암환자가 모르핀을 맞다가 죽어 간다. 말기 암환자 거의 100퍼센트는 사망한다. 우리나라에서도 한 해에 암환자가 18만 명씩 발생하는 것으로 보고되었다.

최근 말기 암을 고치거나 호전시키고, 생명을 연장하거나 통증

없이 편안하게 임종을 맞게 하는 사례가 늘어나고 있는데, 이런 사례를 깊이 있게 취재해 하나하나 그 효과를 검증해 볼 예정이다. 말기 암환자 75퍼센트 정도는 모르핀에 의지해 목숨을 부지하다가 죽어 간다. 그러나 모르핀을 전혀 쓰지 않고 말기 암환자를 치료하는 곳이 있다.

오당한방병원에서는 말기 암환자한테 모르핀을 쓰지 않으며, 모르핀을 쓰던 환자한테는 모르핀을 끊게 한다. 4기 말인 암환자가 모르핀을 쓰지 않고도 통증이 나타나지 않았으며, 또 세계 어느 병원보다 오랜 생존율을 보이고 있었다. 또 서양의학으로 치료하면 거의 모두 사망하는 3기 암환자도 대수술이나 항암제, 방사선요법 등으로 치료하지 않으며, 나이가 매우 많은 경우가 아니라면 절반 이상이 양방병원에서 치료받는 것보다 훨씬 오래 생존한다. 게다가 부작용도 거의 없다시피 하다.

암을 조기에 발견하면 10퍼센트쯤은 5년간 생존할 수 있고, 2기나 3기에 발견하면 1~2퍼센트쯤은 5년간 살아 있을 수 있으며, 4기 환자는 100퍼센트 목숨을 잃는 것이 전문가들의 견해다. 그렇다면 오당한방병원에서는 어떤 방법으로 말기 암환자를 치유하고 목숨을 연장시키는 것일까.

서울 성동구 금호동에 사는 이태휘 씨는 후두암으로 진단받고 수술 날짜를 기다리던 중에 다른 치료를 한번 찾아봐야겠다는 생각이 들어 오당한방병원으로 갔다. 이태휘 씨는 종양이 성대를 잠식해 목소리를 낼 수 없고 음식도 삼키기 어려운 상태였다. 이 환자한테 박치완 원장은 1달 동안 복부에 약침을 놓았다. 이때까지 환자한테는 별 반응이 없었다.

그러나 이 환자가 근처에 있는 한증엽이비인후과에 가서 내시경검사를 받은 결과, 암 조직이 상당히 부드러워졌다는 판정이 나왔다. 이태휘 씨는 수술을 뒤로 미루고 약침 치료를 더 받기로 했다. 2000년 5월부터 본격적으로 약침 치료를 받기 시작했고, 약침은 놓기가 쉽지 않은 종양 부위에 직접 맞았다. 8월 중순쯤 되자 이태휘 씨 목소리가 트이기 시작했다. 내시경검사를 받아 보니 암 덩어리가 잠식했던 성대가 그 형체를 드러낸 것으로 나타났다. 한증엽 원장은 약침 치료에 자신을 갖고 치료를 계속했다. 12월이 되자 암의 95퍼센트 이상이 없어졌다.

서양의사인 한증엽 원장은 약침 효과를 믿지 않을 수 없었다. 자신이 직접 치료에 참가했고 내시경으로 직접 확인했기 때문이다. 후두암 말기 환자가 목소리를 잃지 않고 암 덩어리를 제거했다는 것은 서양의학 관점에서 볼 때 있을 수 없는 일이었다. 7개월 동안 치료로 이태휘 씨 암은 90퍼센트 이상이 사라졌다.

환자 자신도 암이 완전히 치유된 것 같다고 했으며, 암으로 인한 어떤 증상도 나타나지 않았다고 했다. 한증엽 원장은 서울대학병원에서 찍은 이태휘 씨 컴퓨터단층촬영 필름을 보관하고 있는데, 이것은 말기 후두암을 수술하지 않고 고친 최초의 증거가 될 것이다. 현재 이태휘 씨는 보통 사람과 똑같이 자연스럽게 대화를 나눌 수 있는데, 과거에 후두암 환자였다는 어떤 흔적도 남아 있지 않다.

고양시 행신동에 사는 서정석 씨도 간암 말기였는데 오당한방병원에서 약침 치료로 귀중한 목숨을 건진 사람이다. 40대인 그는

2000년 봄, 삼성의료원에서 간암이 부신까지 전이되었으며 복수가 차 3개월 뒤에 사망할 것이라는 날벼락 같은 선고를 받았다. 이후 서양의학 치료를 거부하고 오당한방병원에서 치료받기 시작했다. 처음 치료할 때 종양 지수인 알파태아단백(AFP)은 4,200인 것으로 나타났으나 7개월 동안 치료받고 나서는 2,800으로 떨어졌다. 7개월 동안 치료받을 때는 고통이 컸지만, 반드시 겪어야 할 과정이라는 생각으로 참고 견뎌냈다. 약침요법 통증이 너무 심해 치료를 그만두려고 했을 때, 컴퓨터단층촬영에서 암세포가 줄어들고 종양 수치도 떨어지는 결과가 나오자 용기를 내 계속 치료했던 것이다.

박치완 오당한방병원 원장은 이에 대해 면역력이 떨어지는 것은 그만큼 생명력이 줄어든다는 뜻이며, 약침요법은 면역 기능, 곧 인체 생명력을 키우는 치료법이라고 말했다. 서정석 씨는 2001년 봄에 완치되어 새로운 계획을 세우는 데 몰두하고 있고, 암을 앓은 흔적처럼 남아 있는 작은 덩어리는 색전술로 치료할지를 검토 중이라고 했다.

또 다른 암환자인 김경희 씨도 최근 서울대학병원에서 태어난 이래로 가장 반갑고 기쁜 소식을 들었다. 췌장암이 완전히 없어졌다는 판정을 받았고, 지옥 같은 투병 생활에서 벗어나 이제 새로운 삶을 시작할 수 있게 된 것이다.

"사과만 하던 암 덩어리가 완전히 없어졌고 통증도 없어졌습니다. 이제 정말 그 지긋지긋한 암에서 완전히 벗어난 것 같습니다."

김경희 씨는 직장에 출근하는 길에 갑자기 배가 아파 가까운 병원으로 가 위내시경검사를 받았으나 별다른 이상이 발견되지 않았다. 김경희 씨 어머니는 딸이 평소에도 윗배가 자주 아프다고 하는 것을 보고 체질이 이상해서 그런 줄로만 알고 있었다. 큰 병원으로 옮겨서 자세한 검사를 받았더니 췌장암이라는 청천벽력 같은 판정이 나왔다. 의사는 췌장에 종양이 있을 뿐만 아니라 그 위로 7~8센티미터까지 전이된 것 같다고 말했다.

병원 검사를 믿을 수 없어서 김경희 씨는 서울대학병원에서 다시 검사를 받아 보았으나 결과는 마찬가지였다. 아직 젊은 나이에 목숨을 잃어야 한다고 생각하니 참담할 뿐이었다. 서울대학병원에서는 절제수술을 권했고, 수술 날짜가 확정될 때까지 응급실에서 통증을 참으며 기다리는 수밖에 없었다.

"부산 메리놀병원에서는 3일 동안을 기다려도 암이라고 하지 않고 진성 종양 비슷한 것이라고만 했어요. 그게 암이 될 수도 있고 되지 않을 수도 있다고 하더군요. 수술하고 나서 조직검사를 하더니 그날 오후에 바로 퇴원하라고 하더군요. 조직검사결과가 어떻게 나왔느냐고 물어도 대답하지 않고 알아보고 알려 주겠다고 했습니다. 나중에 보호자를 불러 놓고는 췌장암이라고 설명하는 거였어요. 저는 그 말에 충격을 받았습니다. 외과에서 수술하고 내과로 옮겨 항암약물치료를 받았습니다. 의사는 췌장암은 1년 정도밖에 살 수 없을 거라고 했습니다. 항암 치료를 여러 날 받으면서 이것이 완치를 목적으로 하는 게 아니라는 사실도 알게 되었습니다. 그리고 항암제나 수술로는 암을 고칠 수 없다는 것도 병원 안에 있는 다른 암환자들을 보고 알게 되었습니다. 그럴 바에야 고통스럽고 부작용이 심한 항암제 치료를 받지 말고 한방이나 식이요법으로 병을 이겨내겠다고 결심하게 됐습니다. 항암제를 써도 위암은 30퍼센트 정도가 5년 동안 생존할 수 있지만, 췌장암은 10퍼센트 밖에 생존할 가능성이 없다고 하더군요. 또 항암제를 맞으면 암세포를 죽이는 것이 아니라 멀쩡한 세포들만 죽이는 것이라는 생각이 들어 다른 치료법을 찾기 시작했습니다."

김경희 씨와 부모는 가장 나은 치료법이 어떤 것인지를 백방으로 알아보기 시작했고, 그중에서 언뜻 머리에 떠오른 것이 언젠가 텔레비전에 출연해 말기 암을 고칠 수 있다고 주장한 오당한방병원 박치완 원장이었다. 김경희 씨 부모는 아들에게 인터넷으로 오당한방병원 연락처를 알아보라고 해서는 박 원장을 찾아갔다. 김경희 씨 어머니는 그때 상황을 이렇게 말했다.

"오당한방병원 박치완 원장은 환자가 젊으니까 빨리 나을 수 있다고 했습니다. 항암 치료를 거부하고 오당한방병원으로 갈 것인가를 두고 고민하다가 나을 수 있는 데를 가야 할 게 아니냐는 아들의 의견에 따라 오당한방병원에서 치료하기로 결정했습니다."

오당한방병원에서 치료하는 것도 쉽지 않았다. 암이 열을 싫어한다고 해서 체온을 40도로 높이니 엄청난 고통이 따를 수밖에 없었다. 항암제 치료를 받는 것만큼이나 고통이 심했다. 김경희 씨는 차라리 치료를 포기하고 싶었다.

"이대로 치료를 계속 받다가는 죽을 것 같았습니다. 다시 부산으로 가자고 어머니한테 눈물로 호소했습니다. 어머니는 반드시 이겨내야 한다, 이겨낼 자신이 없으면 한강으로 가서 같이 빠져 죽자고 하시더군요. 다행스럽게도 2달쯤 지나자 통증이 줄어들고 몸도 약간 좋아지는 것 같았습니다. 아, 이제 고비를 넘긴 모양이구나, 하는 안도감이 들었습니다. 암 덩어리가 은행 크기만 해도 죽는다고 하는데, 주먹만 한 암 덩어리가 없어진 것은 기적이라는 말로밖에는 표현할 수 없습니다. 더 신기한 것은 전이된 암도 깨끗하게 사라졌다는 것입니다."

오당한방병원 의료기록부에는 김경희 씨에 대해 '췌장암 말기로 부산 메리놀병원에서 수술을 받았지만 췌장암 특성상 1년을 살기 어렵다고 판단한 환자임. 2달 치료로 암 수치가 일반인 수준으로 떨어졌음. 앞으로 오랫동안 완치 상태가 지속할 것으로 보임'이라고 적혀 있다.

58세인 전정수 씨는 위암의 고통에서 벗어나 이제 활기찬 삶을 살고 있다. 아들과 손자, 그리고 병 수발을 해준 아내에게 둘러싸여 날마다 생활이 즐겁고 행복하다. 죽음을 딛고 일어섰기에 하루하루가 더 기쁘고 보람될 수밖에 없는 것이다. 그는 오당한방병원을 찾아가지 않았더라면 벌써 저세상 사람이 되었을 것이라며 누구한테나 이야기한다. 현재 그는 여느 사람보다 표정이 밝고 건강해 보인다.

전정수 씨가 위암 판정을 받은 것은 2000년 5월이었다. 동네 병원에서는 큰 병원으로 가 자세한 검사를 받아 보라고 해서 중앙병원으로 가 검사를 받았더니, 이미 위암 말기로 6개월밖에 살 수 없다는 것으로 판정이 났다. 그러나 가족들은 그 사실을 숨기고 있다가 한참 뒤에야 알려 주었다.

"병원에서 고치는지 못 고치는지 말을 안 해주니 답답하더군요. 그저 시키는 대로 항암제만 열심히 먹었습니다. 살아야 한다는 일

넘으로 극심한 고통과 부작용을 이를 악물고 참았습니다. 항암제는 정말 무서운 약이더군요. 머리털과 손톱, 발톱이 다 빠져버렸습니다. 구토가 나서 물도 한 모금 마실 수 없었습니다. 안락사라는 것이 얼마나 좋은 것인가를 그때 절실하게 느꼈습니다. 3개월 동안 극심한 고통을 견디며 참았으나 컴퓨터단층촬영 결과 오히려 암이 더 커진 것으로 나왔습니다. 통증은 날이 갈수록 더 심해지고, 몸은 뼈만 남도록 바싹 마르고, 이렇게 죽음 일보 직전에서도 꼭 살아야 한다, 하늘이 무너져도 반드시 살아날 구멍은 있을 것이다, 하는 생각만이 의식을 지배했습니다. 그런 중에 오당한방병원이란 곳에서는 수술하지 않고 암을 치료한다고 해서 소용없는 항암제 치료만 받을 것이 아니라 치료법을 한번 바꿔 보기로 했습니다. 약침을 맞고 쑥뜸을 겸해 치료하면서 차츰 몸이 호전되는 것을 느꼈습니다. 4개월 동안 치료하고 나자 이제는 틀림없이 나을 수 있겠구나 하는 확신이 생겼습니다."

그는 4개월 동안 오당한방병원에서 치료받은 뒤 날이 갈수록 건강 상태가 좋아졌다. 현재는 병원에 가는 일 없이 집에서 『동의보감』 같은 의학책을 읽고 위암이나 난치병에 좋다는 식이요법이나 민간요법으로 더 건강한 몸을 만드는 데 노력하고 있다.

그의 집에는 어성초나 삼백초 같은 여러 약초가 널려 있다. 그는 암은 화학요법이 아닌 자연요법으로 고쳐야 치유가 가능하다고 주장한다.

"중앙병원에서 1천만 원 넘는 돈을 썼지만 낫기는커녕 더 악화되기만 했어요. 제가 병을 통해 느낀 것은 어떤 난치병이든지 자연요법으로 고칠 수 있다는 것입니다. 그런데 많은 사람이 서양의학을 맹신하고 있다가 억울하게 목숨을 잃는 것이 너무 안타깝습니다."

전정수 씨에 대해 오당한방병원 의료기록부에는 다음과 같이 적혀 있다.

'위암 말기로 복막까지 전이된 상태에서 내원했음. 30년 동안 날마다 소주를 1병씩 마신 것이 암의 원인인 것으로 사료됨. 2000년 5월에 중앙병원에서 6개월밖에 살 수 없는 것으로 판정받았음. 약침 치료 2개월 만에 완치 단계에 이름.'

또 다른 암환자인 서정원 씨는 상태가 몹시 나빴으나 오당한방병원 치료로 목숨을 건졌다. 그는 3년 전에 식도암으로 절제수술을 받았고, 13번이나 항암 치료를 받았으나 상태는 더 악화되었다. 암이 임파선으로 전이된 것이다. 연세대학교 세브란스병원에서는 조금 더 지켜보자고 했으나 그는 가만히 앉아서 죽기만을 기다릴 수 없었다.

그는 오당한방병원에 관한 신문 기사를 보고 박 원장을 찾아갔다. 박 원장은 완치될 가능성이 전혀 없는 것은 아니니 한번 치료해 보자고 했다. 약침 치료는 몹시 힘들고 고통스러웠지만 15일이 지나자 뚜렷하게 병이 호전되었다. 왼쪽 목 부위에 튀어나와 있던 종양 덩어리가 보름 만에 반쯤 줄어드는, 거짓말 같은 효과가 나타난 것이다.

오른쪽 목에 달걀만 한 암 덩어리와 왼쪽에 포도송이만 한 암 덩어리가 있었으나 1차 약침요법으로 왼쪽 암 덩어리는 소실되고, 2차로 오른쪽 암 덩어리를 치료하고 있는데 상당히 호전되었다. 박치완 원장도 이는 매우 고무적인 현상이라고 말했다.

서정원 씨는 직장에 출근해 업무를 보고 나서 오후에 치료받을 정도로 호전되었고, 회사에서도 도움과 관심을 보이고 있다고 한다. 서정원 씨 아들도 아버지가 치료를 시작한 지 보름 만에 암 덩어리가 크게 줄어드는 것을 보고 놀랐으며, 틀림없이 완치될 것으로 믿는다고 했다.

위암 말기 환자인 68세 박윤배 씨는 오당한방병원에서 2달 동안 치료했고, 이제는 거의 완치 단계에 접어든 것으로 보고 있다. 항암 치료를 받을 때 극심한 고통을 겪었으나 이제 모든 증상이 호전되고 있기 때문이다.

"위암 말기로 진단받고 중앙병원에서 항암 치료를 했으나 머리털이 빠지고 구토가 심하게 나는 등 부작용이 심했습니다. 그런데 오당한방병원에서 치료하면서부터 보통 사람과 다름없이 음식을 먹을 수 있게 되었고, 암으로 인한 여러 증상도 없어졌습니다. 지금은 오당한방병원에서 권하는 대로 식이요법을 열심히 실시하고 있는데, 반드시 나을 것 같은 기분이 듭니다."

박윤배 씨는 시골에서 평생을 농사지으며 살아온 사람이다. 그의 딸인 박홍숙 씨는 아버지가 위암으로 판정받았을 때는 하늘이 무너지는 것 같았으나 천만다행으로 오당한방병원에서 치료받게 되어 한시름 놓았다면서 박 원장에게 고마움을 표시했다.

지금까지 말기 암에서 살아난 환자들을 취재하면서 가능한 한 취재원을 괴롭히거나 명예를 훼손시키지 않는 범위에서 인터뷰하려고 노력했음을 밝혀 둔다. 다만 취재 과정에서 사실 그대로 밝힐 것을 요구하는 분에 한해서만 기사를 실었다.

두 번 다시 떠올리기 싫은 고통의 순간과 체험 사례를 솔직하게 밝혀서 말기 암환자한테 한 가닥 희망과 용기를 갖게 해준 분들께 감사를 드린다. 이 기록을 읽고 더욱 많은 말기 암환자가 건강을 회복하게 되기를 간절히 바란다.

16
윤상철

기공의술의 대가

"약, 침구, 기공, 이 세 가지 치료법은 옛날부터 있던 건데 기공 치료법만 대가 끊겼어. 그걸 내가 찾아 정리한 거지."

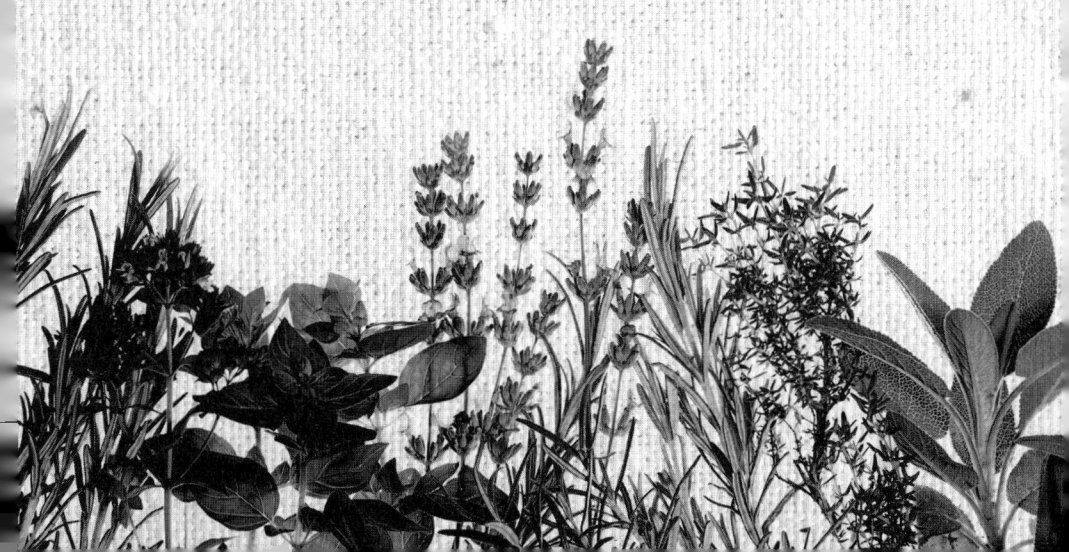

맨몸으로 하늘을 날고, 손으로 바위를 쪼개며, 비와 바람과 구름을 일으키고, 천릿길을 한순간에 오갈 뿐만 아니라 영원히 늙지도 죽지도 않는, 신선이나 도인의 세계에서나 가능한 초능력! 옛날이야기나 무협소설에 나오는, 천지 만물 인간사를 떡 주무르듯 한다는 이 '만능 인간'은 과연 존재할 수 있는 것일까?

우리가 사는 이 세계는 우리가 느끼지 못하는 엄청난 힘으로 가득 차 있다. 해와 달과 별의 정확하고 질서 정연한 움직임, 한 치도 틀림이 없는 계절의 변화, 초목의 성장, 바람과 구름과 폭풍, 번개와 지진, 화산폭발 등 우주 만물의 생성과 변화는 눈에 보이지 않는 원리와 법칙과 힘으로 움직이고 있는 것이다.

그렇다면 이 경이롭고 광대무변한 힘의 근원은 무엇일까. 바람을 일으키는 힘, 비를 오게 하는 힘은 어디서 오는가. 도토리 한 개가 거대한 참나무로 자라게 하는 힘은 대체 어디에 숨어 있는 것일까. 수천 년 전에 땅속에 묻힌 연꽃 씨앗 하나가 오늘날까지 살아서 꽃을 피우게 하는 힘, 그 엄청난 생명력의 근원은 어디서 오는 것일까?

우리 조상들은 온 우주에 가득 차 있는, 상상할 수 없을 만큼 크고 신비로우며 영적인 힘을 기(氣)라고 불렀다. 천지 만물은 제각기 보이지 않는 기의 운용으로 인해 생성하고 변화하고 소멸하는 것으로 생각한 것이다. 그래서 이 기야말로 생명의 신비와 우주의 비밀을 풀 수 있는 열쇠라고 믿었다. 자연계에 존재하는 모든 사물은 나름대로 고유의 기를 지니고 있으며, 이 기를 운용하는 법칙과 원리도 있다. 이 기의 운용에 따라 사물은 생성하고 성장하며 변화하고 소멸한다. 따라서 이 기를 마음대로 조정할 수 있다면 만물을 마음대로 할 수 있는 신통력이 생기게 된다.

만약에 사람이 하늘과 땅 사이에 충만한 기를 마음대로 활용할 수 있다면, 하늘을 날고 바위를 가르는 초능력자가 될 수 있으며, 백만 대군을 혼자서 물리치는 신통력도 발휘할 수 있으며, 죽어 가는 사람을 살려낼 수도 있으며, 무병장수 영생불멸하는 방법을 알 수도 있을 것이다. 이처럼 우주와 자연에 충만한 기, 곧 에너지를 운용하는 기술, 이 천인합일(天人合一)의 초능력자가 될 수 있는 기술을 우리는 기공(氣功)이라 부른다.

우리나라에도 기공을 연구하는 사람이 적지 않다. 기공으로 무술을 연마하는 사람, 병자를 고치는 사람, 예술을 하는 사람, 예지력이나 투시력을 키우는 사람 등 특이한 능력을 얻으려는 온갖 부류의 기공인이 있다. 기공은 종류도 다양하고 방법도 각양각색이다. 중국에서 들여온 것도 있고 스스로 창안했다는 것도 있는데, 모든 기공인은 다 자기네 기공법이 가장 우수하다고 주장한다. 그러나 기공법의 진수를 터득한 기공인은 많지 않다.

기공의술의 대부

한국생기기공도협회(韓國生氣氣功道協會) 윤상철(尹相哲) 원장. 윤 원장은 기공술을 인술(仁術)에 활용해 현대의학으로 해결하기 어려운 중풍, 간경화, 고혈압, 당뇨병, 뇌성마비, 무혈성괴사증, 척수마비, 갑상샘종, 정신 질환 등 난치병자를 무수히 치료했으며, 또 기공의술을 누구든지 쉽게 배우고 활용할 수 있도록 체계화해서 수많은 제자를 길러 내기도 한 기공의술의 명인이다.

서울에 있는 한국생기기공도협회 본부를 찾아갔다. 윤 원장은 일흔의 나이에도 오십 대쯤으로 젊어 보였고 약간 근엄하면서도 온화한 인상을 풍겼다. 넓은 이마와 말쑥한 차림새, 의연한 태도에서 기공의 대가라든가 신비한 능력자라기보다는 기품 있고 세련된 신사 분위기를 풍겼다.

"현명한 우리 선조들은 병원에 가거나 약을 지어 먹는 것과는 다른, 차원 높고 효과가 뛰어난 종합적이고 실용적인 건강장수법을 창안해 후세에 전해 주었습니다. 인체 내의 기를 활용해 병을 치료하고 몸을 튼튼하게 하는 기공건강법은 수천 년 동안 실험과 연구를 거쳐 이루어진, 실로 완벽한 건강법이라고 할 수 있지요. 기공법으로 환골탈태해 신선이 되는 것은 아무나 할 수 있는 것이 아니지만, 건강을 지키고 질병을 고치는 것은 누구라도 할 수 있습니다."

기공계의 권위자로 알려진 윤상철 원장은 1927년 서울에서 났다. 일찍부터 국방의 의무와 공직 생활에 뜻을 둬서 육군사관학교와 육군대학교를 졸업하고, 동국대학교 학생군사교육단(ROTC) 단장, 국방대학원 교수, 국가안전보장회의 정책기획실장 등 여러 공직에서 일했다. 공직 생활을 마치고는 실버마인드콘트롤교육원, 한국초능력시술연구회, 한국심리치료회 등을 운영하며 오랫동안 정신력 개발 운동에 힘썼다.

윤 원장이 생기기공요법에 몰두하게 된 것은 실로 우연한 계기에서였다. 오랜 공직 생활을 그만두고 30년 동안 나름대로 연구해 오던 마인드콘트롤법 보급에 애쓰던 1975년 무렵, 서울 근교에 있는 한 암자에서 참선하던 중 홀연히 기공법의 원리를 깨닫게 된 것이다. 그 무렵은 우리나라에서 기공이란 단어조차 모를 때였다. 벼락처럼 한순간에 기공의 원리를 홀연히 깨닫고 병을 고치는 능력이 생겨났다는 것이다.

"천이지지(天以之知)랄까. 머릿속에서 오래 생각하고 고민하고 있던 것이 저절로 나왔어. 깊은 명상에 잠겨 있으면 선천적으로 있던 능력이 순간적으로 나오는 법이지."

홀연히 기공 능력을 얻게 된 그는 곳곳을 돌아다니면서 기공 능력을 시험했다. 과연 기공의술의 힘은 신비로웠다. 중풍, 간경화, 당뇨병 같은 난치병이 거짓말처럼 나았다. 그는 이 놀라운 의료법을 널리 알려야겠다는 결심으로 체계화하는 일에 몰두했다. 지금은 기공을 모르는 사람이 없을 정도지만 20년 전에는 기공을 아는 사람을 만나기 어려웠다. 그는 기공의 불모지나 다름없는 우리나라에 기공요법의 씨앗을 심은 것이다. 스님, 목사, 신부, 수녀 등 기공에 관심을 둔 종교인과 한의사, 약사, 침구사, 주부, 학생 등 기공을 배우려는 사람에게 기공 치료법을 가르쳐 수천의 제자를 길러

내고 수많은 병자를 치료했다.

"중풍을 고친 것만도 수천은 될 거요. 중풍은 세 가지 형태가 있는데 기공 말고는 뚜렷한 치료법이 없어. 중풍으로 몸이 마비되면 마비된 쪽 기가 완전히 막혀버리는데, 그걸 무슨 수로 뚫어 놓겠나. 기공밖에 없어요. 우리나라에서 나만큼 중풍 많이 고친 사람도 드물 거요."

기공의 발상지는 우리나라

또 한 가지 그가 관심을 쏟은 분야는 기공의 기원을 찾아내고 기공 용어를 정립해 체계화하는 일이었다. 기공이 중국에서 크게 발전하고 국민 건강법으로 선풍적인 인기를 끌어서 본디 중국에서 생겨난 것으로 생각하기 쉽지만 기공이 처음 생겨난 곳은 우리나라였다는 것이 그의 주장이다.

"기공의 발상지는 우리나라지 중국이 아니야. 기공이 중국에서 나왔다고 하는 건 사대주의 발상에서 나왔지."

그는 옛 문헌을 섭렵해서 기공의 기원을 밝혔다. 그에 따르면 기공의 기원은 신시 시대부터 비롯된다. 신시 시대 때 우리나라는 세계 제일의 문명국이었다. 기공에 대한 암시적인 기록이 처음 나온 것은 신시 시대 제5대 임금인 태우의 환웅(太虞儀 桓雄, 기원전 3512년) 때다. 일십당(一十堂) 이맥(李陌)이라는 사람이 지어 묶은『태백일사(太白逸史)』'신시본기(神市本紀)' 제3편에 이런 기록이 있다.

'태우의 환웅이 계셨으니 사람들한테 가르치시기를 반드시 묵

념하여 마음을 맑게 하고 조식보정(調息保精)하게 하니 이것이야말로 장생구시(長生久視)의 술(術)이다.'

이 글귀에서 '조식보정, 장생구시의 술', 즉 숨을 고르게 하고 정기를 보존하는, 오래 살게 하는 술법 속에 기공의술이 반드시 포함되었으리라는 것이 그의 주장이다. 기공을 비롯해 우리 민족 고유의 도(道)와 술법을 집대성하고 체계화한 것은 신시 시대 제14대 임금인 치우천황 때다.

치우천황 때 자부선생(紫府先生)이라는 천문과 지리에 통달하고 도덕이 고상하며 공중으로 날아오르기도 하고 땅을 주름잡는 등 신령스러운 도를 터득한 분이 있었다. 이 자부선생은 『삼황내문(三皇內文)』이라는 책을 지어 치우천황께 바쳤다. 그 책은 우리 민족 고유의 정신수련법, 건강장수법이 모두 담긴 경전과 같은 것이다.

그 무렵 치우천황은 중국의 전설적 제왕인 황제와 전쟁하는 중이었다. 그러나 황제의 군사들은 구름과 바람을 일으키고 갑옷과 투구로 무장하고 구리 머리와 쇠 이마(銅頭鐵額)를 한 치우천황의 군사들을 도저히 당해낼 수 없었다. 황제는 전쟁에서 번번이 패하자 화친을 청하러 치우천황을 만나러 가던 중에 자부선생의 명성을 듣고 그를 먼저 찾아갔다. 자부선생은 황제에게 『삼황내문』을 주며 '이 책을 읽고 마음을 다스려 다시는 무모한 싸움을 일으키지 마라.'라고 가르쳤다. 이 부분에 대해 중국의 갈홍(葛弘)은 『포박자(抱朴子)』에 이렇게 기록했다.

'옛날에 황제 헌원(軒轅)이 있었다. 그가 동쪽으로 청구에 이르

러 풍산을 지나 자부선생을 뵙고 『삼황내문』을 받아 이를 가지고 만 가지 신을 불러서 부렸다.'

자부선생한테 『삼황내문』을 받은 황제는 그 책 내용 가운데 중요한 부분을 둘로 나누어 후세에 전했다. 그 하나는 노자에게 이어져 도교의 바탕이 되었고, 다른 하나는 동양 최고의 의학책으로 일컬어지는 『황제내경』이 되었다.

『삼황내문』은 녹서(鹿書)로 씌어 있으며 모두 3편으로 되어 있다고 하는데, 『도덕경』이나 『황제내경』은 어느 부분을 기초로 해서 썼는지는 알 수가 없다. 다만 『삼황내문』은 우리 민족 최고의 경전인 『천부경』과 『삼일신고』를 근거로 해서 나온 것이라는 사실이다. 『천부경』은 그 뒤로 수천 년 동안 동양 문화권에서 정신세계는 물론 의학, 무술 등을 지배하는 근본 철학과 가르침이 되었다.

이와 같은 기록을 훑어보지 않더라도 예로부터 우리나라는 신선술(神仙術)이 발달한 나라이며 불로초와 선약(仙藥)이 있는 나라로 일컬어 왔음을 알 수 있다. 중국 단학의 시조로 꼽는 위백양(魏伯陽)이 장백산, 곧 백두산에 가서 어떤 진인을 만나 연단술을 배웠다는 것 등 중국 옛 기록에는 중국 도사들이 우리나라에 와서 양생법이나 단학을 배워갔다는 기록이 무수히 많다.

기공은 신시 시대부터 고유의 민족 신앙이자 수련법으로 발전되었고, 꾸준히 이어져 내려와서는 신라 때 화랑도정신의 바탕이 되었다. 고구려 때도 기공술이 성행해 신선술을 익히는 사람이 많았고, 금단을 만드는 기술도 뛰어났다고 중국 옛 기록들은 전하고 있다. 그러나 수천 년을 이어 오던 기공의 맥이 희미하게 된 것은 고려 시대부터였다. 고려 때는 중국 내단술이 들어와 판을 치는 바람에 민족 고유의 신선도(神仙道)는 산속에 숨어 사는 극소수의 도사에게만 그 맥이 간신히 이어졌다. 기공의술, 도인술, 양생법도 의학자나 일부 뜻있는 선비에게만 조심스럽게 이어져 왔다.

윤상철 원장은 이처럼 극소수 은둔자들을 통해 희미하게 전해 오던 기공요법을 발굴하고 체계화해서 널리 보급하는 데 힘을 쏟은 것이다.

"약, 침구, 기공, 이 세 가지 치료법은 옛날부터 있던 건데 기공 치료법만 대가 끊겼어. 그걸 내가 찾아 정리한 거지."

기공요법은 인체 내의 기를 다스려 건강을 유지하고 질병을 치료하는 방법이다. 기공 치료법은 약을 먹거나 침을 맞는 것보다 치료 효과가 빠르고, 돈도 별로 들지 않으며, 누구든지 배우면 쉽게 활용할 수 있다는 이점이 있다. 또 수술이나 지압처럼 몸에 손을 대지 않고도 난치병을 고칠 수 있는 장점도 있다. 게다가 자신의 질병을 스스로 고쳐 건강을 유지하는 것은 물론이고 다른 사람의 질병까지도 힘들이지 않고 치료할 수 있으니, 기공이야말로 누구라도 할 수 있는 최고 건강법의 하나로 꼽을 만하다.

윤 원장이 기공으로 치료할 수 있는 질병은 수십 가지다. 간염, 간경화, 관절염, 두통, 변비, 요통, 중이염, 치통, 화상, 담석증, 불면증, 위경련, 위궤양, 축농증, 치질 등 거의 모든 질병을 기공으로 치료할 수 있다는 것이다.

"간경화를 현대의학으로는 못 고친다고 하는데 그건 아무것도 아니야. 간염도 쉽지. 신경통 고치기보다 쉬워요. 무혈성괴사증은 기가 막혀 피가 통하지를 않으니 살이 썩어 가는 병인데, 현대의학으론 불치병이오. 기 순환장애로 몸에 산소 공급이 안 돼서 피가 썩는 병이라. 이런 병은 기공 아니고서는 고치기 힘들어요."

기공 치료법의 원리는 간단하다. 모든 생물체의 생명 활동을 조절하는 생체 에너지가 조화와 균형을 이루게 해서 질병을 스스로 치료하게 하는 방법이다. 사람 몸 안에서 움직이고 있는 기가 순조롭지 못하면 병이 생긴다. 기공요법은 이 기의 부조화를 바로잡아 인체의 자연치유력을 높여 스스로 질병을 치유하게 하는 것이다. 이처럼 기를 활용해 질병을 치료하는 것을 포기법(布氣法)이라고 한다.

사람 몸에는 기가 운행하는 통로인 12개 경락과 기경팔맥(奇經八脈), 15개 별락(別絡), 12개 경근(經筋) 및 365락(絡), 또 헤아릴 수 없을 만큼 손락이 있다. 기공 치료법은 이 경락에 손가락을 대고 기를 보내 병을 치료한다. 침을 놓는 것보다 반응이 훨씬 빠르고 효과도 크다. 기를 몸속에 주입하면 몇 초 만에 환부와 연관된 장부, 그리고 기의 통로에서 반응이 나타난다. 그리고 부작용은 일절 없다.

기공을 크게 나누면 의술을 목적으로 하는 내공과 무술을 목적으로 하는 외공이 있다. 외공은 동적인 움직임을 중요하게 여기고, 내공은 정적이며 내면의 힘을 중요하게 여긴다. 외공을 수련하면 초인적인 힘과 순발력 같은 육체적인 힘을 얻을 수 있고, 내공을 수련하면 의료 능력이나 염력, 예지력 등 영적인 힘을 얻을 수 있다.

윤상철 원장의 기공은 의료 능력을 목적으로 하는 내공이다. 내공은 의료 능력은 말할 것도 없고 인간 내면에 숨어 있는 잠재 능력을 개발하는 데 좋은 방법이다. 이른바 천문(天文), 지리(地理), 인사

(人事), 귀신(鬼神), 시기(時機), 술수(術數), 이 여섯 가지에 통달해 육통(六通)을 이루거나 타심통(他心通), 천안통(天眼通), 천이통(天耳通), 숙명통(宿命通), 신경통(神境痛), 누진통(漏盡通), 이 육신통(六神通)의 깨달음에 이를 수 있는 기공법이 내공이다. 윤 원장이 개발한 기공은 명상을 통한 훈련으로 정신을 집중해 잠재된 능력을 이끌어내는 방법이다. 이 방법은 겉으로 보기에는 단전호흡과 비슷하지만 그 원리는 단전호흡과 근본적으로 다르다.

"달마대사가 면벽하고 단전호흡을 했겠는가. 석가모니가 산에서 명상하면서 한 것도 단전호흡은 아니야. 육체와 완전히 분리된 상태에서 정신이 심오하게 모인 상태, 손발을 잘라내거나 쇠몽둥이로 두들겨도 전혀 아픔을 느끼지 못할 정도로 집중된 상태, 그런 상태라야 깨우침이 생기는 거요. 그렇게 몰입해 있을 때는 그 주위에 특이한 기운이 형성되어 있어서 칼로 그 사람을 내리쳐도 칼이 뚝 부러져버릴망정 사람은 상하지 않아. 특별한 보호를 받는 거지."

기공으로 고친 난치병 이야기

윤 원장이 기공으로 난치병을 고친 예는 일일이 보기를 들 수 없을 만큼 많다. 그 가운데 몇 가지만 소개한다. 부산 금정구 부곡동에 사는 50대 남자인 김 씨는 안면신경이 마비되어 10개월 동안 한방 치료를 받았으나 효과가 없었다. 얼굴 반쪽이 마비되어 한쪽 눈에서 눈물이 자꾸 흐르고, 눈을 감을 수도 없으며, 밥을 제대로 먹을 수도 없고, 발음도 잘 안 되는 상태였다. 우연히 생기기공요법을 알았고, 배우면서 시술을 받았더니 차츰 마비가 풀리기 시작하더니 두 달 뒤에는 완전히 풀려 정상이 되었다.

충남 온양에서 한의원을 경영하는 진 씨는 당뇨병을 기공으로 완치했다. 20년을 앓던 당뇨 합병증으로 말미암아 백내장이 왔다. 눈이 어두워서 바로 앞에 있는 사물도 분간하기 어려웠고 혼자서는 걸어 다니기조차 불가능했다. 혈액 속 당분 농도는 550까지 올라갔고 좌골신경통과 신허요통에도 시달려 고통이 여간 아니었다. 한방 치료와 식이요법 등을 꾸준히 해보았으나 별다른 효험을 보지 못하던 중에 윤상철 원장한테 기공을 배우면서 시술을 받았다. 열흘이 지나면서 차츰 몸이 좋아지기 시작해 6개월 뒤에는 백내장도 낫고 혈당치도 정상수준으로 떨어져 완전히 건강한 사람이 되었다.

서울 마포구 공덕동에 사는 이 씨는 간경화를 기공요법으로 고쳤다. 그는 사업에 실패하자 실의에 잠긴 채 술을 폭음한 결과 알코올중독자가 되었고, 그 뒤에 간경화가 왔다. 어디 남 안 보는 데 가서 죽어버리기라도 해야겠다며 거리를 헤매던 중에 생기기공도협회 간판을 보고 들어가 윤 원장한테 시술을 받았다. 시술을 받기 시작한 지 5분 만에 딱딱하던 간 부위에서 꾸르륵거리는 소리가 나면서 몸이 화끈 달아올랐고, 40분이 지나자 간 부위에 딱딱하게 만져지던 것이 사라졌다. 몸이 좋아진 듯해서 며칠 뒤에 진단을 받아 보니 간에 아무런 탈이 없다는 진단이 나왔다.

한 씨는 목과 등, 허리가 견딜 수 없을 만큼 아파서 7년 동안 고생했다. 병원 몇 군데를 다니며 검사를 받아 보았으나 병명도 알 수 없고 좋아지지도 않았다. 진통제와 소염제로 몇 년을 버티다 보니 몸무게는 10킬로그램 넘게 빠졌고 위장병까지 생겼다. 병원을 몇 년 전전한 끝에 알아낸 병명은 강직성척수염이고 진통소염제 말고는 다른 약이 없다는 처방을 받았다. 심한 좌절감을 느꼈지만 포기하지 않고 좋다는 병원, 약국, 한의원을 찾아다니던 중에 윤 원장이 지은 책 『기적의 초능력시술법』을 읽었다. 기공으로 자신의 병을 치료할 수 있다는 느낌이 들어 생기기공도협회로 찾아가 윤 원장한테 시술을 받았다. 시술을 받은 즉시 통증이 가라앉아 그날부터 진통제를 먹지 않아도 되었고, 하루하루 병세가 좋아져서는 채 한 달이 되지 않아 완전히 다 나았다.

윤 원장은 서울과 부산에 생기기공도를 가르치는 학원을 열어 수련생을 지도하고 있다. 초급, 중급, 고급반으로 나눠서 각 2개월씩 정규강좌를 개설하고 있는데, 지난 18년 동안 6개월 정규 과정을 모두 마친 사람은 3천 명이 넘고, 초급 과정만 마친 사람은 4천 명이 넘는다. 이들 중 상당수가 의사, 약사, 한의사 등 의료업 종사자인데, 이들은 기공요법을 병행해 환자를 치료해서 좋은 효과를 거두고 있다. 또 의료인이 아닌 일반인도 정규 과정을 모두 마친 다음 가정이나 이웃의 웬만한 질병은 손쉽게 고치는, 민간의사 노릇을 하는 이도 적지 않다.

생기기공요법에는 포기법(布氣法), 거사법(去邪法), 보기법(補氣法), 정공법(正功法), 신공법(神功法), 경혈기공법(經穴氣功法), 수지기공법(手指氣功法) 등이 있다.

포기법은 안수하듯이 손가락 끝이나 손바닥으로 기를 환자한테 보내서 사기를 내쫓는 방법이다. 간장 질환, 경직성 질환, 화상이나 두통, 치통, 중이염, 관절염 등 통증 치료와 염증 치료에 효과가 크다. 이 포기법은 환자 몸에 손을 대지 않고 치료하는데, 환부에서 대개 5센티미터쯤 거리를 두고 온 정신을 손바닥에 집중해 기를 환부로 보낸다. 시술자 능력에 따라 화상으로 피부에 물집이 생기거나 허물이 벗겨진 것을 10분 이내에 본디 상태로 되돌려놓을 수 있다.

거사법은 환자를 편안하게 앉혀 놓거나 눕혀 놓고 두 손바닥으로 환자 머리부터 발끝까지 몸을 훑어내리듯이 기를 끌어내리는 방법이다. 척수마비, 사지마비, 뇌신경을 다쳐서 생긴 반신마비, 관절 마비 등 갖가지 마비 증상에 효과가 있다.

보기법은 환자 머리를 양손으로 둘러싸듯이 해서 손가락 끝으로 기를 보내는 방법이다. 한 번에 1분씩 세 번쯤 기를 보내면 기절했거나 의식을 잃고 누워 있던 사람도 즉시 깨어난다. 원기가 부족한 사람도 2~3주일 기를 받으면 혈색이 좋아지고 생기가 난다. 보기법은 과로로 인한 졸도, 사고로 인한 실신, 원기 부족에 효과가 크다. 특히 임종 시에 보기법을 하면 24시간 정도 생명을 연장할 수 있다.

정공법은 환자를 눕혀 놓고 배 위 30센티미터쯤 거리에서 기를 운행하는 방법이다. 이 방법은 남미에 있는 초능력자들이 많이 쓰는 방법으로 몸이 몹시 안 좋으나 그 원인을 알 수 없을 때 쓴다. 이 정공법은 오장육부 기능을 정상으로 회복시켜 주는 효과가 있으므로 병의 원인을 몰라도 환자를 치료할 수 있다.

신공법은 몸을 움직이지 않고 염력으로 병을 치료하는 원격 치료법이다. 환자가 시술자에게 올 수 없을 때 쓰는 치료법인데, 고도의 정신집중훈련을 쌓아야만 가능한 방법이다.

경혈기공법은 인체의 혈과 신경계, 내분비선이 흐르는 열두 경락을 손끝으로 가볍게 짚어나가며 기를 보내거나 빼는 치료법이다. 간경화, 위암, 무혈성괴사증, 손목무력증, 구안와사 같은 난치병에 효과가 크다. 다른 치료법보다 치료 효과가 빠르고 강력한 것이 특징이다.

수지기공법은 손바닥에 모여 있는 14개 경혈을 이용해 병을 치료하는 방법이다. 손가락 끝에 기를 모아 환자 손을 건드리지 않고 가볍게 나쁜 기를 제거해 준다. 체해서 생긴 복통이나 두통, 차멀미 같은 데는 손바닥에 있는 위장 부위 혈에 손끝으로 가볍게 기를 몰아내면 간단하게 낫는다. 수지기공법 원리는 자율신경의 이완 효과를 높여 병을 치료하는 방법이며, 수지기공법과 경혈기공법을 이용하면 침으로 고치는 모든 병을 고칠 수 있다.

아무튼 기공의학의 세계는 놀랍고 신비하다. 앞으로 기공이야말로 온갖 질병을 손쉽게 고칠 수 있는 가장 대중적이고 손쉬운 의술 가운데 하나로 정착될 것으로 보인다. 또 기공의술은 배우기가 그렇게 어렵지 않다. 윤 원장 같은 능력을 누구나 얻을 수 있는 것은 아니지만, 어떤 사람이든지 6개월쯤 수련하면 자신의 병을 고치는 것은 물론이고 이웃의 병도 고칠 능력을 얻는다. 그는 기공의술이야말로 가장 효력이 뛰어나고 부작용이 없는 우수한 의료법이라고 말한다. 누구든지 활용할 수 있는 '만능 국민 건강법'이라는 것이다.

병들어 고통받는 이웃에게 봉사하겠다는 마음으로 기공을 시작했다는 그는, 어떤 의료법이든 마음을 올바르게 써야 선한 영감을 얻어 참다운 신통력을 발휘할 수 있다고 말한다. 질병 치료 능력보다는 마음을 올바르게 갖는 것이 더 중요하다는 뜻이다. 선한 마음에서 나온 의술로 더욱 많은 사람에게 건강과 기쁨을 가져다줄 수 있다면 얼마나 기쁘고 다행한 일이겠는가.

17
권영창

공짜로 병 고쳐주고 욕먹는 것이 요즘 형편이오

"그분한테 사람들이 명당을 잡아 달라고 부탁하면 그분은 명당을 찾지 말고 당신이 그 명당에 들어갈 자격이 있는가, 명당 주인이 될 자격이 있는가를 먼저 생각하라고 했소. 명당이 없는 것이 아니라 명당은 얼마든지 있는데, 명당에 들어갈 자격이 있는 사람이 없는 것이오."

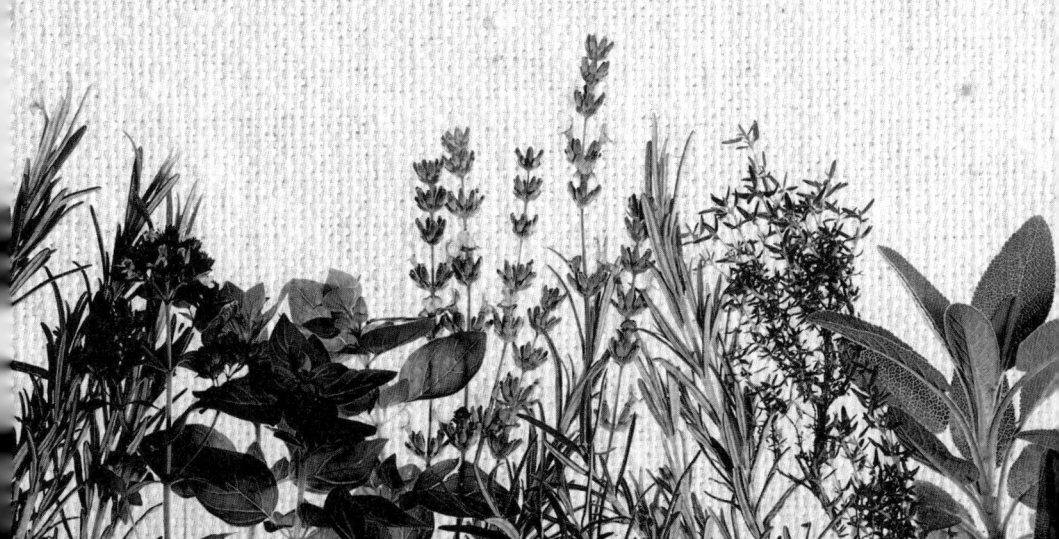

산 좋고 물 좋은 고장 경상북도 예천. 예천읍에서 10리쯤 떨어진 생천리는 한가롭고 평범한 농촌 마을이다. 이 마을에서 대대로 농사를 지으며 살아온 권영창(權永昶) 옹은 젊어서부터 어떻게 하면 병고로 신음하는 사람을 살려낼 수 있는지, 또 어떻게 사는 것이 바른 삶인지를 진지하게 궁구하며 살아온 숨은 명의이자 도인이다. 자그마한 키에 주름진 피부, 막걸리라도 한 잔 걸친 듯 늘 불콰한 얼굴을 하고 있지만 그 속에 온 세상을 구료할 큰 지혜를 품고 있음을 누가 알겠는가.

권영창 옹은 안동권씨로 예천 토박이다. 지금 살고 있는 집에서 태어났으며 지금까지 한 번도 그 집을 떠나서 살아본 일도 없다. 어려서부터 영특함이 남달랐고 무슨 일이든지 한번 시작하기만 하면 옆에서 벼락이 떨어져도 모를 만큼 뛰어난 집중력을 가졌다. 그러나 집안이 가난해 학교는 초등학교 문턱에도 가본 적이 없다. 그럼에도 불구하고 『명심보감』, 『천자문』, 『동몽선습』 같은 한문책을 안 보고도 몽땅 외울 정도다. 이는 장가든 뒤에 서당 훈장이 그의 집에 한동안 머물며 열 살 남짓한 동네 아이들을 가르치는 것을 어깨너머로 보고 익힌 것이다.

독학으로 의술 공부

"내가 장가든 뒤에 남들 어깨너머로 한문을 깨쳤는데, 혼자 얼마나 열심히 공부했는지 한문 선생이 나를 보고는 '나이 70에 등과 하겠네.'라고 해요. 학교 문턱에도 못 가봤지만 배움이 참으로 소중하다는 것을 그때 깨달은 거요. 천만금을 가져 봐야 배우지 못하면 무슨 소용이 있겠는가. 그래서 평생 배우고 공부하기로 결심했소. 나는 한번 일을 시작하면 결코 남한테 지고는 못 사는 성미라. 키도 작고 몸집도 보잘것없어도 씨름판에 가면 늘 제일 큰 놈과 붙어서 반드시 이겨야만 직성이 풀렸소. 만약 그때 못 이기면 열심히 훈련해서 다시 시합해 꼭 이기고야 말았소. 어딜 가더라도 나는 반드시 일 등을 한다, 하는 정신으로 평생을 살아온 거요."

어려서부터 그의 마음을 사로잡은 것은 영적인 세계, 차원 높은 삶에 대한 갈망이었다. 보통 사람의 저속하고 평범한 삶보다는 고귀하고 가치 있는 삶을 살고 싶었다. 죽으면 썩어 없어질 육신을 즐겁게 하는 일이 아니라 영혼과 마음을 살찌우고 즐겁게 하는 일을 하고 싶었다. 한마디로 그는 도통하고 싶었던 것이다. 여러 차례 산으로 들어가 움막을 짓고는 산천을 벗하고 산짐승을 벗하며 자연의 이치를 배우고, 또 무언가 높은 곳에서 오는 영감을 얻고 싶었다.

"제주도에서 태백산까지 명산들을 유력했지요. 산에서 지내다 보면 감각이 발달해서 앞으로 비가 올 것인지 바람이 불 것인지를 금방 예측할 수 있더군요. 움막 속에 있어도, 텔레비전이나 신문을 보지 않아도, 세상 돌아가는 일이 눈에 훤히 보이더란 말이오. 처음에는 내가 정신이 이상해진 것이 아닌가, 했지만 그런 건 공부하는 과정에서 생기는 일이었소. 산공부를 하면 어떻더라는 얘기가 많은데, 첫째 유념할 것은 뱃심이 강해야 한다는 거라. 죽는 것을 두려워 말아야 하는 거요. 이미 속세를 버렸으니 세상에 무서울 것이 어디 있겠나. 도를 닦는다는 것은 죄를 씻는 것이라. 죄란 무엇인가. 죄는 자기 자신과 다른 사람한테 잘못하는 거 아닌가. 곧 자기를 버리는 것이 도를 닦는 것이 아니겠소. 마음을 비우면 엄청난 일이 생겨요. 나는 산에서 말로 표현하지 못할 경험을 많이 했소. 산짐승들이 전혀 싫어하거나 무서워하는 기색 없이 가까이 오기도 하고, 비몽사몽간에 귀신인지 헛것인지 무서운 형상이 달려들어서 힘껏 패대기쳐 놓고 보면 아무것도 없고……. 사람이 큰일을 하려면 반드시 산속에서 뱃심을 키워야 하는 거요."

그는 정식으로 의술을 배운 적이 없다. 그러나 독학으로 『동의보감』이나 『방약합편』 같은 의서를 열심히 읽었고, 또 특별한 비방을 가지고 있거나 병을 잘 고치는 사람이 있으면 천 리를 멀다 않고 찾아가 반드시 배우고야 말았다. 그는 민간에서 전해지는 온갖 의료 지혜를 찾아서는 하나하나 확인하며 자기 것으로 만들어 나갔다. 그 덕분에 그는 여러 난치병을 이른바 뚝 떨어지게 고칠 수 있는 의술을 지니게 됐다.

"나는 한 가지 일에 집중하면 옆에서 굿을 해도 모르는 사람이오. 천 리나 만 리 밖에 있는 사물도 보겠다는 일념으로 정신을 집중하면 보이는 법이오. 정신일도 만사형통이라. 정신을 한곳에 모으면 안 되는 일이 없어요. 편심(偏心)이 있는 사람, 즉 한쪽으로 치우쳐 몰두할 줄 아는 사람이라야 무슨 일이든지 마음먹은 대로 할 수 있는 거요."

세 번 발작한 중풍을 스스로 고쳐

의사 자격증을 가진 전문 의료인이 아니고, 또 간판을 걸고 영업하는 것도 아닌 까닭에 권 옹을 찾아오는 환자는 그다지 많지 않다. 어쩌다가 소문 듣고 찾아오는 사람만 고쳐줄 뿐이다. 찾아오는 환자들은 성심을 다해서 치료해 주고, 치료비를 요구한 적은 없다. 마지못해 재룟값 정도만을 받을 뿐인데 시골이라 형편이 어려운 환자들이 많아 그나마 받지 못할 때가 많다. 그러니 환자가 많이 올수록 그는 손해만 보는 셈이다.

작년에 그는 중풍으로 죽을 고비를 몇 번 넘겼다. 중풍을 세 번이나 맞았으나 세 번 모두 자신이 약을 써서 고친 것이다. 명의도 자기 병은 어찌지 못하는 경우가 많은데 한 번도 아니고 세 번이나 죽거나 병신이 될 병을 고쳤으니 그야말로 진짜 명의임이 틀림없다. 그 덕분에 중풍을 잘 고친다는 소문이 나는 바람에 중풍 환자들이 벌떼처럼 몰려들어 한동안 곤욕을 치렀다.

"작년 여름에 갑자기 구안와사가 왔어요. 그 전날 옻나무를 만지다가 옻이 올라 병원에 가는 길이었소. 차에서 내려 병원으로 가는데 어떻게 된 건지 갑자기 눈이 감기지 않아. 손으로 얼굴을 만져 보고 꼬집어 봐도 감각이 없는 게 꼭 남의 살 같단 말이오. 침이 질질 흐르고 말도 잘 안 나오고 밥을 먹으면 밥이 옆으로 비적비적

나와. 그러나 구안와사를 고치는 비법은 이미 배워서 알기 때문에 그 방법으로 치료하니 쉽게 나았어요. 그런데 가을에 다시 재발했어. 이번에는 같은 방법을 써도 영 낫지를 않아. 다른 사람은 여럿 고쳤는데 내 병은 영 낫지 않는단 말이오. 새벽에 일어나 소변보고 세수하려고 세숫대야 앞에 앉으니 어쩐지 핑 도는 것 같이 어지러워요. 세수를 마치고 마루에 올라서려니 오른쪽 발이 마루 끝에 턱 걸려 엎어져 버렸어. 발이 마비되어 말을 안 들은 거지. 그러나 식구들이 알면 놀랄까 봐 아무 말도 하지 않았어. 방에 와 다리를 자세히 살펴보니 왼쪽과 오른쪽 색깔이 서로 달라. 이러다 내가 반신불수가 되면 어쩌나 하고 걱정이 태산 같았어. 가족들한테 말은 못하겠고, 침을 한 번 놓으려니 침이 없어. 급한 대로 주삿바늘로 여기저기를 쿡쿡 찔렀지. 세 번을 쿡쿡 찌르다가 옆에 있는 집사람한테 들켰어. 당신 왜 그러냐고 그래. 다리가 말을 안 듣는다고 하니 중풍은 재발하면 못 고친다는데 이젠 병신이 됐다면서 난리가 났어. 그러나 이것도 약 먹고 침놓으며 혼자 치료했더니 며칠 안 가 나았어. 그런데 내가 중풍을 스스로 고쳤다는 게 소문이 나자 사방에서 환자들이 몰려왔소. 택시로 오고 부축해서 오고 목발 짚고 오는 등 많이 왔지만, 모든 사람이 나 만나고는 자기 발로 걸어서 갔어요. 그러나 딱 두 사람만은 침을 안 놓아 주었어요. 그 두 사람은 고칠 수 없는 사람이라. 양손 합곡혈(合谷穴)이 쑥 들어가 있는 중풍은 불치라. 사람이 늙으면 진액이 빠지는데, 합곡혈이 쑥 들어간 사람은 진액이 말라버려서 못 고치는 거요. 그러고 나서 세 번째 마비가 왔어. 어느 날 관자놀이 부분이 몹시 아프더니 세 번째 발작이 온 거라. 이젠 영락없이 죽는 줄 알았어. 내가 혈압이 높은 지가 20년이라. 최고 혈압이 200이 넘어 어지러울 때도 가끔 있었어. 침을 놓아도 안 되고, 먼젓번에 썼던 그 방법을 써도 안 되고, 집에 비상용으로 만들어 둔 약이 있어서 그걸 써도 안 돼. 할 수 없이 책을 보고 화제를 지어서는 아들을 불러 안동 건재상에 가서 약을 사 오라고 했소. 그거 두 제 먹고 완전히 나았소. 그 약이 딴 게 아니고 견정산에 정기거풍탕을 합친 처방이오. 견정산은 전충, 백부자(白附子), 백강잠, 이 세 가지로 된 처방이고, 정기거풍탕은 강활(羌活), 독활, 방풍, 천궁, 천마, 형개, 길경, 기각, 오약(烏藥) 등 16가지 약재로 된 처방이오. 술을 좋아하다 보니 중풍이 왔는데 이젠 술을 안 먹겠다고 생각을 하긴 해요. 그러나 술을 끊는 것이 꼭 인정을 끊는 것 같아 어렵소."

해소 천식에 신효한 만병초

권 옹은 몇 해 전에 동생이 위·십이지장궤양으로 거의 죽게 된 것을 살리고 나서부터 의술에 더 깊은 관심을 쏟기 시작했다.

"동생이 위·십이지장궤양에 걸려 대구 동산병원에서 수술했는데, 의사는 가망이 없다고 하는 거라. 어떻게 하면 동생을 살릴 수 있을까 하고 별 연구를 다 했소. 이것저것 의서도 열심히 읽었고, 산에 들어가 며칠 밤을 새우며 기도하기도 했소. 산에서 텐트 치고 기거했는데 수염을 안 깎으니 짐승과 한가지라, 천하에 무서울 것이 없어요. 겨울이라 물이 꽁꽁 얼어붙었지만 홑옷만 입고 기도해도 추운지를 몰랐어요. 산에서 실성한 사람처럼 기도하고 있으니 저 사람 정신이 돌아버렸다는 소문이 온 동네에 퍼졌지요. 그런데 그 동생이 실장산이라는 약 두 제를 먹고 완전히 나았어요. 동산병원에 입원해 있는데 몸이 하도 바싹 말라서 몸에 주삿바늘이 들어가지를 않아요. 밥을 하나도 못 먹어서 링거주사로 연명하고 있고, 주삿바늘이 안 들어갈 정도니 병으로 죽는 것이 아니라 굶어서 죽게 되었어. 경험 많은 늙은 간호사가 와도 혈관을 못 찾아. 동생이 이제 죽는구나 하고 절망에 빠져 여기저기 정신없이 헤매고 다니다가 대구 자갈마당이라는 곳에 있는 한의원에서 홍 노인이라는 분을 만나 동생 얘기를 했더니, 그런 병이라면 약 두 제 반만 먹으면 나을 거라고 그래요. 그러면 그 처방을 좀 가르쳐주시오, 했더니 당신 그걸로 약장사하려는 것이 아니냐고 물어. 장사하려는 것이 아니라 동생을 살리려면 처방을 꼭 좀 알아야 된다며 졸랐더니 실장산이라는 약을 쓰면 된다고 그래요. 들어 보니 처음 듣는 처방이라. 안 잊어 먹으려고 몇 번을 외웠어요. 육두구(肉荳蔲), 후박(厚朴), 진피, 창출, 목향(木香), 감초 등 아홉 가지가 들어간 약이라. 그거 달여서 먹고는 병원서 죽는다는 사람이 아주 깨끗하게 나았소."

권 옹은 자신의 표현대로 몇 가지 질병을 똑 떨어지게 고칠 수 있는 비방을 지니고 있다. 똑 떨어진다는 말은 환자를 사오십 퍼센트쯤 고치는 것이 아니라 거의 백 퍼센트 완벽하게 고친다는 뜻이다.

권 옹은 주로 약초를 써서 환자를 치료한다. 복잡한 처방보다는 단방을 많이 쓰는데, 이 단방 중에 이른바 똑 떨어지는 효험이 있는 것이 많다. 권 옹이 즐겨 쓰는 약초 중에 해소나 기침, 천식 등 모든 종류의 기침을 똑 떨어지게 고치는 약초가 있으니, 이 풀을 권 옹은 만병초(萬病草)라고 부른다. 이 만병초는 태백산이나 설악산 꼭대기에서 자라는, 진달랫과에 딸린 늘푸른떨기나무인 만병초가 아니다. 시골 논둑이나 묵은 밭 같은 데서 드물게 자라는 여러해살이풀이다. 겨울에도 파랗게 살아 있는 이 풀은 아직 식물도감에도 실려 있지 않은 희귀 식물로, 권 옹은 이 만병초로 기침 환자를 꽤 여럿 고쳤다.

만병초는 모든 종류의 기침에 특효가 있다. 이것을 계절에 상관없이 아무 때나 한 광주리쯤 뿌리째 뽑아 푹 달이고, 그 달인 물로 막걸리를 담가 먹으면 된다. 대개 두 번쯤 만들어 먹으면 아무리 오래되고 완고한 기침이라도 반드시 낫는다. 막걸리를 담가 먹기 귀찮으면 달여서 그냥 물로 마셔도 된다. 약간 비릿한 풀 냄새가 나기는 하지만 그런대로 먹을 만하다.

"주왕산에 사는 어느 스님을 찾아간 일이 있는데 그 스님도 병자를 고치는 사람이라. 그런데 스님은 못 만났고 그 밑에서 배우고 있는 사람을 만났는데, 그 사람이 콜록콜록 기침을 해요. 명의와 같이 살면서 어째서 기침을 못 고치느냐고 물으니 약을 먹고 있는 중인데 먹다가 말다가 하기 때문에 안 낫는다고 그래요. 먹고 있는 약이 뭔가 봤더니 길경이라. 길경이면 도라지인데, 이것보다 기침에 더 좋은 약이 있으니 한번 써보겠느냐고 물었더니 한번 먹어보겠다는 거라. 그래서 만병초를 한 소쿠리 주면서 달여 먹으라고 했소. 그 뒤에 다시 주왕산에 갈 일이 있어서 들렀더니 이 젊은 이가 기침을 안 해. 가래도 나오지 않는다고 하고. 만병초라는 것이 기침에는 신기하게 좋아요. 몇 사람은 술로 담가서 먹었다는데 다 효험을 봤어요."

만병초는 만병통치약이라고 할 만큼 기침뿐만 아니라 여성의 냉증, 생리통, 자궁염, 편두통, 자궁물혹, 염증 질환 등 거의 모든 병에 효력이 있다. 본래 권 옹이 사는 마을에서 한참 떨어진 곳에 사는 사람이 이 만병초로 막걸리를 만들어서 한 되에 30만 원씩 받고 팔았는데, 기침뿐만 아니라 폐병, 심장병, 부인병 같은 질병에 영험하다는 소문이 나서 찾는 사람이 많았다. 권 옹이 찾아가서 그 술 만드는 방법을 배우려고 애썼으나 아예 가르쳐주지 않았고, 할 수 없이 그 사람이 약초를 채취하러 갈 때 몰래 미행해 어떻게 생긴 풀인지를 알아낸 것이다.

이 만병초라는 식물은 경상북도 안동, 예천, 군위, 청송, 경상남도 하동, 진양, 전라남도 구례, 광양, 전라북도 익산, 전주, 충청남도 태안, 서산 같은 곳에서 자란다. 추위에 약해 경기도와 강원도에는 자라지 않으며, 초여름에 꽃대가 올라와 꽃이 노랗게 피고, 겨울에도 죽지 않는다. 물론『본초강목』이나『동의보감』,『방약합편』등 어떤 의학책에도 이 풀에 대한 기록이 없고, 의사나 한의사도 이 식물을 아는 사람이 없으며, 식물도감에도 기재되어 있지 않다. 이렇게 신통한 약초가, 거의 전국적으로 분포하고 있는 약초가 어떻게 아직도 식물도감에 실려 있지 않은지 이상한 일이다.

주문을 외워 와사풍 치료

　권 옹은 중풍, 안면신경마비, 간경화증, 해소, 천식, 치질, 정신병, 간질, 퇴산증, 관절염, 신경통, 골다공증, 무좀, 요통, 당뇨병, 액취증, 축농증 등을 고친 경험은 많다. 그러나 아직 암환자는 고쳐본 경험이 없으므로 암을 꼭 고치겠다는 것을 목표로 삼고 있다.

　권 옹은 주문을 외워서 와사풍을 고치기도 한다. 와사풍은 중풍의 한 종류로 얼굴 반쪽이 마비되어 입이 한쪽으로 돌아가고, 눈을 감거나 뜰 수도 없는 질병이다. 이런 병을 주문을 외워 고친다니, 참 허무맹랑한 이야기 같지만 실제로 효험이 있다고 말한다.

　"내가 열여덟 살 때 주문을 외워서 와사풍을 고치는 사람이 있다는 이야기를 들었어요. 그 뒤 정말로 주문을 외워 병을 고칠 수 있는지 궁금하게 여기고 있던 차에, 어떤 역술인이, 이 사람은 택일하고 사주를 보는 데는 실력이 최고인데, 와사풍에 걸려 3년 동안 고생하다가 안동 학가산 밑에 사는 어느 노인한테 찾아갔어요. 입이 한쪽으로 돌아갔으니 아무한테도 얼굴을 보이기 싫어서 수건으로 얼굴을 덮고, 눈물도 시도 때도 없이 질질 흐르니 손수건으로 닦으면서 찾아간 거라. 그 노인 이름은 김산이라. 아무리 병을 잘 고친다고 해도 입 돌아간 지 3년이나 됐으니 낫겠나 싶었소. 그런데 이 역술인이 3~4일 뒤에 돌아왔는데, 이미 다 나았어요. 어떻게 치료했느냐고 물으니 사람을 앞에 앉혀 놓고 작은 소리로 주문을 중얼중얼 외우더라고 해요. 그것참, 희한하다, 나도 그 기술을 꼭 배워야겠다, 하고 마음먹고 있다가 사는데 바쁘다 보니 잊어

버렸어. 그런데 몇 해 전에 읍에 이발하러 나갔더니 옆에서 머리를 깎던 사람이 이웃 동네에 사는 할머니가 구안와사에 걸렸는데, 안동 어디 가서 치료받고 나았다는 말을 해요. 그 소리를 들으니 얼마나 반갑든지 머리도 덜 깎은 사람을 의자에서 얼른 내려오라고 해서 꼬치꼬치 물었어요. 그 사람이 구안와사를 어떻게 고치더냐고 물으니, 그 할머니 딸이 옆방에서 들어보니 뭐라고 중얼중얼 경문을 외우더라는 거라. 옳다, 옛날 그 노인네가 아직 안 죽었구나, 하고 그 집을 물어서 찾아갔어요. 모르는 집을 찾는다는 것은 서울에서 김 서방 찾기라. 한참을 물어물어 찾아갔는데, 그곳은 정씨들이 많이 사는 동네인 직산리라. 집 안에 들어서면서 계십니까, 하고 인사를 하니 젊은 새댁이 나와. 이 댁에 와사풍을 잘 고치는 노인이 계시느냐고 물으니 우리 시아버지라고 해요. 방에 계시다고 해서 들어가 보니 키도 크고 체구가 당당한 노인네라. 인사를 하고 앉으니까 손님은 어디서 왔느냐고 물어요. 그래서 나는 예천읍 생천리에 사는 누구인데 어르신네께서 입 돌아간 병을 잘 고친다고 해서 그것 좀 배우러 왔습니다, 했더니 가르쳐주겠다고 해요. 요새 그런 것 배우려는 사람이 어디 있겠소? 아프면 다 병원에 가기 바쁘지. 그 노인은 86살인데 젊은 사람한테 공짜로 가르쳐주겠다고 해도 싫다는 판이니, 그 노인이 죽으면 아무도 아는 사람이 없게 될 것 아닌가. 그래서 그 노인한테 경문을 외우면서 와사풍을 고치는 기술을 배웠어요. 배우고 나서 그 노인한테 어르신네 돌아가시기 전까지는 절대로 내가 그 기술을 써먹지 않겠습니다, 하고 약속했어요. 그 노인은 몇 해 뒤에 돌아가셨고, 그 뒤에 내가 두 사람한테 그 방법을 써보니 잘 나아요. 그런데 내가 세 번째로 와사풍이 왔을 때 해보니 듣지를 않아요."

간염이나 간경화를 노나무로 치료

권 옹은 간염이나 간경화에는 노나무를 주로 쓴다. 노나무와 함께 솔잎, 굼벵이, 돌미나리 같은 것을 달여 먹게 하거나 머루 덩굴이나 뿌리를 달여 먹게도 하고, 다슬기로 국을 끓여 먹게도 한다. 다 낫는 것은 아니지만 효험을 보는 경우가 많다.

"잘 아는 사람 아들이 간경화에 걸렸어. 영주에 사는 사람인데 집이 부자라. 돈이 산더미같이 있는 사람이오. 그 집에 한번 가봤더니 방 안에 수백 가지 약재를 산더미만큼 쌓아놨어요. 약방보다도 약이 더 많아. 대체 어디서 이 많은 약을 다 모았느냐고 물으니 누가 좋은 처방이 적혀 있는 책을 하나 주기에 그 책에 적힌 약재를 몽땅 구해다가 아들한테 먹일 연구를 하는 중이라고 해요. 그런데 그 사람도 남의 병을 고쳐주는 것으로 돈벌이를 하는 사람이니 남한테 얘기도 못 하고 혼자서 고민하고 있던 참이었소. 맏아들 나이가 마흔인데 간경화라. 병원 의사들은 가망 없다고 했고. 복수가 차서 배는 남산만 하고, 똥오줌이 나오는 줄도 모르고 나와요. 그 사람이 '아들을 살릴 수 있는 무슨 비법이 있겠습니까?' 하고 묻기에 방법이 전혀 없는 것은 아닙니다, 한번 내 방법대로 해보시렵니까, 하고 물었더니 의사들도 포기한 거 되겠느냐면서 고개를 흔들어요. 그런데 둘이서 하는 이런 얘기를 밖에서 할머니가 다 들었던 모양이오. 식사 대접을 받고 나오려는데 할머니가 '부탁이니 다음에 꼭 한 번 더 오십시오.' 하면서 돈 5천 원을 주머니에 넣어줘요. 차비 5백 원이면 올 수 있는 곳인데 5천 원을 받았으니 뭔가 나한테 기대하는 게 있다는 뜻이고, 또 내가 죽어 가는 사람을 보고도 그냥 둔다는 것은 안 될 일이고. 집에 와서 하룻밤 자고 난 뒤에 노나무를 베러 갔소이다. 노나무라는 것이 이 근처에는 귀해요. 여기서 차를 타고 한참을 간 뒤, 십 리를 더 걸어가야 큰 노나무 하나가 있어요. 노나무 가지를 잘라 찻길까지 끌고 나온 다음에 그 집에다 전화했소. 내가 약나무를 구해 왔으니 가져가시오, 했더니 몇 시간 뒤에 가지러 왔어요. 이거 약이라고 할 수도 없으나 일단 받으시오, 했더니 수고하셨습니다, 고맙습니다, 하면서 돈을 3만 원이나 줘요. 내가 그 돈 도로 넣으시오, 3만 원이 아니라 3억이 들어도 생명은 못 구하는 것이니 이 약나무를 가지고 가서 시키는 대로 열심히 달여 먹이기나 하시오, 하면서 돌려보냈어요. 얼마 뒤에 그것을 먹은 아들이 이제 좀 살 만하다면서 막걸리 몇 병을 들고 왔어요. 그리고 그 약나무는 정말 천하영약이라고 하더니, 이번에는 백혈병에 좋은 약은 뭐냐고 물어요. 백혈병에도 역시 그 약나무가 좋다고 했어요. 노나무라는 것을 잘라 보면 속이 노란 것이 옻나무와 닮았어요. 이것도 옻나무처럼 만지면 옻이 올라요. 피부가 벌겋게 되고 가렵고 열이 나. 이렇게 독이 있으니 함부로 쓸 수 없지만 잘 쓰면 간경화나 간염 같은 데 좋은 효과를 볼 수 있는 거요. 전에 경북대학교에 다니는 학생이 B형간염에 걸렸어. 그래서 노나무를 구해 주었더니 그거 푹 고아 먹고는 효과를 봤어요. 경북 의성 어느 마을에 노나무 큰 것이 하나 있는데, 그 마을에서는 그 나뭇가지를 잘라 술도 담가 먹고 단술도 만들어 먹었는데, 팔다리 아픈 데도 잘 낫더라는 거라. 본래 그 집에 살던 사람이 이사 가면서 이사 오는 사람한테 그 나무를 10만 원 받고 팔았다고 해요. 노나무가 간병에는 최고 명약이고, 신경통, 관절염, 신장염 같은 데도 잘 낫는 약이오."

재발하지 않는 치질 치료법

치질은 치료가 몹시 어렵고 고약한 병이다. 지금까지 여러 치료법이 있었으나 자신 있게 권할 만한 치료법은 아직 없는 형편이다. 그는 치질을 거의 100퍼센트 고치는 방법을 인근 마을에 사는 박선생이라는 분한테 배웠다.

"치질을 틀림없이 고치는 이가 있었는데, 아무리 가르쳐 달라고 해도 그 방법을 안 가르쳐주는 거라. 결국 내가 아는 것하고 당신이 아는 것하고 교환하자고 해서 배웠어요. 그 약이 뭐냐 하면 금계랍(金鷄蠟)이라고 하는 것이오. 이것은 염산키니네인데, 이것에다 초산을 1,000분의 1로 섞어서 주사하거나 바르는 것이라. 본래 주사하는 거지만 바르기만 해도 나아요. 내일 시집갈 처녀가 오늘 저녁에 바르면 당장 통증이 멎으며 나아버릴 만큼 효력이 빨라요. 이게 치질뿐만 아니라 다른 염증에도 효험이 있어요. 내가 어느 날 자고 일어나니까 귀도 시커멓고 고름도 나오는 거라. 이거 당장 낫는 약이 없을까 하고 고민하던 차에 그 치질 고치는 이가 왔어요. 귀에서 고름이 나오는데, 댁의 약으로 고칠 수 있겠느냐고 물으니 그거야 금계랍 바르면 낫는다고 해요. 그러면 한 번 발라 달라고 했더니 딱 두 번 바르고 싹 나아버렸어."

권 옹의 난치병 치료법을 몇 가지 소개한다. 다음에 소개하는 치료법은 다 그가 경험을 통해 확인한 것이다.

⊙ 집터를 잘못 건드렸거나 집수리를 제대로 못 해 동티가 났을 때는 향나무를 한 아름 잘게 쪼개서 큰솥에 넣고 푹 삶는다. 그 물을 한 그릇 마시고, 일부는 온 사방에 뿌린 다음, 남은 물로 목욕하면 깨끗하게 낫는다. 또 겨드랑이에서 나쁜 냄새가 나는 액취증에도 향나무 달인 물을 한 그릇 마시고 그 물로 목욕하면 악취가 깨끗하게 없어진다. 대개 한두 번 하면 낫는다.

⊙ 당뇨병에는 약이 하도 많아서 오히려 치료가 더 어렵다. 혈당을 낮추는 데는 차전자 잎, 그러니까 질경이를 뿌리째 캐서 달여 먹으면 혈당이 금방 내린다. 또 덩굴딸기 뿌리를 캐서 푹 고아 먹어도 혈당이 내린다. 그러나 이런 것 가르쳐줘도 귀찮아서 먹지 않는 게 문제이다.

⊙ 당뇨병을 뿌리 뽑으려면, 소 쓸개 안에 쥐눈이콩을 넣어 불린 다음, 다시 말려서 가루 내 복용한다. 여러 방법 중에 이 방법이 가장 뚜렷한 효과가 있고 누구에게나 자신 있게 권할 수 있는 방법이다. 당뇨병이 몹시 심한 사람은 영양보충을 충분히 하면서 복용해야 한다.

⊙ 안면신경마비, 곧 구안와사에는 자래초라는 풀을 짓찧어 도토리 껍질에 넣은 다음, 그것을 마비된 쪽 반대 손목에 붙이고 반창고 같은 것으로 잘 싸매 둔다. 자래초는 놋동이풀이라고도 하고 표준말로는 개구리자리라고 하는 미나릿과에 딸린 독초다. 하룻밤 자고 나면 자래초를 붙인 부위가 헐어 진물이 흐르는데, 그 헌 부위가 마르지 않도록 자신의 침을 계속 바른다. 일주일에서 열흘쯤 지나면 헐었던 자리가 다 아물고 진물이 나오지 않는데, 그때쯤 안면마비가 풀리며 삐뚤어졌던 입이 바로 돌아온다. 도토리 껍질이 너무 작으면 소주병이나 콜라병 뚜껑을 쓰기도 한다. 또 이것을 손목에 붙이는 것이 아니라 마비된 뺨 반대쪽 한가운데 붙이기도 한다. 20년이나 30년 된 것도 반드시 완치되며, 자래초를 짓찧어 붙였던 자리에 흉터가 생기지만 몇 달쯤 지나면 저절로 없어진다.

⊙ 축농증에는 느릅나무 뿌리껍질을 진하게 달여 죽염 가루를 섞은 다음, 고운 천으로 걸러 병에 담아 두었다가 잠자기 전에 솜에 묻혀 코에 넣어 두면 잘 낫는다. 콧구멍 두 개를 다 막으면 숨쉴 수 없으므로 하루는 왼쪽 콧구멍에 넣고 다른 하루는 오른쪽 콧구멍에 넣는 식으로 한다. 처음에는 코가 좀 따갑고 우리하게 아프지만 좀 지나면 괜찮아진다. 20일에서 한 달 보름쯤 열심히 치료하면 웬만한 축농증은 낫는다. 느릅나무는 시골 사람들이 소춤나무, 또는 코나무라고도 부르는데, 물에 담가 두면 끈적끈적한 코 같은 진이 나온다.

◉ 퇴산증, 곧 불알이 늘어져 한쪽 불알만 커지는 병에는 매미 껍질, 즉 선퇴(蟬退)를 쓴다. 매미 껍질 한 되를 푹 달여서 식힌 다음, 그 물에 손수건을 적셔 커진 불알에 붙인다. 붙이면 매미 울음 같은 시원한 바람이 나면서 낫는다. 매미 껍질 말고 매미 애벌레인 굼벵이로 고치는 방법도 있다. 굼벵이를 약한 숯불 위에 올려놓고 바늘로 찌르면 체액이 나오는데, 이것을 솜에 묻혀 역시 커진 불알에 바른다. 바르면 불알이 줄어드는 것이 눈으로 보이고, 양쪽 불알 크기가 같아지면 더 바르지 말아야 한다. 너무 많이 발라서 한쪽 불알이 더 작아지면 그것을 다시 크게 하는 방법은 없다.

◉ 신장 기능이 쇠약해서 오는 요통, 곧 신허요통에는 지네가 좋다. 그는 자신의 허리 병을 지네를 푹 고아 먹고 고쳤다.

"신허요통은 진액이 부족해서 오는 것이라. 곧 신수(腎水)가 모자라서 오는 것이니 신장 기능을 보해야 해요. 늙으면 피가 탁해지므로 청혈제를 겸하면 좋아요. 내가 전에 벽돌을 찍고 나서 허리가 아파 꼼짝도 못 하고 앓아누운 적이 있어요. 하루에 1,360장을 찍었는데 보통 젊은이는 많이 찍어야 400장밖에 못 찍는 거라. 환갑이 지난 내가 그 세 배를 찍었으니 어떻게 되겠소. 허리가 아파서 돌아눕지도 못했는데 다른 사람들이 들여다보고는 저건 못 고친다고 해요. 아무도 못 고친다는 것을 내가 한 달 동안 지네 먹고 고쳤소. 지네에는 독이 있으므로 발을 떼고, 또 생강으로 법제해서 먹어야 한다고 했으나 독이 바로 약이 아닌가. 나는 발을 떼지 않고,

또 생강 법제도 하지 않고 가루 내 먹었소. 깡통에 넣고 멸치 굽듯이 구워서 한 번에 일곱 마리씩 가루 내 날달걀에 풀어서 먹은 거요. 그렇게 25일쯤 먹고 나니 어느 날 눈이 훤해져서 멀리 학가산까지 말갛게 보여요. 늙으면 눈이 침침해져서 전에 잘 보이던 것도 안 보이게 되는 건데, 지네를 먹으니 눈이 밝아지더란 말이오. 그러고 나서 허리 아픈 것이 말끔하게 나았어요. 뽕나무를 한 리어카씩 짊어지고 다녀도 무거운 줄 몰랐어. 지네 독을 제거하면 약도 줄어드는 거라. 다발로 묶어서 파는 것을 여러 다발 먹은 뒤로는 허리 아픈 것을 모르고 살았소."

🍃 공짜로 병 고쳐주고 욕먹기 일쑤

권영창 옹은 만나는 사람 누구에게나 베풀기를 좋아하고, 또 자신도 무엇이든지 배우고 싶어 애쓰는 사람이다. 그는 배움에 대한 열정, 배움에 대한 갈증을 타고났다. 언제 어디서나 상대가 어떤 사람이든지 간에 대화하기를 좋아하고, 어려움에 처한 사람이나 질병으로 신음하는 사람을 도와주려고 애쓴다. 다른 사람이 모르는 것을 혼자 알고 있는 것은 매우 괴로운 일이다. 그러나 어리석은 사람한테 바른길을 가르쳐줘도 받아들이기는커녕 도리어 멸시와 조롱을 받기도 한다. 그에게는 아는 것이 가장 심각한 병이다. 진리는 핍박받고 조롱당하며 외면당하기 마련이 아닌가.

"나는 버스를 타고 여행할 때가 많은데, 그럴 때면 늘 옆자리에 앉은 사람과 이야기를 해요. 내 옆에 앉는 사람은 참 운수 좋은 사람이오. 얘기 잘하지, 점심 사 주지, 돈 없다면 꾸어 주지. 나는 내 옆에 오는 사람이 누구라도 무언가 도움이 필요해서 오는 사람이라고 생각해요. 그래서 말로라도 도우려고 노력하고 있소. 도움이 필요한 사람을 도와주는 것, 그게 바로 덕을 쌓는 것이 아니겠소."

그는 사람을 도와주고 멸시당해도 실망하지 않는다. 또 수많은 사람을 겪어 본 까닭에 이제 사람을 한번 보기만 하면 저 사람이 말을 들을 사람인지 안 들을 사람인지를 알 정도가 되었다.

"죽을 사람한테 살 수 있는 방법을 일러줘도 안 하는 사람이 많아요. 전에 박씨 성을 가진 영감이 당뇨병으로 고생하는 것을 보고 약을 공짜로 만들어 줬어요. 그런데 먹지를 않았어. 알고 보니 할머니가 먹지 말라고 한 거라. 유명한 병원에서도 못 고치는 병을 그까짓 촌영감이 고칠 리가 있느냐, 만약에 이 약이 그렇게 좋은 약이라면 그걸로 돈 벌어먹지 당신한테 공짜로 줄 리가 있겠느냐, 이러면서 약을 쏟아 버린 거요. 그러니 영감은 약을 먹어보지도 못하고 당뇨병으로 죽었어. 그런 뒤에 그 할머니를 우연히 만났어요. 내가 물었어요. 당신 영감이 당뇨병으로 죽었는데, 당신이 약을 공짜로 받은 것이라며 못 먹게 했다는데, 그게 사실이냐. 할머니는 자기가 못 먹게 한 것은 사실이라고 해요. 죽을 사람을 살리려고 해도 정말 어려워요. 돈이 많으면 돈이 많다고 안 먹고, 돈이 없으면 없다고 안 먹고, 아무리 좋은 비법을 가르쳐줘도 듣지를 않아. 사람이 알면서 안 가르쳐주는 것도 죄요, 함부로 가르쳐주는 것도 죄를 짓는 것이라. 사람이 알면 알수록 심각해지는 법이 아니겠소. 하늘만 아는 것을 사람한테 함부로 가르쳐주면 그것이 바로 천기를 누설

하는 것이라. 옛날에 나한테 풍수를 가르친 스승이 있었소. 지금은 돌아가신 지 오래되었지만, 그분은 어떤 무덤이든지 한번 보기만 하면 저 묘를 쓴 사람 형제가 몇이고, 집안이 어떻게 되어 있으며, 어떻게 될 것인지를 귀신같이 아는 분이었소. 그분한테 사람들이 명당을 잡아 달라고 부탁하면 그분은 명당을 찾지 말고 당신이 그 명당에 들어갈 자격이 있는가, 명당 주인이 될 자격이 있는가를 먼저 생각하라고 했소. 명당이 없는 것이 아니라 명당은 얼마든지 있는데, 명당에 들어갈 자격이 있는 사람이 없는 것이오."

기인은 영혼이 괴롭고 범인은 육신이 괴롭소

권 옹은 단순히 육신의 병만 고치는 사람이 아니라 마음의 병, 정신의 병, 영혼의 병도 고치려고 애쓰는 사람이다. 그를 찾아가는 사람은 육신의 병을 고치는 것은 말할 것도 없고 세상을 사는 이치도 더 깊이 깨닫고 온다.

"요즘 세상은 물질을 우선하는 세상이라. 외국에서 유명한 대학 나오고 비행기 타고 다니는 사람이 아니면 사람대접을 못 받아. 배운 거 없고 가난하면 멸시가 심해요. 사람이 잘 나서 배운 것이 많으면 남을 멸시하기 쉽고 나쁜 짓도 많이 하기 마련이라. 자비심이 없어져요. 배운 놈이 못 배운 사람 등쳐 먹는 세상이니 이것이 금수(禽獸) 세상이라. 물질이 풍부할수록 정신은 메말라가기 마련 아니겠소. 이 금수 세상에서 진짜 인간은 과연 어디에서 찾겠는가. 전에 제주도서 온 어떤 이가 밀감나무에 밀감이 하나 달리려면 밀감 잎사귀가 스물네댓 개는 돼야 한다고 해요. 사람도 마찬가지라. 스물네댓 명 가운데 사람 같은 사람이 한 사람쯤 있는 거요. 풍수를 봐도 그렇지 않소. 산등성이 수십 개 중에 명당 하나가 있는 것 아니오. 나는 늘 손해 보는 것을 각오하고 사람을 대해요. 그러니 손해 볼 것이 없는 거요. 다른 사람들이 나를 보고 참 행복한 노인이라고 말해요. 아들딸 6남매 모두 잘 자라서 잘 살고 있겠다, 농사지을 땅 있으니 먹고살 걱정 없겠다, 뭐가 부러운 게 있느냐고. 그러나 옛말에 기인은 마음이 괴롭고 범인은 육신이 괴롭다고 했소. 나는 마음이 늘 괴롭소."